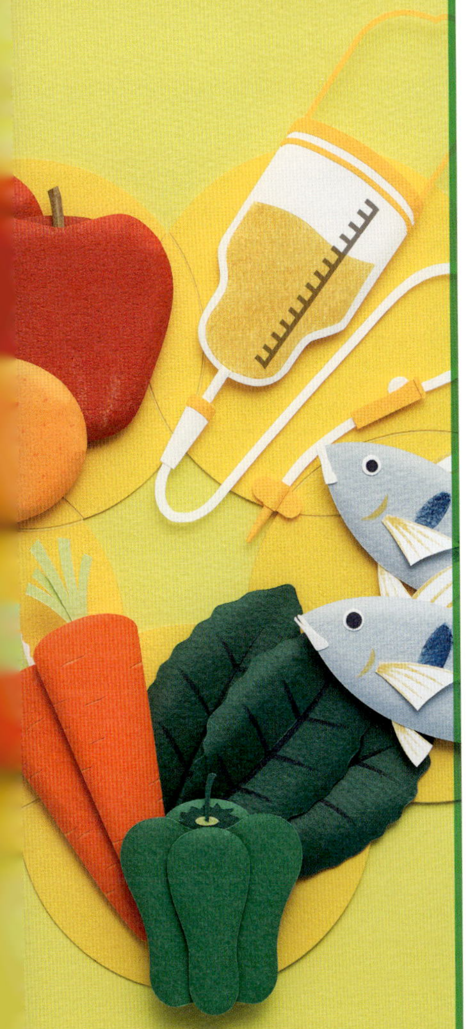

すべての診療科で役立つ

栄養学と食事・栄養療法

編集
曽根博仁
（新潟大学大学院医歯学総合研究科 教授）

羊土社
YODOSHA

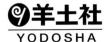

序

人はもちろん「パンのみにて生きる」ものではない．しかし「あなたは，あなたの食べたものでできている（You are what you eat)」というのもまた厳然たる事実であり，食事は健康や疾病と強く関連し，栄養摂取状況は病をもつ人の経過と予後に強い影響を与える．このように健康・疾病と食事・栄養には切っても切れない関係があるにもかかわらず，医師をはじめとする健康・医療プロフェッショナルの栄養に関する知識は驚くほど不十分である（もちろん管理栄養士を除く）．これは無理ならぬことで，各医療職の教育カリキュラムはすでに飽和状態で，十分な栄養学教育の時間を含める余裕がないからである．

特にわが国の医師教育における栄養学教育の不足は従前から指摘されてきたが，結果的に多くの医師，メディカルスタッフは現場に出てからその知識不足に気づき，卒前・卒後教育の必要性を痛感する．例えば，外科医と内科医，あるいは消化器科医と循環器科医は，それぞれの専門分野における食事・栄養療法や点滴の指示には慣れている．しかし，系統的な栄養教育を受けたわけではないので，内科疾患を有する患者の周術期や術後の合併症が長引いた場合，あるいは消化器疾患と循環器疾患が合併した場合などの食事・栄養オーダーが適切に出せないことがある．このことは，医学部と栄養学部の両方で教鞭をとる機会に恵まれた編者が，長年感じてきた問題であった．

本書は，そのような臨床現場で悩むあらゆる診療科の医師・メディカルスタッフのために，現場で必要な栄養学と食事・栄養療法の知識をできるだけ効率よく自学自習できるように編集されたものである．

現場経験の豊かな各分野のエキスパートの先生方に分担執筆をお願いし，「栄養学のための栄養学の教科書」ではなく，基礎栄養学分野も含め，あくまで臨床現場の疑問に応え，臨床現場に役立つテキストとして書き起こしていただいた．執筆された各先生の甚大な御努力のおかげでその意図はよく達成され，全編を読み通すことにより，現代の医療者に必要な各分野の食事・栄養の最新知識を獲得することができる．学生にとっては実践的な教科書として，研修中の医療者にとっては学生時代のカリキュラムの不足を補うものとなり，ベテラン医療者にとっては多岐にわたる食事・栄養に関する知識のアップデートに役立つはずである．

末筆ながら，この「すべての診療科で役立つ」というコンセプトを深く理解していただき，あらゆる面で辛抱強くサポートしていただいた羊土社の原田悠氏と関家麻奈未氏にはこの場を借りて深謝したい．本書により，現場医療者が栄養学の重要性と食事・栄養療法の効果を再認識し，得られた知識を日々の臨床に活かしていただければ幸甚である．

2018年10月

新潟大学大学院医歯学総合研究科血液・内分泌・代謝内科学分野
曽根博仁

すべての診療科で役立つ
栄養学と食事・栄養療法

目次

第6章　各疾患の食事・栄養療法

Column

すべての診療科で役立つ
栄養学と食事・栄養療法

1 エネルギー産生栄養素（三大栄養素）

- エネルギー産生栄養素（炭水化物・脂質・タンパク質）の，それぞれの特徴と役割の違いについて理解する
- エネルギー産生栄養素の生体内動態（消化・吸収・代謝）について理解する
- 食物繊維の種類と役割について理解する

1 栄養素とその分類

ヒトの身体は生命維持を含めたあらゆる生体活動にエネルギーを使っている．そのためわれわれは，エネルギー源が枯渇しないように，間欠的に食物を摂取し続ける必要がある．食物を摂取することによってわれわれは**栄養素**（nutrient）を補給する．栄養素とは，生体内で必要量を合成することができないために外から補給しなければならない物質（水は含めない）をいう．補給した栄養素を用いて，生体はエネルギーを得，また生体成分（身体の構成成分など）を生成・維持している．

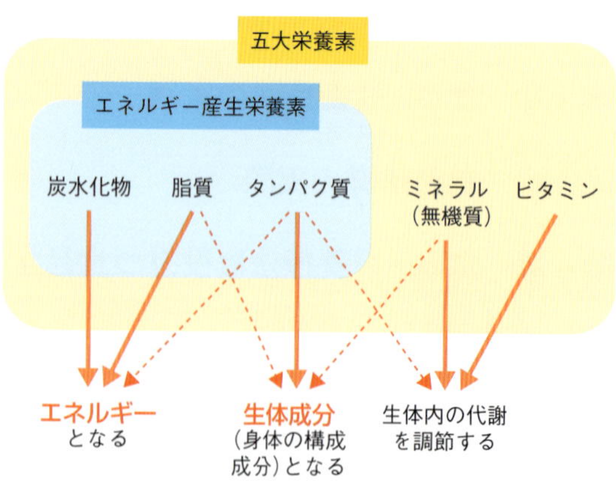

図1　五大栄養素と三大栄養素（エネルギー産生栄養素）の働き
→：主な働き
⇢：二次的な働き

栄養素は，①**炭水化物**（carbohydrate），②**脂質**（fat），③**タンパク質**（protein），④**ビタミン**（vitamin），⑤**ミネラル**（mineral）の5つに大別され，これを**五大栄養素**という．またこれらのうち，エネルギー源となる3つの栄養素（①炭水化物，②脂質，③タンパク質）は**三大栄養素**あるいは**エネルギー産生栄養素**とよばれ，食事で摂取される栄養素の大半を占める（図1）．以下，エネルギー産生栄養素について述べる．

2 炭水化物

A. 概要

炭水化物はヒトの体内で消化吸収される易消化性のものと消化できない難消化性のものがあり，前者は**糖質**，後者は**食物繊維**とよばれている．ヒトの身体のほとんどすべての組織はエネルギー源として糖質を利用する．よって体内に十分な糖質〔グルコース（ブドウ糖）〕がある状態では，基本的な生命活動を維持するうえでほかの栄養素を必要としない．しかしそのような状況は食事摂取時とその直後でなければ成立しない．なぜならグルコースは使い勝手がよい割に貯蔵があまり利かないからである．

グルコースは，運動時のみならず安静時でも睡眠中でも常に消費されている．特に脳における消費量はほかの組織のそれに比べてきわめて高い．「仮に基礎代謝

量を1,500 kcal/日とすれば，脳のエネルギー消費量は300 kcal/日になり，これはグルコース75 g/日に相当」[1]し，身体全体が要求する糖質の推定必要最低量100 g/日の75％に相当する．さらに神経組織や赤血球，腎尿細管も通常はエネルギー源をグルコースのみに依存しているため，糖質は生命維持に必須の栄養素といえる．

B. 炭水化物の定義と分類

炭水化物は，ほとんどのヒトにとって主要なエネルギー源である．穀類，野菜，果物，乳製品などのなかに，さまざまな形で含まれている．多くの炭水化物は$[C_6H_{12}O_6]_m$の化学式であらわされるが例外もあり，「日本人の食事摂取基準（2015年版）」では，「炭水化物は，組成式$C_m(H_2O)_n$からなる化合物である．炭水化物は単糖あるいはそれを最小構成単位とする重合体である」としている[1]．重合度により，**糖類**〔構成単糖数（重合度）1または2〕，**少糖類**（オリゴ糖，重合度3～9），**多糖類**（重合度10～数千）に分類される．糖類はさらに**単糖類**〔グルコース，フルクトース（果糖），ガラクトースなど〕と**二糖類**に分類される．多糖類は，でんぷんとそれ以外（非でんぷん性多糖類）に分類される[1]．

食物から摂取される食物繊維のほとんどは非でんぷん性多糖類である．以降，炭水化物を糖質と食物繊維に区別して，それぞれの摂取後の運命をみていく．

C. 糖質の消化・吸収と代謝

1）消化（図2）

食物中の糖質の大部分は**でんぷん**が占めている．

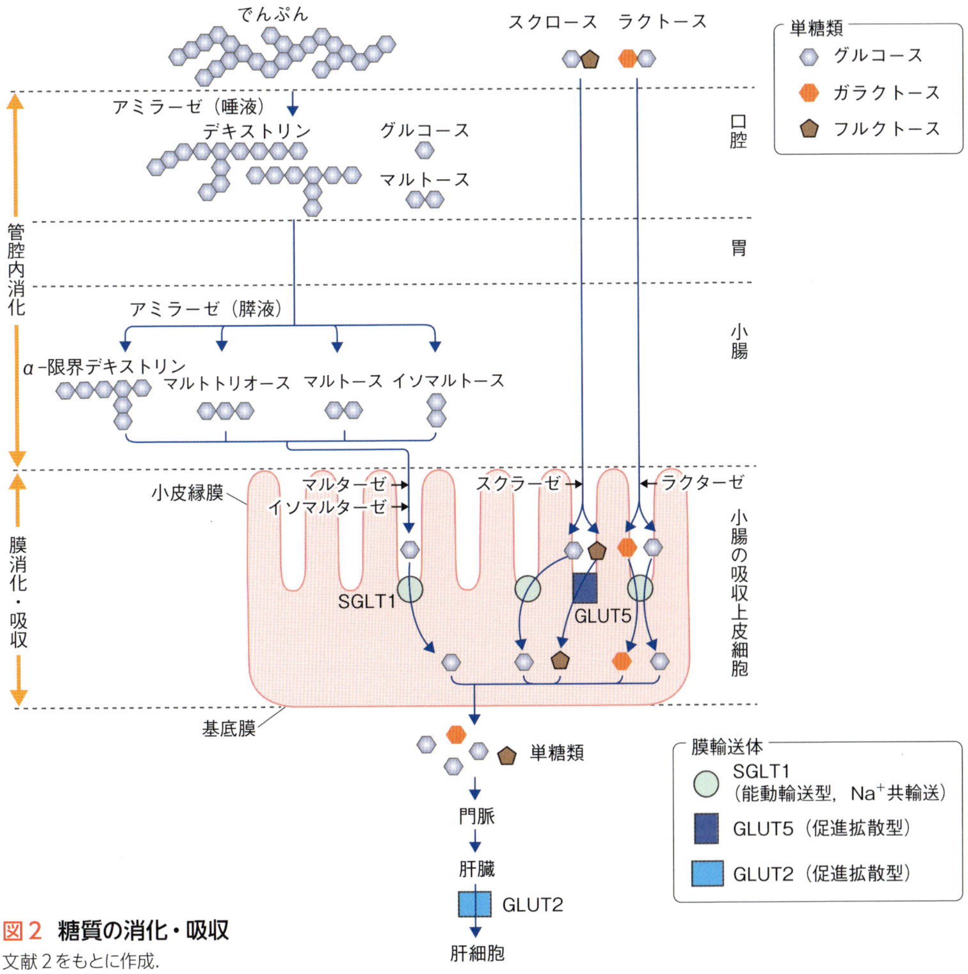

図2 糖質の消化・吸収
文献2をもとに作成．

でんぷんはグルコースが重合した多糖類で，直鎖状の**アミロース**と分枝構造の**アミロペクチン**との混合物である．食物が口腔内で咀嚼され唾液に晒されると，唾液中の糖質消化酵素である**アミラーゼ**が直ちに作用して，グルコースの鎖であるでんぷんを切断する．その結果，グルコース，マルトース（二糖類），デキストリン（でんぷんの断片）ができる．アミラーゼは胃酸により失活するため，この糖質消化反応は食物が胃内に達した段階でいったん停止する．その後，十二指腸へ送られた食物は，**膵アミラーゼ**に晒されてさらに糖質消化が進み，オリゴ糖以下の長さにまで消化される（消化管内で行われ，次の消化段階の膜消化と区別するために**管腔内消化**とよばれる）．さらに空腸，回腸へと小腸内を移動する間に，膵アミラーゼによる管腔内消化が進むとともに，小腸の吸収上皮細胞の刷子縁（小皮縁）膜に存在する消化酵素の作用で単糖類（グルコース）にまで分解される（**膜消化**）．でんぷん由来以外の糖質〔スクロース（ショ糖）やラクトース（乳糖）など〕も膜消化により単糖類に分解される．糖質は，単糖類にまで分解されてはじめて小腸で吸収されることになる．

2）消化不良

何らかの理由により単糖類にまで分解されなかった糖質は，小腸で吸収されずに大腸まで運ばれ，**腸内細菌**により発酵を受けて短鎖脂肪酸やガスを生成する．これらの運命は，後に詳述する炭水化物のうち難消化性である食物繊維と同等であるが，量が多ければ発酵ガスの作用などにより腹部不快感や下痢などの症状を呈するようになる．

3）吸収・細胞内取り込み

糖質は，前述の通り管腔内消化・膜消化により単糖類にまで分解されてから小腸の吸収上皮細胞で吸収される．吸収された単糖類は，血流に乗って門脈から肝臓へ運ばれ，輸送担体（GLUT2）により肝細胞内へ取り込まれる．この取り込みはインスリン非依存性である．

4）代謝

前述の経路により肝臓へ取り込まれた単糖は，そこで代謝を受け，グルコースの形で血流に乗って各組織へ運搬され，エネルギー源として利用される．そのため，グルコースは，各組織で必要なときにすみやかに利用されるように血中濃度（**血糖値**）が適当な範囲内で常に維持されている．血糖値を維持するために肝臓では**グリコーゲン**の生成と分解が行われている．

① 肝臓における代謝

- **単糖の代謝**：前述の通り，食物中の糖質は，分解され最終的に単糖（グルコース，ガラクトース，フルクトース）となって肝細胞内へ取り込まれる．さらにガラクトースとフルクトースは肝臓内ですみやかにグルコースの代謝系へ入る（図3）．ガラクトースはリン酸化を受けてガラクトース-1-リン酸となり，グルコース-1-リン酸へ変換される．フルクトースは，ソルビトールを経てグルコースへ変換されるか，リン酸化を受けて解糖系へ入る（解糖系はすべての細胞に共通の糖質代謝系なので，後述する）．
- **グルコース貯蔵**：肝臓（と骨格筋）では，過剰のグルコースをグリコーゲンという重合体の形で貯蔵し

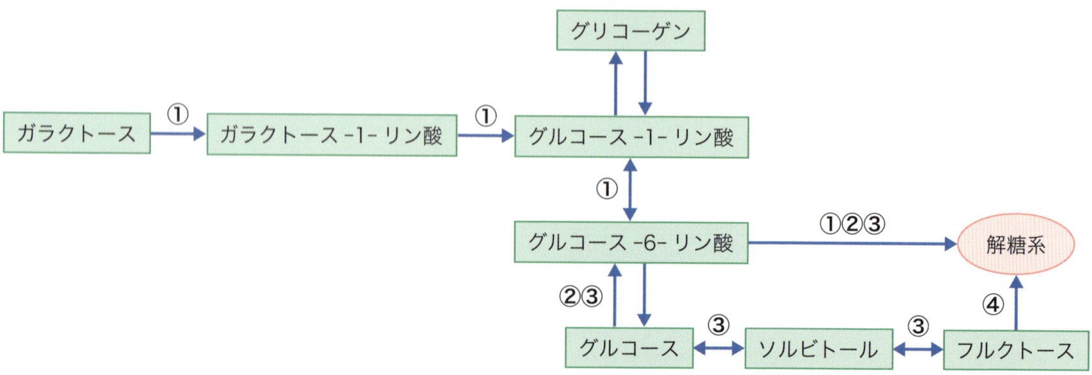

図3 単糖の肝臓内代謝
ガラクトースはリン酸化を受けて，ガラクトース-1-リン酸を経てグルコース-1-リン酸へ変換され，グルコース-6-リン酸（G6P）を経て解糖系へ入る（①）．グルコースはG6Pを経て解糖系へ入る（②）．フルクトースは，ソルビトールを経てグルコースへ変換されるか（③），リン酸化を受けて解糖系へ入る（④）．

ている．血糖値が低下すると肝グリコーゲン分解によりグルコースが補充される．しかしながら肝グリコーゲンは絶食が続くと24時間以内に底を突く．筋グリコーゲンは主として運動時の骨格筋の燃料源として使用される．

- **糖新生**：肝臓および腎臓において，グルコースの生成（糖新生）が行われ，血糖維持に一役買っている．糖新生に利用される物質としては，ピルビン酸，乳酸，グリセリン，複数のアミノ酸（糖原性アミノ酸とよばれる）がある．

② 解糖系（図4）

グルコースは全身のあらゆる組織で，エネルギー源として利用される．血中グルコースは，まず組織特異的なグルコース輸送担体（GLUT）を介して細胞質内へ取り込まれ，そこでグルコース代謝の主要経路である解糖系が作動する．解糖系の作動には酸素が必要ないという点が，その存在意義を引き上げている．解糖系の存在のおかげで，無酸素状態つまり嫌気的条件下でも組織はある程度生存が可能であり，また骨格筋も酸素供給不足が発生する急激な運動レベルでの活動が可能になっている．ミトコンドリアがない赤血球では，好気的代謝が行えず解糖系の嫌気代謝に完全に依存している．解糖系では，グルコース1分子からATPとピルビン酸2分子が生成される．嫌気的条件下（もしくは赤血球のように嫌気代謝しかできない細胞）では，ピルビン酸は還元されて乳酸となり，血流に乗って肝臓や腎臓に運ばれて糖新生に利用される（コリ回路，乳酸回路）．

③ 好気代謝系

ミトコンドリアを有する細胞においては，酸素が十分にある環境では好気代謝系が効率よくATP産生を行う．解糖系により産生されたピルビン酸はミトコンドリア内へ輸送され，脱炭酸反応でアセチルCoAとなって，**クエン酸回路**（TCA回路，クレブス回路）に入る．さらに**電子伝達系**を経てATPが生成される．以上の過程を経て，グルコースは完全に異化され，二酸化炭素と水が生成される．1分子のグルコースから，理論上38分子のATPが生成される．

D. 食物繊維の消化・吸収と代謝

食物繊維は，ヒト消化酵素により加水分解されないため小腸で吸収することができず，未消化なままで大腸へ達する．大腸において腸内細菌に晒されるが，その運命は，**腸内細菌叢**（第4章-1参照）の構成と食物繊維自身の構成・種類により異なる．食物繊維の性質としては，粘性度と腸内細菌による代謝率（発酵されやすさ）が生理機能を決定する重要な因子である．食物の消化管内を旅する過程で受ける消化作用において，食物中の食物繊維の割合が各段階の消化過程に大きく影響する．各過程における食物繊維の割合の変化は，その粘性度により決まる．つまり，含まれる食物繊維の影響で粘性度の増した食物は，腸内の移動が遅くな

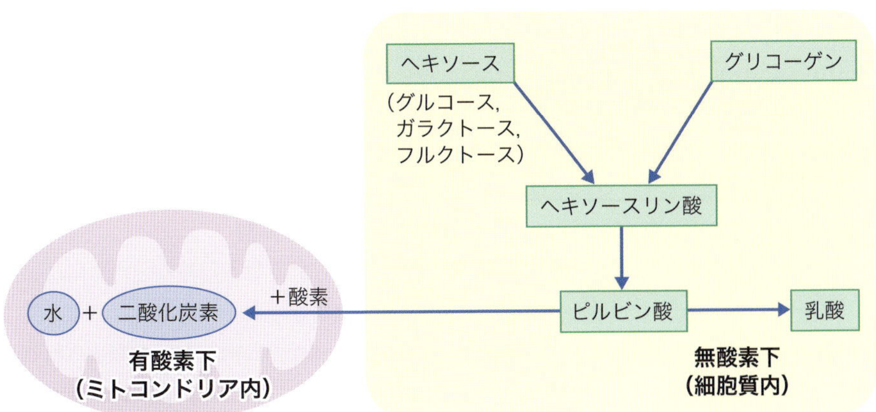

図4 糖代謝の概要

単糖（ヘキソース）はリン酸化されてヘキソースリン酸となったのち解糖系へ入り，ピルビン酸にまで変換される．ここまででグルコース1分子当たりATPとピルビン酸が2分子生成される．無酸素下（嫌気的条件下）では，ピルビン酸は還元されて乳酸となり，肝臓や腎臓に運ばれて糖新生に利用される（コリ回路）．有酸素下ではピルビン酸は，ミトコンドリア内でクエン酸回路に入り，電子伝達系を経てATP合成に寄与する．

り，そのため消化吸収も穏やかになるため，食後の血糖値や血中コレステロール値の上昇が抑えられる．

1）構成成分

食物繊維の構成成分は主として以下の4つがあげられる．食物繊維の定義・用語・分類については，国際的な統一が得られていない[3]．ここでは，文献[4]に倣い，まとめた．

①非でんぷん性細胞壁多糖類

食品として利用される植物に含まれる代表的な貯蔵多糖類であり，主にグルコース，ガラクトース，アラビノース，キシロース，ウロン酸などで構成されるβ結合重合体として存在する．β結合を加水分解できるヒトの消化酵素はないため，未消化のまま糞便中に捨てられるか，腸内細菌により代謝される．

主なものに植物細胞壁の主成分である**セルロース**（cellulose）がある．セルロースは，グルコースがβ1→4結合した直鎖状の重合体で，百万ダルトン以上の分子量に達する．ほとんど代謝されずに水と結合して便の嵩（かさ）を増し，排便を促すことにより大腸がんのリスクを減らす効果が期待されている．

②リグニン

難消化性のポリフェノールで，細胞壁多糖類に結合した状態で存在する．結合している多糖類の粘性度など，物理的特性に影響を与える重要な役割を担う．

③レジスタントスターチ

食物繊維には，しばしば未消化なでんぷんが含まれることが明らかとなっている．このレジスタントスターチ（resistant starch）の消化管内での作用は細胞壁多糖類と生理学的に同等とみなされている．

④機能性繊維（functional fiber）

ヒトに有効な消化管生理活性を示す，水溶性の非消化性多糖類である．豆科種子のガム質由来の**貯蔵多糖類**（ガラクトマンナン重合体など）や，低分子量の種々の**オリゴ糖**（3～10個の単糖がβ縮合したもの）が含まれる．これらは腸内細菌による代謝率が高く，腸内細菌叢の形成（プレバイオティクス，詳細は第4章-1参照）にも重要である．

2）生理作用

食物繊維の摂取不足が生活習慣病の発症に関連するという報告が多数ある．そのため「日本人の食事摂取基準（2015年版）」では目標量（成人で約18～20 g以上）が設定されている[1]．直接的な生理作用としては，①咀嚼抵抗，②便通改善，③血中コレステロール上昇抑制，④血糖値上昇抑制があげられる．

①咀嚼抵抗

食物中の食物繊維の存在は，消化の第一段階である唾液中のアミラーゼによる糖質分解と咀嚼による機械的破壊の両方に対して抑制効果を発揮する．そのため，咀嚼運動に対する抵抗性を生じさせる（咀嚼抵抗）．咀嚼運動は，幼少期においては頭蓋顔面の発達に重要であり，食物繊維の摂取不足は高齢期における咀嚼運動の脆弱化を生じさせ，このことが消化器疾患のリスクを高めることが示唆されている[5]．

②便通改善

食物繊維は便の嵩を増す効果がある．糞便量増加は，便の大腸通過時間短縮をもたらすことが明らかとなっている．その結果，便秘予防や便通改善につながる．また便の性状（便性）を改善して排便作用を促す効果も期待される．便性の改善は，大腸内における善玉菌を優勢にして悪玉菌による有害物質生成を抑制することによりもたらされる．

糞便量増加には非分解性・非発酵性の食物繊維が，便性改善には分解性・発酵性の食物繊維が望まれるが，糞便量と便性の両側面を改善することが好ましく，そのためにそれぞれの特性を有する複数種類の食物繊維を摂取することがよいと考えられる．

③血中コレステロール上昇抑制

食物繊維（具体的には，燕麦β-グルカン，グアガム，ペクチンなどの水溶性多糖類）の摂取は脂質代謝に影響することが明らかとなっている．食事中の食物繊維が胆汁酸の排出に働き，新たな胆汁酸合成のためコレステロールが消費され，血中コレステロール上昇の抑制効果がある[6]．ほかにも影響を与えるといわれる作用もあるが，そのメカニズムはよくわかっていない．

④血糖値上昇抑制

難溶性という物理特性などの作用により，グルコースが消化管から血中へ吸収されるのを阻害する．これにより，食後の血糖値上昇が抑えられる．また食物繊維による糖質代謝への影響も複数報告があるが，その作用機序は不明な点が多い．

3）代謝

食物繊維の代謝は，大腸において腸内細菌の嫌気代謝（**発酵**）により行われる．腸内細菌叢は，複数種類の酵素を産生して，植物細胞壁成分のほとんどを分解可能である．これにより分解された食物繊維の代謝産物のうち，酢酸，プロピオン酸，酪酸などの短鎖脂肪酸は，吸収されて生体利用される．酢酸は循環血から種々の末梢組織に供給され，プロピオン酸は主に肝臓で代謝され，酪酸は大腸上皮細胞で吸収されて，それぞれエネルギー源として利用される．

発酵のされやすさは，前述のように食物繊維の構成成分によりかなりばらつきがあることが知られている．さらに発酵によって得られるエネルギー量も，腸内細菌叢の組成や糞便の結腸内通過時間により異なると考えられ，摂取エネルギー量を考察する場合は個体差があることを認識する必要がある．

3 脂質

A. 概要

脂質は糖質のようなスピーディーな利用には不向きである．また，酸素がないと利用できないという欠点もある．しかしながら脂肪の**エネルギー産生効率**は糖質やタンパク質の4 kcal/gよりも2倍以上も高い9 kcal/gであり，トリグリセリドとして長期保存も利くため，重要なエネルギー供給源である．さらに脂質は，細胞膜のリン脂質や遺伝子発現制御因子などの生物学的，生理学的に重要な役割を担う分子，物質の構成成分として必須の栄養素でもある．

B. 脂質の定義と分類

生体内に存在する脂溶性の物質を総称して脂質という．脂質の厳密な定義はなく，Bloor WRの提案（1925年）をもとにした「脂質は，①比較的水に難溶で，②エーテルやクロロホルムのような非極性溶媒に可溶な有機物質で，③脂肪酸とエステル結合を形成し，④生物体に利用されうるもの」という考え方が広く受け入れられているが，例外も多い．脂質は炭水化物に比べてもエネルギー産生効率の高い栄養源であり，食事の重要な成分である．

脂質は単純脂質（simple lipid，アルコールと脂肪酸のエステル結合体）と複合脂質（complex lipid，分子中にリン酸や糖を含む脂質）およびそれらの分解産物である誘導脂質（derived lipid）に分類される．脂質の構成成分を表1に示す．

表1 脂質の構成成分

脂肪酸	食事中の脂肪酸の多くは炭素数が4～22の範囲で，特に炭素数16と18のものが大部分を占める
トリグリセリド	グリセロール1分子に3つの脂肪酸がエステル結合した単純脂質
コレステロール	ステロイド核と炭化水素の分枝尾部をもつ両親媒性物質．食品中のコレステロールの大部分は動物の脂肪由来
フィトステロール（植物ステロール）	コレステロール類似の植物性脂肪．βシトステロール，カンペステロール，スティグマステロールなどがある．コレステロールと異なり吸収が悪く，食後血中濃度はあまり上がらない．また，小腸ミセルに取り込まれるコレステロールの量を減らすため，血中LDLレベルを下げる効果がある

C. 脂質の消化・吸収と代謝

1）消化

脂肪（脂質）は疎水性であるために，その消化・吸収はほかの親水性の栄養素と様式を異にする．食物中の脂肪は大部分が**トリグリセリド**で，次いで**リン脂質**と少量の**コレステロール**，**フィトステロール**を含む．これらは消化器系全体を通して，糖質やタンパク質とは異なるシステムで消化される．

食物中の脂肪は，口腔から食道を通り胃に達するまでに，舌のエブネル腺（漿液腺（しょうえきせん））から放出される舌リパーゼに晒される．また胃の中では胃粘膜から胃リパーゼが放出される．これらリパーゼの作用により，ある程度（10～30％）のトリグリセリドから脂肪酸が遊離され，ジグリセリドになる．脂肪酸の鎖長が短いものほど効率よく分解される．

大部分の脂肪（トリグリセリド）の消化は，乳化を経て膵リパーゼにより十二指腸で行われる（図5）．乳化は胆汁により行われ，脂肪の親水性部分の表面積が増すことにより膵リパーゼの作用が増強される．脂肪が十二指腸に入ると，胆嚢の収縮が起こり胆汁が排出される．この過程により，大部分のジグリセリド，トリグリセリドは加水分解されて，モノグリセリドと遊離脂肪酸になる．コレステロールエステルは，膵コレステロールエステラーゼにより加水分解されて，遊離コレステロールと脂肪酸になる（図5①）．

消化が進むことにより脂肪の油相体積が小さくなる

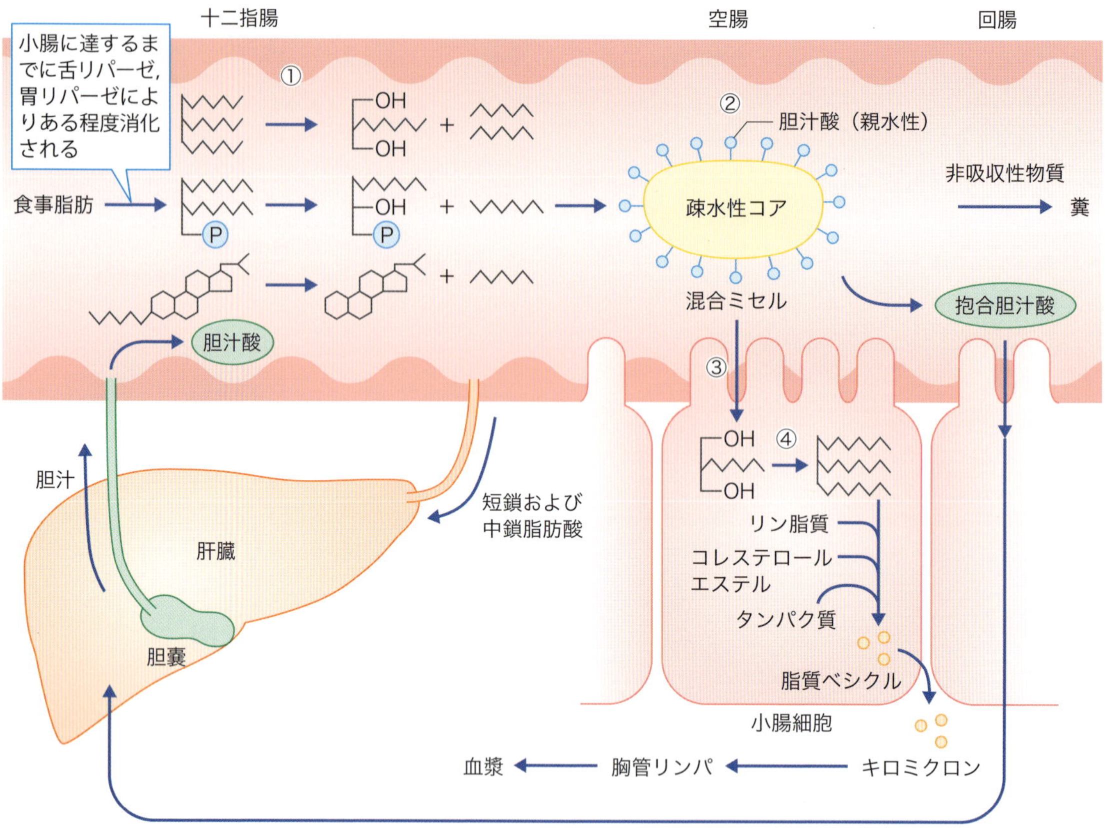

図5　小腸における脂質の消化・吸収

食物により摂取された脂肪は十二指腸に達するまでにある程度消化され，トリグリセリド，ジグリセリド，コレステロールエステルなどが小腸で分解される．十二指腸では，膵リパーゼ，胆汁酸などの作用により，トリグリセリド，ジグリセリドはモノグリセリドと遊離脂肪酸に加水分解される．コレステロールエステラーゼ（コレステロールエステルハイドラーゼ）はコレステロールエステルから脂肪酸を切り離す（①）．脂肪分解産物は界面活性成分，すなわちモノグリセリド，長鎖脂肪酸および胆汁酸を含み，未消化トリグリセリド，コレステロールおよび脂溶性ビタミンを疎水性コアに含む混合ミセルを形成する（②）．ここに含まれない短・中鎖脂肪酸は直接門脈から血管系へ入り，肝臓で代謝される．混合ミセルとして下流へ移動しながらモノグリセリドや長鎖脂肪酸が微絨毛膜を通過して吸収され，小腸細胞内で再エステル化される（③，④）．再合成されたトリグリセリドはキロミクロンを形成し，リンパ系から血漿へ輸送される．文献7をもとに作成．

と，加水分解産物のモノグリセリドと長鎖脂肪酸，リン脂質やコレステロールなどが胆汁酸とともに大きな分子集合体である**混合ミセル**を形成し，可溶となる（図5②）．

2）吸収・代謝

① 小腸における吸収

脂肪の消化産物は主として**空腸**で吸収される．混合ミセルは拡散して，小皮縁膜を形成している空腸粘膜上皮細胞表面の微絨毛の間に入り込む．小皮縁膜は脂質膜であるため，混合ミセルの脂質成分（モノグリセリドや遊離脂肪酸）はミセルから離れると拡散により小皮縁膜を通過して空腸上皮細胞内に吸収される（図5③）．コレステロールと一部の脂肪酸はトランスポーターにより能動輸送で吸収される．吸収されたこれら脂質は小腸細胞内で再度エステル化され，トリグリセリド，コレステロールエステル，ホスホグリセリドなどが再合成される（図5④）．ただしこれらの再合成に使用される脂肪酸は炭素数12以上の長鎖脂肪酸である．これより短い短鎖および中鎖脂肪酸は小腸から直接血管系に入り，アルブミン結合体として門脈系を介して肝臓に運ばれ酸化される．

② リポタンパク質による輸送

脂質は，エネルギー源，形質膜の構成成分，あるいは生理活性物質産生の材料として利用されるために，必要とする全身の組織へ血漿中を輸送されなければならない．しかし小腸上皮細胞で吸収・再合成されたト

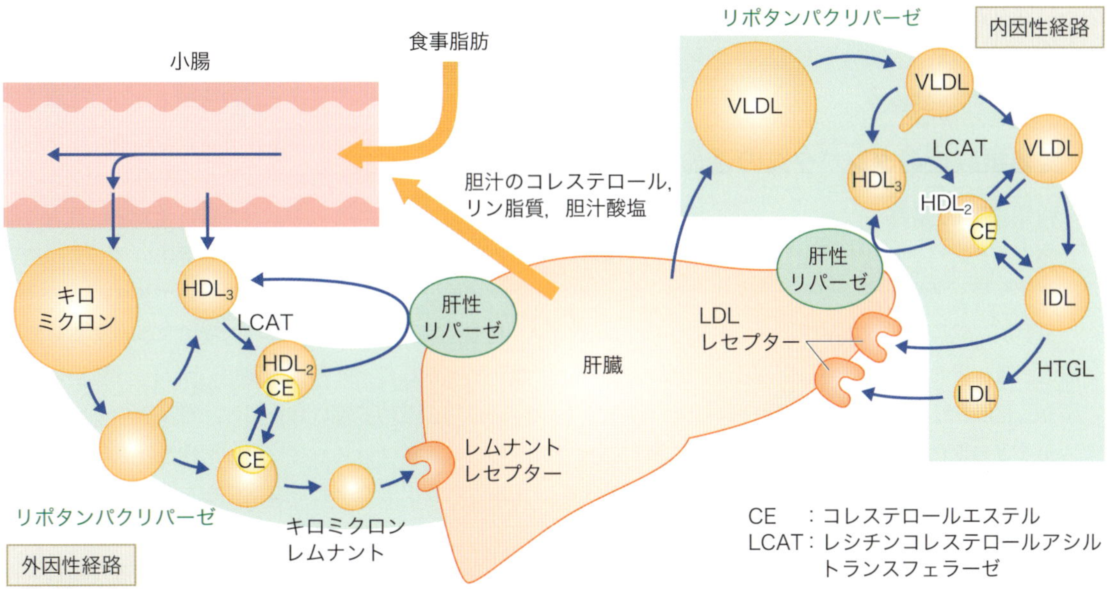

図6　リポタンパク質の代謝

脂肪は小腸細胞内でキロミクロンに取り込まれ，リンパ管系を経て血液循環系へ運ばれる．キロミクロン中の脂肪は主として脂肪組織で，リポタンパクリパーゼによって血漿から除去される．残ったキロミクロンはキロミクロンレムナントとよばれる小さな粒子になる．キロミクロンレムナントは肝臓で代謝され，その一部はHDLの材料となる．HDLはLCAT酵素の働きで，細胞膜やリポタンパク粒子の過剰のコレステロールを取り除いて，エステル化する．VLDLは肝臓で産生・分泌され，キロミクロンと同様の運命をたどり，IDLを経てLDLに変換され，LDLレセプターにより取り込まれる．文献7をもとに作成．

リグリセリドやコレステロールエステルは，このままでは水に溶けないために各組織・器官に輸送できない．そのためこれら非極性物質は両親媒性物質（リン脂質，コレステロール）およびタンパク質と結合して**リポタンパク質**（**キロミクロン**）を形成し，水溶性を獲得する．キロミクロンは小腸上皮細胞からリンパ管に分泌され，静脈系へ運ばれる（図6）．その後，心臓を経由して全身に運搬される．筋肉，心臓，乳腺，脂肪組織などの毛細血管に入ったキロミクロンは，**リポタンパクリパーゼ**（LPL）の作用を受ける．それによりキロミクロン中のトリグリセリドが加水分解されて，生じた遊離脂肪酸（の一部）が組織の細胞内に取り込まれ利用される．取り込まれなかった脂肪酸はアルブミン複合体として血液循環に入る．

LPLの作用を受けてトリグリセリドの割合が減少し，粒子径が小さくなったキロミクロンの残り物（**キロミクロンレムナント**）粒子は肝臓に受容体を介して取り込まれる．キロミクロンレムナントのコレステロールは，肝臓で膜や新しいリポタンパク質合成に使われ，あるいは胆汁酸に変換される．また，肝臓で合成された超低密度リポタンパク質（VLDL）によって脂質（トリグリセリド）は全身に輸送される．VLDLはキロミクロンと同様，LPLの作用を受ける．つまり各組織の毛細血管に達したVLDLは，LPLの作用で主要構成成分のトリグリセリドが分解され，粒子サイズが小さくなる．また**血中高密度リポタンパク質**（HDL）との相互作用により組成の変化（トリグリセリドが減り，コレステロール含量が増加）した**中間型リポタンパク質**（IDL）ができる．IDLはさらに**肝性リパーゼ**（HTGL）の作用でトリグリセリドが分解されて粒子径が小さくなった最終異化産物の**低密度リポタンパク質**（LDL）になる．全身の組織はLDL受容体を介してLDLを取り込むことにより，コレステロールやリン脂質を受けとり利用する．

4 タンパク質

A. 概要

タンパク質はアミノ酸に分解された後，通常はエネルギー源として利用されず，生体の構成成分として重要な役割を果たす．低栄養状態（飢餓時など）や長時間の運動による糖質枯渇時などには，タンパク質は重要なエネルギー源となる．

B. 食事摂取後のタンパク質の運命

1）利用までの経路

食物中のタンパク質は，消化管で消化され，オリゴペプチド，アミノ酸まで分解されて小腸粘膜で吸収され，最終的に粘膜細胞内でペプチドも分解されてアミノ酸となる．アミノ酸は血液に運ばれて門脈から肝臓に至り，利用される．しかしこの経路は完全ではない．未消化などの理由により小腸で吸収されずに腸内細菌に利用されたり，糞便中に捨てられるタンパク質成分が少なからずある．また吸収されたオリゴペプチドもアミノ酸まで分解されることなく血流中へ運ばれるものもあることがわかっている．肝臓でアミノ酸が利用されるときも，1～2割ほどが失われることが明らかとなっている（酸化的損失）．

2）生体の構成成分としての利用

糖質や脂質が主としてエネルギー源として利用あるいは貯蔵されるのに対し，タンパク質は生体の構成成分としての利用が主となる．われわれの身体は，生命活動を維持するために常に組織・細胞内で生体分子の合成・分解が行われている．これを代謝回転（ターンオーバー）といい，これにより細胞レベル・組織レベルでの新旧の入れ替わりが起こっている．そのため，代謝回転に並行して，生体分子や細胞・組織を構成するタンパク質の分解と合成が絶え間なく行われている．よって，われわれは常にタンパク質を補充する必要があるが，補充しすぎると利用しきれずに無駄に排泄される分が出てくる．

タンパク質の必要十分な摂取量は年齢，性別，身体状況など，代謝回転に影響する要因により変動するため，タンパク質を効率よく利用するには，そのタイミングが重要である．また，栄養バランスや腸管の状態などにより，タンパク質の小腸での吸収効率は変化する．吸収されずに大腸へ運ばれたタンパク質やアミノ酸は体内利用されることはなく，そのままあるいは腸内細菌に利用されて後に糞便中に入る．そのため，食物中のタンパク質を無駄なく利用するには，栄養バランスを考慮することも大切である．

C. タンパク質の消化・吸収と代謝

1）消化

われわれ生物の主要構成成分や酵素などの生理機能分子の多くはタンパク質でできているため，生体内でタンパク質を分解，消化する系がむやみに働くことは危険である．そのためタンパク質消化は消化管内の限られた特殊な場所で，複数種類の酵素によって，適当なタイミングでのみ行われるようにできている．

食事摂取刺激により，適材適所で**タンパク質分解酵素**が用意される（図7）．食物中のタンパク質が最初に分解作用を受ける胃においては，胃粘膜の主細胞から分泌されるペプシノーゲン（不活性型）が胃酸により切断されてタンパク質分解活性を有するペプシンに変わる．**ペプシン**は芳香族アミノ酸のペプチド結合を切断し，プロテオースやペプトンを生成する．これら胃の消化物が十二指腸に達すると至適pHからはずれるためにペプシンは失活する．代わりに，膵臓から十二指腸管腔へ分泌された膵液中のトリプシノーゲン（不活性型）が腸粘膜のエンテロキナーゼにより活性化されて**トリプシン**となり，タンパク質の塩基性アミノ酸部分を加水分解する．トリプシンはまた，膵液中のほかのタンパク質分解酵素前駆体であるキモトリプシノーゲンやプロエラスターゼなどのエンドペプチダーゼを活性型に変換する．さらに膵液中のエキソペプチダーゼであるカルボキシペプチダーゼも活性化する．これらの酵素の作用によりタンパク質はオリゴペプチドにまで分解される．

管腔内消化で生じたペプチドは，小腸の吸収上皮細胞の小皮縁膜に局在するエキソペプチダーゼの作用により遊離アミノ酸にまで分解された後，すみやかに吸収される．

2）吸収

前述のように，食物中のタンパク質由来のアミノ酸は主に小腸の吸収上皮細胞の小皮縁膜から吸収され血管系へ送り出される．この小皮縁膜の吸収はNa^+依存性アミノ酸トランスポーターを介して行われる．粘膜上皮細胞の基底膜から間質への輸送は，Na^+非依存性アミノ酸トランスポーターを介した拡散により行われる．こうして間質へ運ばれたアミノ酸は，毛細血管に入り門脈を経て肝臓へ輸送される．

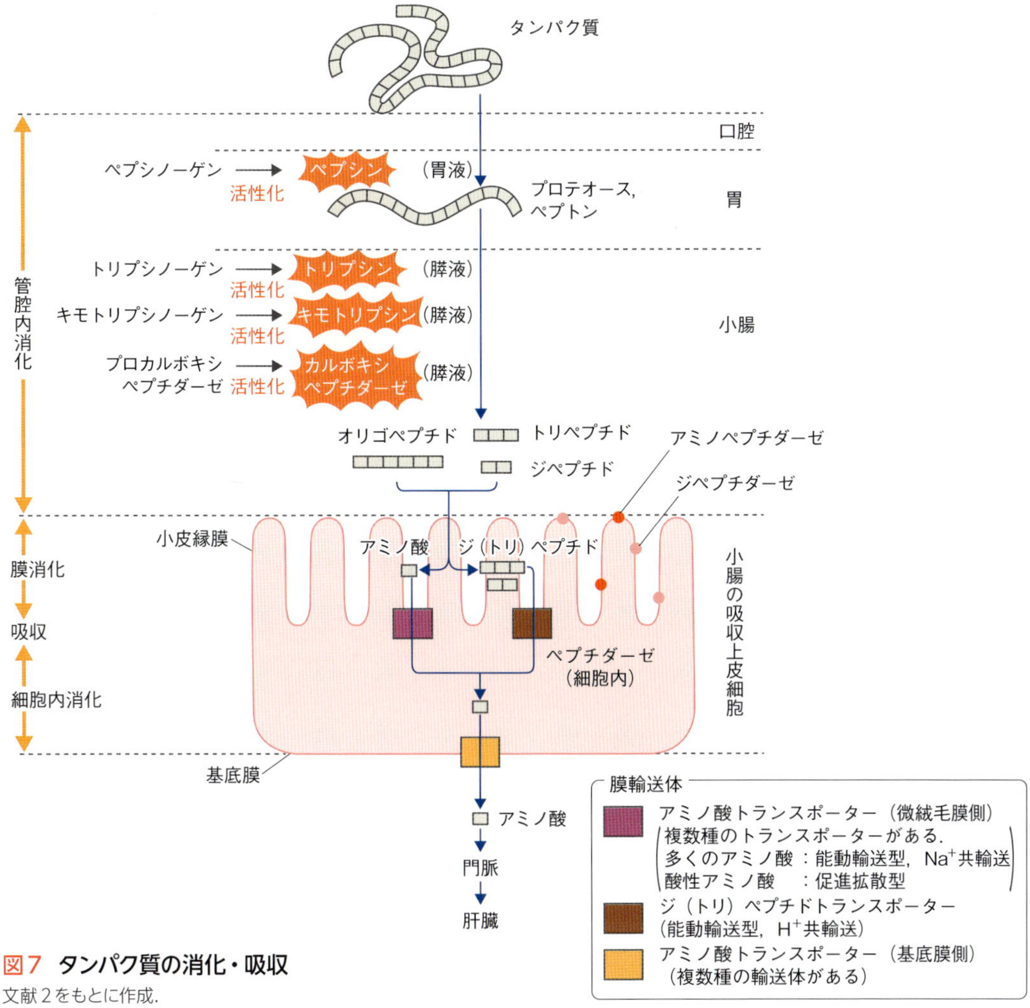

図7 タンパク質の消化・吸収
文献2をもとに作成.

小皮縁膜には，アミノ酸トランスポーターとは別にオリゴペプチドのトランスポーターも存在し，小さいペプチド段階での吸収も行われている.

3) 代謝

小腸で吸収され肝臓に達したアミノ酸は，一定割合が肝細胞に取り込まれて，残りは体循環系に入って全身の組織へ運ばれて，それぞれ代謝を受ける．その詳細に関してはほかの生化学の教科書に譲る.

文　献

1)「日本人の食事摂取基準（2015年版）」(http://www.mhlw.go.jp/file/05-Shingikai-10901000-Kenkoukyoku-Soumuka/0000114399.pdf)，厚生労働省
2)「基礎栄養学 第3版（栄養科学イラストレイテッド）」(田地陽一/編)，羊土社，2016
3)「食物繊維　第3版」(日本食物繊維学会/監，日本食物繊維学会編集委員会/編)，第一出版，2008
4)「最新栄養学　第10版」(木村修一，古野純典/監訳，小川佳宏，他/訳)，建帛社，2014
5) Baer DJ, et al：J Nutr, 127：579-586, 1997
6) Grundy MM, et al：Food Funct, 9：1328-1343, 2018
7)「ヒューマン・ニュートリション」(細谷憲政，他/日本語監修)，医歯薬出版，2004

2 ビタミン

- 栄養素としてのビタミンの種類とその役割について理解する
- ビタミンの適切な摂取量を知るために，摂取基準について理解する
- 各ビタミンの欠乏症や過剰症が鑑別できるように，特徴的な臨床像を知る

1 ビタミンの種類と働き

A. ビタミンとは

ビタミンは生物の生存や生育に必要な有機栄養素であり※1，生体内のさまざまな生化学反応をつかさどる．体内で合成されない，または合成されても必要量を満たさないため，食事からの摂取が必須である．ビタミンは**脂溶性ビタミン**と**水溶性ビタミン**に大別され，全13種類が存在する（表1）．

B. 脂溶性ビタミン

脂溶性ビタミンには**ビタミンA，D，E，K**の4種類が存在する．脂溶性ビタミンは脂肪とほぼ同様の吸収経路をたどる．経口摂取されると胆汁によりミセル化され，小腸から吸収された後にキロミクロンに取り込まれ，リンパ管を経て血中に移行する（図1）．

1）ビタミンA

ビタミンA_1（**レチノール**）と**ビタミン**A_2（**デヒドロレチノール**）があり，前者の方が活性が高い．ほかに体内でビタミンAに変換される植物由来の物質としてα，β，γ**カロテン**がある．ビタミンAは細胞内で

表1　ビタミンの主な機能または関与する生体反応

ビタミン		主な機能または関与する生体反応
脂溶性ビタミン	ビタミンA	遺伝子の転写調節，ロドプシンの構成成分
	ビタミンD	血中カルシウム濃度の調節
	ビタミンE	過酸化脂質の生成抑制
	ビタミンK	血液凝固
水溶性ビタミン	ビタミンB_1（チアミン）	グルコース代謝，分枝鎖アミノ酸代謝
	ビタミンB_2（リボフラビン）	TCA回路，電子伝達系，脂肪酸のβ酸化
	ナイアシン（ニコチン酸）	各種の脱水素酵素反応，酸化還元反応，ATP産生
	パントテン酸	脂肪酸代謝
	ビタミンB_6（ピリドキシン）	アミノ基転移反応，脱炭酸反応
	ビオチン	各種のカルボキシル化反応
	葉酸	核酸合成
	ビタミンB_{12}（シアノコバラミン）	核酸合成，メチル基転移反応（メチルコバラミン）
	ビタミンC	コラーゲン生成，3価鉄の還元

※1　ビタミンは栄養素としての名称であり物質名ではない．その機能により命名がなされているため，同じビタミン名の化合物が複数存在する．

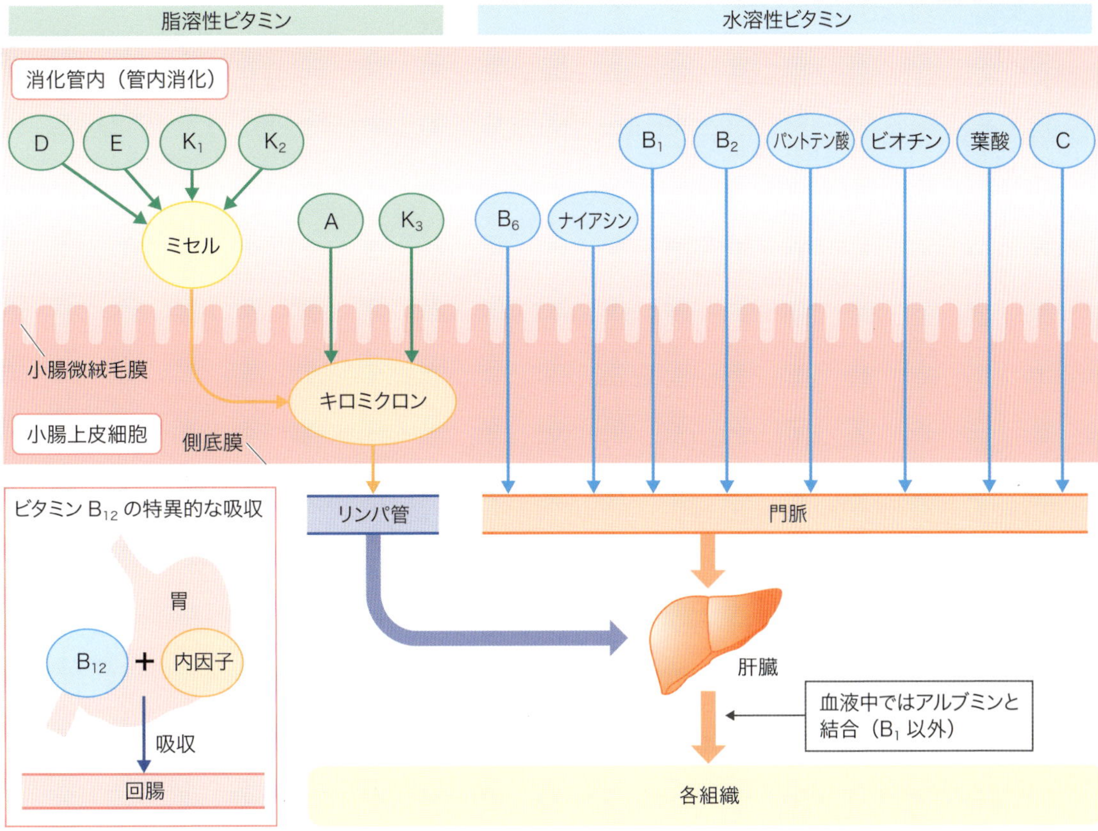

図1 ビタミンの吸収と輸送

核内受容体であるビタミンA受容体と結合してさまざまな遺伝子の転写調節を行う．また網膜細胞に存在するロドプシンとよばれる感光色素タンパク質の構成成分でもある．

2) ビタミンD

ビタミンDはD_2（**エルゴカルシフェロール**）とD_3（**コレカルシフェロール**）に大別される※2．また，ビタミンDは**プロビタミン**※3である**7-デヒドロコレステロール**が，皮膚で紫外線によってビタミンD_3となることでも生成される．ビタミンDは肝臓，腎臓で水酸化を受け**活性型ビタミンD**となり，主に血中カルシウム濃度の調節を行う．

3) ビタミンE

ビタミンEには**α，β，γ，δトコフェロール**および**α，β，γ，δトコトリエノール**がある．生体での主要なビタミンEはαトコフェロールである．細胞膜に多く存在し，強い抗酸化力をもち，生体内の過酸化脂質の生成を防いでいる．

4) ビタミンK

天然には**ビタミンK_1（フィロキノン）**と**ビタミンK_2（メナキノン）**がある．血液凝固に関与する第Ⅶ，Ⅸ，Ⅹ凝固因子やプロトロンビンの合成に必要な酵素反応の補酵素として作用する．また骨形成促進作用も有する．

C. 水溶性ビタミン

水溶性ビタミンには**ビタミンB群**と**ビタミンC**がある．多くは能動輸送あるいは担体を介して小腸粘膜より吸収され，門脈血中へ移行する（図1）．ビタミンB_{12}は胃の壁細胞より分泌される内因子と結合し，回腸の内因子受容体を介して吸収される．

※2 ビタミンDはD_2～D_7まであるが，D_4～D_7は食品にはほとんど含まれず活性も低い．

※3 プロビタミン：生体内でビタミンに変換されうる物質の総称である．

表2　ビタミン欠乏および過剰時の症状

ビタミン		欠乏時の症状	過剰時の症状
脂溶性ビタミン	ビタミンA	夜盲症，眼球乾燥，角質の増殖，免疫異常	脱毛，皮膚障害，頭蓋内圧亢進
	ビタミンD	くる病（骨形成不全），骨軟化症，骨粗鬆症，テタニー	食欲不振，腎不全，異所性石灰化
	ビタミンE	溶血性貧血，末梢神経障害，筋萎縮	出血リスク上昇
	ビタミンK	血液凝固異常，出血傾向（新生児メレナなど）	
水溶性ビタミン	ビタミンB_1	脚気（末梢神経障害，心不全），Wernicke-Korsakoff症候群（運動失調，意識障害，健忘症）	
	ビタミンB_2	舌炎，口角炎，脂漏性皮膚炎	
	ナイアシン	ペラグラ（皮膚炎，消化管や中枢神経の異常）	皮膚の紅潮，かゆみ
	パントテン酸	（単独の欠乏はほとんど起こらない）	
	ビタミンB_6	痙攣，皮膚炎，神経障害，抑うつ	末梢神経障害
	ビオチン	（単独の欠乏はほとんど起こらない）	
	葉酸	巨赤芽球性貧血，萎縮性舌炎，先天性神経管異常	
	ビタミンB_{12}	巨赤芽球性貧血，末梢神経障害，亜急性連合変性症	
	ビタミンC	壊血病（点状出血，歯肉の炎症と出血，創傷治癒の遅延）	

1）ビタミンB群

ビタミンB群とは**ビタミンB_1（チアミン）**，**ビタミンB_2（リボフラビン）**，**ナイアシン**，**パントテン酸**，**ビタミンB_6（ピリドキシン）**，**ビオチン**，**葉酸**，**ビタミンB_{12}（シアノコバラミン）**の8種類の総称である[※4]．いずれも生体内で栄養素の代謝や核酸合成の補酵素として作用する．

2）ビタミンC

ビタミンCには**アスコルビン酸**と**デヒドロアスコルビン酸**がある．多くの哺乳動物はビタミンCを体内で合成できるが，ヒトは合成できない．強い還元力をもち，コラーゲン生成における酸化還元反応などに関与する．また食物に含まれる3価鉄を2価鉄に還元し，吸収を高める働きがある．

2　ビタミンの摂取基準

日本では各ビタミンについて，年齢，性別に応じて，**推定平均必要量**と**推奨量**，もしくは**目安量**が定められている[※5]．また過剰摂取による健康障害が報告されているビタミンに関しては，**耐容上限量**が定められている（上限が定められているビタミン：ビタミンA，ビタミンD，ビタミンE，ナイアシン，ビタミンB_6，葉酸）．妊婦や授乳婦においては，別途，付加量が必要となる．それぞれの実際の値については，厚生労働省が発行する「日本人の食事摂取基準」の最新版を参照のこと（巻末付録表9，10も参照）．

3　ビタミン欠乏症と過剰症

日本において通常の食事を摂っていれば**ビタミン欠乏症**や**過剰症**に陥ることはほとんどない．欠乏の原因としては，極端に偏った食事やアルコール依存などがある．ほかに消化管疾患による吸収障害などが原因となる．過剰の原因は，高用量のビタミン製剤の摂取であることが多い．

A. 症状

ビタミンの欠乏や過剰摂取が起こると，生体にさまざまな異常が起こる．ビタミンの種類によりその症状は異なる（表2）．主なものを以下にあげる．

1）ビタミン欠乏症

①脂溶性ビタミン

- ビタミンA欠乏：夜や薄暗い屋内で視力が衰え，見えにくくなる**夜盲症**が起こる．

※4　ナイアシンはビタミンB_3，パントテン酸はビタミンB_5，ビオチンはビタミンB_7，葉酸はビタミンB_9であるがこれらの名称はほとんど使用されない．

※5　いずれも摂取不足の回避を目的とした基準である．推定平均必要量とは半数の人が必要量を満たす量，推奨量とはほとんどの人が充足する量とされる．また十分な科学的根拠がなくこれらを設定できない場合目安量を設定する．

- ビタミンD欠乏：**くる病・骨軟化症・骨粗鬆症**などの骨代謝異常が起こる．
- ビタミンK欠乏：新生児において**消化管出血・頭蓋内出血**などが起きる．新生児における消化管出血は**新生児メレナ**とよばれ，多くがビタミンK欠乏による．

② **水溶性ビタミン**

- ビタミンB_1欠乏：心不全と末梢神経障害を主症状とする**脚気**を引き起こす．また脳症の原因となる．眼球運動障害，運動失調，意識障害などを呈する**Wernicke脳症**，記憶障害，認知症などが生じる**Korsakoff症候群**などが知られる．
- ナイアシン欠乏：皮膚炎，下痢，神経障害などを生じる．**ペラグラ**とよばれる．
- 葉酸欠乏：**巨赤芽球性貧血**の原因となる．また妊婦において十分量の葉酸が摂取されないと胎児の**神経管形成不全・二分脊椎**の発生頻度が上昇する．
- ビタミンB_{12}欠乏：**巨赤芽球性貧血**の原因となる．神経系の退行性変化を主症状とする**亜急性連合変性症**が起きる．
- ビタミンC欠乏：結合組織の不全による点状出血や創傷治癒の遅延が起きる．**壊血病**とよばれる．

2) ビタミン過剰症

過剰症（中毒）は欠乏症に比べ報告が少なく，症状も非特異的であるものが多い．ビタミンAの急性中毒では頭蓋内圧亢進，めまい，剥脱性皮膚炎などが生じる．また妊婦が過剰のビタミンAを摂取すると先天性奇形の発生頻度が上昇する．ほかにビタミンD過剰による異所性石灰化や，ビタミンE過剰による出血傾向などが知られる．水溶性ビタミンは過剰摂取しても容易に尿中に排泄されるため，比較的過剰症に陥りにくい．

B. 診断

ビタミン欠乏症や過剰症は，日本ではそれほど頻度が高くなく，非特異的な症状を示すことも多いため，まずは**医療面接**や**臨床症状**からビタミン異常症を疑うことが大切である．特に医療面接は重要であり，本症を疑ったら管理栄養士の協力のもと**食事評価**を行って栄養素摂取量を算定し，一定の食品に偏った食事をとっていないかをチェックする．ほかにビタミン欠乏に陥りやすい諸因子，妊娠・過度の運動・重労働・単身赴任・喫煙・最近の急性疾患の罹患・慢性疾患の既往・胃切除の既往などの有無を把握する．過剰症は，多くが医薬品もしくはサプリメントとして過剰のビタミンを摂取している場合に起こるので，補助食品やサプリメント，内服薬などの詳細な聞き取りを併せて行う．

確定診断のためには**血中濃度**を測定する．栄養不良者やアルコール依存では複数の欠乏症が同時に起こりやすいため，欠乏が想定される複数のビタミンを測定することが望ましい．

C. 治療

食事や食品の摂取状況に偏りが認められる場合には，是正するように指導する．欠乏症の場合は，欠乏が予想されるビタミンに応じて表3にあげた食品を多く摂

表3 ビタミンを多く含む食品

ビタミン		多く含まれる食品
脂溶性ビタミン	ビタミンA	魚の肝油，レバー，うなぎ，卵黄，（カロテノイドとして）緑黄色野菜
	ビタミンD	強化乳製品，魚の肝油，卵黄
	ビタミンE	植物油，麦芽，胚芽油，葉野菜，豆類，ナッツ
	ビタミンK	大豆（なっとう），葉野菜（キャベツ，ほうれん草など），植物油
水溶性ビタミン	ビタミンB_1	穀類の胚芽，豚肉，レバー，ナッツ，豆類
	ビタミンB_2	レバー，肉，魚，卵，乳製品
	ナイアシン	レバー，肉，魚，豆類，全粒シリアル
	パントテン酸	レバー，肉，卵黄
	ビタミンB_6	内臓肉，レバー，魚，全粒シリアル，にんにく
	ビオチン	ナッツ，大豆，レバー
	葉酸	葉野菜，アスパラガス，ブロッコリー，内臓肉
	ビタミンB_{12}	レバー，肉，魚貝，卵，乳製品
	ビタミンC	柑橘類，トマト，イモ類，キャベツ，ピーマン，ブロッコリー

取するように指示する．必要に応じて，欠乏する**ビタミン剤**を（経口または経静脈的に）投与する．投与は症状の改善を認めるまで継続するが，種類によっては長期投与により中毒をきたすこともあるため，漫然と継続するべきではない．そのほか，原因として考えられる生活要因のなかで改善できるもの（例えば飲酒や喫煙，過度の運動や重労働など）に関しては改善するよう指導する．過剰症の場合は，原因となっている食品やサプリメント・医薬品の摂取を中止する．

Column

ビタミンの名称

ビタミンは，かつて船乗りに多かったビタミンC欠乏による壊血病など，その欠乏症から発見されている．世界ではじめて発見されたビタミンは日本人科学者の鈴木梅太郎博士により1910年に発見されたビタミンB_1である．当時，原因不明であった脚気を防止する有効な成分が米糠に含まれていることに着目し，世界ではじめて米糠から有効成分であるアベリ酸（後のビタミンB_1）を単離することに成功した．しかし，当時の発表が日本語であったため，また日露戦争と第一次世界大戦の間の不安定な時期であったこともあり，世界では認知されなかった．翌年，ポーランドのフンク博士が同じ成分を発見し，英語ではvit（生命の）＋amine（アミノ酸）＝vitamineとして名付けられたが，その後にアミノ酸ではないことが判明したため最後のeをとってvitaminとなりビタミンの名称が使用されるようになったのである．もし鈴木博士の発見がもっと早くに世界で認められていたら，ビタミンの名称はなかったかもしれない．

3 ミネラル

- マクロミネラルとミクロミネラルの種類とその役割について理解する
- 栄養素として，ミネラルの必要量について理解する
- 各種ミネラルの欠乏症と過剰症の特徴について理解する

1 ミネラルの種類と働き

ヒトの身体を構成する4つの主要元素は，水素（H），炭素（C），窒素（N），酸素（O）であるが，それ以外の元素を**ミネラル**とよんでいる．ミネラルは日本語では無機質とよばれ，食品成分表示ではミネラルの総量として灰分と表示されることもある．また体内に存在する量によって**マクロミネラル**（多量ミネラル）と**ミクロミネラル**（微量ミネラル）に分類されている（表1）[1]．

ミネラルは骨や歯の主要構成成分として，体液のイオン（電解質）として，あるいは酵素の構成成分などとしてさまざまな役割を果たしているが，亜鉛や鉄など一部のミネラルは免疫機能にも関与する．現在日本の食事摂取基準では，これらミネラルのうち，クロール（塩素：Cl），硫黄（S），コバルト（Co）を除いた13項目について摂取基準が策定されている（表2）．また，経口・経腸栄養ができない場合の中心静脈栄養（TPN）におけるミクロミネラルの1日投与推奨量が諸機関より報告されている（表3）[3,4]．

2 マクロミネラル

ミネラルは成人体重の約4～5％を占めているが，この約1/2がカルシウム（Ca），1/4がリン（P）である．これに比較的量が多いナトリウム（Na），カリウム（K），クロール（塩素：Cl），マグネシウム（Mg），硫黄（S）を加えた7種類（1日必要量は100 mg以上）がマクロミネラルとよばれる（表1）[1]．表4に各種マクロミネラルの欠乏症と過剰症をまとめた．

A. ナトリウム（Na）

カリウムとともに体内に存在する最も多い陽イオンである．細胞外液に存在する陽イオンの90％を占め，血管内液量と浸透圧を維持するのにきわめて重要な役割を果たしている．また，胆汁，膵液，腸液などにも多く含まれる．体内量の調節は腎を中心に行われている．体内のナトリウムの35～40％は骨格に存在するが，これらを急速に細胞外液に動員することはできない．

表1　ヒトにおける必須の元素

<table>
<tr><td colspan="2">主要元素</td><td>水素（H），炭素（C），窒素（N），酸素（O）</td><td colspan="2" rowspan="2">多量元素（6種）</td></tr>
<tr><td rowspan="4">ミネラル</td><td rowspan="2">マクロミネラル（7種）</td><td>カルシウム（Ca），リン（P）</td></tr>
<tr><td>ナトリウム（Na），カリウム（K），クロール（塩素：Cl），マグネシウム（Mg），硫黄（S）</td><td colspan="2">少量元素（5種）</td></tr>
<tr><td rowspan="2">ミクロミネラル（9種）</td><td>鉄（Fe），亜鉛（Zn），銅（Cu），マンガン（Mn）</td><td></td><td rowspan="2">微量元素（9種）</td></tr>
<tr><td>ヨウ素（I），セレン（Se），クロム（Cr），モリブデン（Mo），コバルト（Co）</td><td>超微量元素</td></tr>
</table>

表2 所要量（18〜69歳）

	男性				女性				単位
	推定平均必要量	目安量	目標量もしくは推奨量	耐容上限量	推定平均必要量	目安量	目標量もしくは推奨量	耐容上限量	
Na	600（1.5）	−	（8.0未満）	−	600（1.5）	−	（7.0未満）	−	mg/日，（ ）は食塩相当量g/日
K	−	2,500	3,000以上	−	−	2,000	2,600以上	−	mg/日
Ca	550〜650	−	650〜800	2,500	550	−	650	2,500	mg/日
Mg	280〜310	−	340〜370	−	230〜240	−	270〜290	−	mg/日
P	−	1,000	−	3,000	−	800	−	3,000	mg/日
Fe	6.0〜6.5	−	7.0〜7.5	50〜55	月経なし：5.0〜5.5	−	6.0〜6.5	40	mg/日
					月経あり：8.5〜9.0	−	10.5		
Zn	8	−	10	40〜45	6	−	8	35	mg/日
Cu	0.7	−	0.9〜1.0	10	0.6	−	0.8	10	mg/日
Mn	−	4.0	−	11	−	3.5	−	11	mg/日
I	95	−	130	3,000	95	−	130	3,000	μg/日
Se	25	−	30	420〜460	20	−	25	330〜350	μg/日
Cr	−	10	−	−	−	10	−	−	μg/日
Mo	20〜25	−	25〜30	550	20	−	20〜25	450	mg/日

−：設定なし．文献2をもとに作成．

表3 中心静脈栄養（TPN）推奨量

ミクロミネラル	成人の推奨投与量（μg/日）				市販製剤で設定されている1日投与量（μg/アンプル）		
	AMA（1995）	ASPEN（2004）	ASPEN（2012）	ESPEN（2009）	日本※	米国	欧州
Fe	−	−	−	1,000〜1,200	1,950	0※※	550〜2,000
Zn	50〜5,000	2,500〜5,000	3,000〜4,000	2,500〜6,500	3,920	3,000〜5,000	3,250〜10,000
Cu	20〜300	300〜500	300〜500	300〜1,500	320	1,000〜1,200	240〜1,240
Mn	10〜50	60〜100	55	165〜300	55	300〜800	100〜550
I	12〜70	−	−	1.3〜130	130	0	1.5〜130
Se	1.2〜30	20〜60	60〜100	20〜72	0	0〜60	24〜70
Cr	0.3〜5	10〜15	10〜15	10〜15	0	10〜12	5〜15
Mo	−	−	−	19.5〜25.5	0	0	10〜25
F	−	−	−	1	0	0	0.475〜1.45

※中心静脈栄養用キット製品であるエルネオパ®は，2,000 mL投与すると1アンプル相当の微量元素が投与されるように設計されていた．しかし，近年長期投与で鉄過剰が懸念されたことから，リニューアルされたエルネオパ®NFでは鉄の量が1日当たり1.95 mgから1.1 mgに減量された．ワンパル®は1,600 mLで1日推奨量が投与される設計である（鉄は1.1 mg/日）．
※※米国では長期TPNにおいて，毎日ルーチンに鉄を投与することは推奨されていない．
TPNの詳細は第2章-3参照．

B. カリウム（K）

ナトリウムのほとんどが細胞外液中に存在するのに対し，カリウムは大部分が細胞内液中に存在する．ナトリウムと同様に水分出納，酸塩基平衡の維持などに関与している．また細胞機能や神経，筋の興奮に大きな影響を及ぼす．

C. クロール（塩素：Cl）

ナトリウムとともに大部分が細胞外液中に存在し，陰イオンの70％を占める．ナトリウムと同様に水分出納，酸塩基平衡の維持などに関与している．胃液，脳脊髄液，胆汁，膵液に多く含まれている．

D. カルシウム（Ca）

体内で最も豊富なミネラルであり，骨や歯を構成する．神経細胞での情報伝達，筋肉の収縮，血液凝固などでも重要な役割を果たしている．全体の99％が骨や歯に貯蔵され残りの0.9％が細胞内液および細胞外液

表4 マクロミネラル

	欠乏症	過剰症
Na	・通常食事をしていれば不足することはないが，経腸栄養剤はナトリウム含有量が低いものがあり，長期投与で不足することがある． ・血中ナトリウム濃度は，ナトリウム量の過不足だけでなく，水分との相対的関係で決定されるので，その状況を適切に判断する必要がある．	・長期の過剰摂取は高血圧をはじめとする生活習慣病のリスクを上昇させる．また胃がんとの関連も指摘されている．日本高血圧学会の高血圧治療ガイドラインでは，食塩6 g/日未満を目標としている．
K	・下痢，多量の発汗，利尿剤の服用などで，カリウム欠乏を起こす．大量に喪失すると全身倦怠，筋肉の脱力感，麻痺，筋肉痛，腹部膨満感，不快感，口渇，テタニー，錯乱などが現れる．軽度で全身倦怠感，中等度で代謝性アルカローシスがみられる． ・カリウム摂取量を増加することによって，血圧低下や脳卒中予防につながることが示唆されている．	・通常は過剰症を呈することは少ないが，腎機能障害を伴う場合は高カリウム血症をきたしやすいので注意が必要である． ・血漿のカリウムが6 mEq/Lを超えると四肢の痺れ感，筋脱力，弛緩性麻痺，不整脈がみられる．著しい場合には，呼吸筋麻痺と呼吸困難，心停止に至る．
Cl	・嘔吐や吸引で多量の胃液を喪失した場合に低クロール血症となることがあり，代謝性アルカローシスを呈する．	・アミノ酸などを含む輸液などでCl^-を過剰投与したり，腎からの排泄が障害されると高クロール血症を呈する．Na^+やHCO_3^-異常を伴うことも多い． ・水分欠乏による高張性脱水時にも認められる．
Ca	・成人期に比べて発育期には，多量のカルシウムとリンが必要である． ・カルシウムの欠乏は，骨粗鬆症，高血圧，動脈硬化などの原因となる．	・過剰に摂取すると，高カルシウム血症，高カルシウム尿症，軟部組織への石灰化，尿路結石，前立腺がん，鉄や亜鉛の吸収障害，便秘などが生じる． ・高カルシウム血症では筋緊張低下，混迷，記憶・言語障害，さらに昏睡に至ることがある．心電図でQT短縮がみられる．
P	・食事からのリン摂取量の増減は，血清リン濃度と尿中リン排泄量に大きく影響する．リン不足はATPをはじめとする有機リン酸塩分子の合成低下を招き，広範囲な身体機能の低下を招く． ・血漿リン値が1.0 mg/dLになると全身倦怠，痺れ感，知覚異常，発語障害，瞳孔不同，不眠，理解力障害，筋脱力感，振戦，不随意運動，咀嚼困難，深部腱反射の低下などの症状が出現する．そのほか中枢神経障害，骨格筋障害さらに肝障害や腎障害などがみられる． ・リフィーディング症候群では低リン血症を招きやすい．	・過剰摂取は腸管におけるカルシウムの吸収を抑制するとともに，容易に高リン血症をきたす．特に腎機能障害がある場合高リン血症をきたしやすい． ・高リン血症では低カルシウム血症となり，テタニー，知覚異常，痙攣発作，胃腸症状などがみられる．また，軟部組織や血管壁に転移性石灰化をきたしてそれによる症状をみることがある． ・高リン，低カルシウム食摂取は副甲状腺ホルモン濃度を上昇させ，これが長く続くと骨密度を低下させるとの報告があるが，否定的な見解もある．
Mg	・欠乏すると腎臓からのマグネシウムの再吸収が亢進するとともに，骨からマグネシウムが遊離し利用される． ・低マグネシウム血症を引き起こし，悪心，嘔吐，眠気，脱力感，筋肉の痙攣，ふるえ，食欲不振などが生じる． ・長期にわたるマグネシウムの不足は，骨粗鬆症，心疾患，糖尿病などの生活習慣病のリスクを上昇させることが示唆されているが，さらなる検討が必要である．	・マグネシウムの過剰摂取は下痢を起こす．この作用を利用して酸化マグネシウムは緩下剤としてよく使用される．一方，長期に多量の酸化マグネシウムを服用して重篤な高マグネシウム血症を起こした事例が報告されている． ・血清マグネシウム濃度が高値になるにつれ，嘔吐，口渇，血圧低下，徐脈，皮膚潮紅，筋力低下などが出現し，さらに深部腱反射の消失，呼吸抑制，意識障害，房室ブロックや伝導障害などの不整脈，心停止などが現れることがある．

に，0.1 %が血液中に存在するとされる．吸収は主に上部小腸で行われるが，必要が生じると，副甲状腺ホルモンの分泌が増加し，骨から動員される．骨は食後にカルシウムを取り込み必要に応じて全身に供給する機能的貯蔵庫としての働きを有している．

E. リン (P)

体内に存在する85 %がカルシウムなどとともに骨や歯の構成成分となっている．残りの15 %は筋肉，脳，神経などのさまざまな組織に含まれる．エネルギー代謝できわめて重要な役割を担うATPの構成成分である．

F. マグネシウム (Mg)

50～60 %がリン酸塩や炭酸塩として骨に沈着し，残りは筋肉や脳，神経に存在する．カリウムに次いで細胞内液に多く，細胞外液に存在するのは1 %未満である．生体内では，多くの酵素を活性化して生命維持に必要なさまざまな代謝に関与している．また遺伝情報の発現や神経筋における伝達などにも関与している．

G. 硫黄 (S)

硫黄は含硫アミノ酸のメチオニンやシステイン，シスチンをはじめとした，さまざまな有機分子の構成要素として存在する．そのため，ミネラルというよりも，細胞内の有機分子の一成分として働いている．硫黄の欠乏症や過剰症が起きる可能性は非常に低い．

3 ミクロミネラル

生体内含有量が体重当たり100 mg以下，あるいは鉄より少ないものがミクロミネラル（微量元素）とよばれている．このうち生存に必須な**鉄**（Fe），**亜鉛**（Zn），**銅**（Cu），**マンガン**（Mn），**ヨウ素**（I），**セレン**（Se），**クロム**（Cr），**モリブデン**（Mo），**コバルト**（Co）の9種類が必須微量元素である．これらは体構成成分の0.7％を占めるに過ぎないが，生命活動の維持に必須の成分である．また生体内含有量が1 mg/kg以下あるいは1日の必要量がマイクログラム単位のミネラルを，超微量元素とよぶこともある（表1）．表5に各種ミクロミネラルの欠乏症，過剰症についてまとめた[1) 3) 4)]．

表5　ミクロミネラル

元素	主な生理作用	欠乏症	過剰症・中毒症
Fe	・ヘモグロビンや各種酵素を構成	・貧血，それに伴う運動機能の低下 ・無力感，食欲不振 ・月経血への鉄消失，消化管の悪性腫瘍からの出血などが鉄欠乏性貧血と関連する．また，胃切除後（特に全摘）患者は吸収障害から鉄欠乏に陥りやすい．	・1日100 mg以上の摂取で慢性的鉄沈着症が発生するとされる．肝機能障害，神経障害，耐糖能低下 ・鉄剤の大量内服では急性鉄中毒が発症する．（その他コラム参照）
Zn	・細胞内シグナル伝達 ・タンパク質代謝 ・遺伝情報 ・脂質代謝 ・糖代謝 ・骨代謝	・顔面，会陰部より始まり漸次増悪する皮疹，口内炎，舌炎，脱毛，爪変化，腹部症状（下痢，嘔吐） ・創傷治癒遅延，味覚障害，食欲不振，汎血球減少，免疫障害，神経感覚障害，成長遅延 ・糖尿病患者では，尿中亜鉛排泄の増加に伴う血清亜鉛の低下が多く報告されている．	・亜鉛の毒性はきわめて低いが，多量の亜鉛（60 mg/日）を継続摂取すると銅の吸収阻害による銅欠乏症を引き起こす． ・嗜眠状態（12 gを一度に服用した場合） ・低血圧，肺浮腫，下痢，嘔吐，黄疸，乏尿（7.4 g/日 経静脈投与）
Cu	・造血機能 ・骨代謝 ・神経機能 ・活性酸素除去	・鉄の投与に反応しない貧血，白血球減少，好中球減少 ・骨異常，成長障害 ・スーパーオキシドジスムターゼ（SOD）活性の低下	・肝機能障害，神経障害，精神障害，関節障害 ・過剰の銅は，活性酸素種の生成を促進して酸化ストレスの要因となり生活習慣病の原因となる可能性が指摘されている．
Mn	・骨代謝 ・糖代謝 ・脂質代謝 ・運動機能 ・皮膚代謝	・成長障害，一過性皮膚炎，毛髪色の変化 ・動物では生殖への影響や免疫低下など報告されている． ・ヒトでの欠乏症のリスクは低い．	・易疲労，食欲不振，頭痛，筋肉痛などの不定愁訴 ・脳MRIで基底核に高信号出現，Parkinson病類似症状 ・日本では微量元素製剤の含量変更があってからTPNに関連する過剰症は報告されていない．
I	・甲状腺ホルモンに含まれる	・TSHの分泌亢進，甲状腺の異常肥大または過形成（甲状腺腫），甲状腺機能低下症	・甲状腺機能低下や甲状腺腫 ・過剰摂取では，甲状腺ホルモンの生成と活性型への変換が抑制され，甲状腺機能低下や甲状腺腫を引き起こす．しかし，日常的な過剰摂取では，通常甲状腺へのヨウ素輸送が低下する脱出現象が起こり，甲状腺ホルモンの生成量は正常範囲に維持される．
Se	・抗酸化作用（グルタチオンペルオキシダーゼの維持） ・甲状腺ホルモンの調節酵素T4をT3に変換	・筋肉痛（下肢），爪床部白色変化 ・赤血球の大球化，CPK上昇，グルタチオンペルオキシダーゼの低下 ・心筋症（心筋細胞融解，線維化），不整脈 ・不足すると酸化ストレスが増強する．土壌中のセレン含有量の少ない地域で発生する（例：克山（ケシャン）病）．	・慢性皮膚炎，脱毛，毛髪の色素脱失，爪剥離，非特異的胃腸障害 ・日本で過剰症は報告はないが，比較的安全域は狭いと考えられているので，投与時は定期的なモニタリングが必要
Cr	・インスリン感受性を亢進	・インスリン抵抗性，脂質代謝異常 ・1977年にTPN患者の糖代謝異常がクロム投与で改善したことから必須栄養素と位置付けられたが，最近必須の栄養素ではないという説も提唱されている．	・サプリメントの過剰摂取（3価クロム）で皮膚と爪の変化，齲歯，胃腸障害 ・6価クロムによる障害が報告されているが6価クロムは自然界に存在しない．
Mo	・キサンチンオキシダーゼなどの補酵素	・神経過敏，昏睡，頻脈，頻呼吸 ・血漿メチオニンと尿中チオ硫酸の増加，血漿尿酸，尿中尿酸，硫酸の減少 ・欠乏の報告は限られている．	・高尿酸血症 ・過剰症の評価が難しい．
Co	・ビタミンB_{12}の成分	・ビタミンB_{12}欠乏症	・多血症

A. 欠乏症

ミクロミネラルは一般に，非添加のTPN，低濃度の母乳，経腸栄養剤などで長期間栄養管理を行ったときに報告されている．市販されている多くの経腸栄養剤は，各種微量元素の必要量を満たしていないものが多いので，特に単剤で長期間管理した場合に欠乏症が起きる危険がある．

欠乏症では特に亜鉛に注意が必要であり，最近はTPN基本液にも亜鉛が添加されている．添加されていない場合，ほかの欠乏症に比べて比較的早い時期に発症する．亜鉛は体内の数多くの金属酵素の活性に不可欠で，味覚や創傷治癒，免疫能維持にも重要とされる．欠乏時には経口摂取が可能であれば消化性潰瘍治療薬のポラプレジンク（商品名：プロマック®）が有効である．また2017年以降は，Wilson病治療に使われていた酢酸亜鉛水和物製剤（商品名：ノベルジン®）が欠乏症に使用可能となった．しかし，銅の吸収が亜鉛と競合するため，多量の亜鉛投与は銅欠乏を引き起こす危険があるので注意を要する．ほかの微量元素欠乏はさほど多くないが，銅欠乏，セレン欠乏などが報告されている．セレンは，日本の製剤に含まれていないので，長期TPN患者では院内製剤などを考慮する必要がある．

B. 過剰症

過剰症はあまり問題になることはないが，長期静脈栄養で注意が必要なことがあり，特に鉄過剰に留意する．また，マンガン，銅は胆汁排泄であるため，胆汁排泄障害がある場合は十分にモニターする必要がある．マンガンに関しては，以前TPNに伴う過剰症が多く報告されたため，2001年に製剤の含有量が1/20の55 μgに減らされた経緯がある（表3）．

文献

1）「食品・栄養 食事療法事典」（Mahan LK，他/著，木村修一，香川靖雄/日本語版監修，越智由香，他/訳），ガイアブックス，2014
2）「日本人の食事摂取基準（2015年版）策定検討会」報告書（http://www.mhlw.go.jp/stf/shingi/0000041824.html），厚生労働省
3）Fessler TA：Nutr Clin Pract, 28：722-729, 2013
4）Stehle P, et al：Eur J Clin Nutr, 70：886-893, 2016

Column

長期静脈栄養における鉄過剰

ヒトの生体における鉄代謝の特徴は能動的な体外への排泄機構をもたないことである．腸管からの鉄吸収は1日約1 mgで，これは能動的に調節されるが，排泄は出血以外，消化管粘膜や皮膚の剥離で受動的に行われるにすぎない．したがって，長期にわたる鉄の経静脈投与は過剰症を引き起こす危険があることを認識すべきである．鉄過剰は，ヒドロキシラジカルの産生を介して脂質過酸化を促進し細胞膜障害を引き起こしたり，変異原性を亢進し発がんに関与するなど，さまざまな有害作用を惹起する．

米国では長期TPNにおける鉄のルーチン投与は推奨されていないが，日本では微量元素製剤に必ず鉄が含まれているため，長期TPN症例で鉄過剰の報告が散見される．したがって，長期TPN症例では，必ず定期的に血中フェリチンを測定して鉄の動態をモニターする必要がある（鉄の血中濃度はよい指標とならない）．なお鉄過剰の指摘を受けて，最近リニューアルされたTPN製剤では鉄の含量が1.95 mgから1.1 mgに減らされている（表3）．

1 栄養スクリーニング，栄養アセスメント

- 栄養は生体内に摂取される栄養素量とその結果としての体組成であることを理解する
- 栄養スクリーニングは栄養ケアを必要とする対象の抽出法であることを理解する
- 栄養アセスメントは栄養障害の重症度分析であることを理解する
- 低栄養と炎症の強い関連性を理解する
- 栄養スクリーニングとしてSGA，NRS 2002，MNA®-SF，PNI，GNRIを理解する
- 栄養ケアプロセスの4ステップを理解する

1 栄養とは

栄養とは，身体に入る栄養とそれによってつくられる体の組成を示す．生体は原子（レベルⅠ），分子（レベルⅡ），細胞（レベルⅢ），組織Ⅰ（レベルⅣ），組織Ⅱ（レベルⅤ），（まるごとの）身体（レベルⅥ）に分けられる（図1）．

ここで身体に入る栄養とは，エネルギー産生栄養素およびビタミン，ミネラルとともに，これら栄養素の体内での代謝の場である水，およびそれらの代謝によって産生されるエネルギーをも含む広義の栄養と本項では定義する．

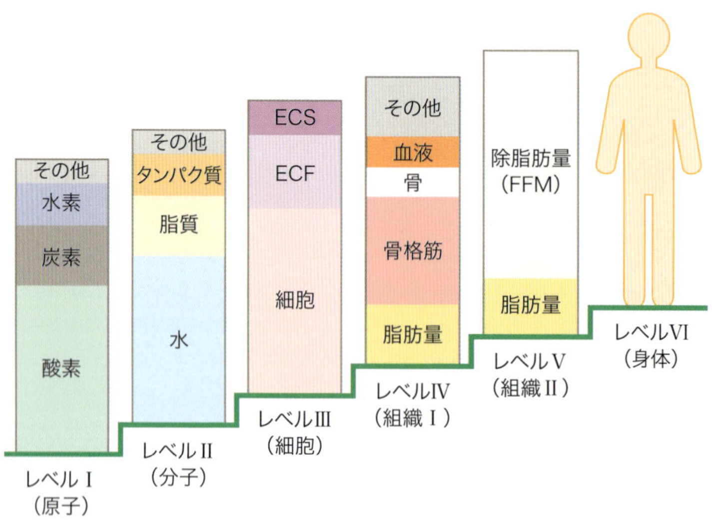

図1　体組成の構成

ECS：Extra-cellular substances（細胞外集積物質，細胞が細胞外に分泌した物質），ECF：Extra-cellular fluid（細胞外液）．

さらに体内に摂取された栄養の化学反応によって生化学的に生合成されてできる体組成は，脂肪量（fat mass）と除脂肪量（fat-free mass：FFM）※1とに大きく分けられる．FFMのうち，臨床栄養学において特に重要な体組成は骨格筋である（図1）．

ここで特にレベルⅣが栄養スクリーニング，栄養アセスメントに重要である．

2 栄養アセスメントと栄養スクリーニングの違い

栄養アセスメントは，個人または集団の対象の栄養状態の評価と定義する．一方，**栄養スクリーニング**とは，栄養ケアの必要な対象を同定することである[1]．

では栄養アセスメントと栄養スクリーニングとの違いは何か．特に臨床においては，栄養スクリーニングが先に行われ，栄養スクリーニングで抽出された栄養ケアの必要な対象に対して栄養アセスメントが行われる．栄養アセスメントにより栄養障害の重症度分類がなされ，その障害の種類と程度に基づいた栄養ケアが設計，実行されることになる．

すなわち栄養スクリーニングは，対象の栄養ケアの要否を決定するプロセス，栄養アセスメントは栄養ケアの根拠となる臨床所見といえる．

3 栄養スクリーニング・アセスメントで何が変わるのか

多忙な臨床において，栄養スクリーニング・アセスメントを行うことによって，はたして何かが変わるのか．栄養ケアを設計，実施することで臨床にどのような影響が生まれるのか．その栄養ケアの根拠となる栄養アセスメントで，臨床の結果に差を出せるのか．この設問に対しては，多くの回答が臨床研究として出されている．栄養アセスメントによって栄養状態が悪いとされた群では，一次アウトカムとして死亡率が高い[2]．また，系統的総説（systematic review）において，栄養アセスメントの指標はGNRIおよびCRP，Albなどの単独の生化学的検査指標が死亡率と有意に相関または逆相関していることが示されている[3]．これらの結果から以下の2つが示唆される．

A. 炎症の大きさの表現型としての低栄養

GNRI，CRP，Albは栄養の過不足にかかわらず，いずれも急性・慢性疾患の原因または結果となる炎症の有無・強弱の指標である．低栄養の判定にこれらの指標が用いられることは，低栄養と評価された時点ですでに炎症が存在しており，その炎症の強さの表現型として低栄養が発症していることを示している．つまり，炎症の大きさは低栄養の重症度を決定するための因子といえる．

B. 低栄養が引き起こす炎症の拡大

適切な栄養ケアがなければ炎症を制御できず，炎症そのものの範囲が広がることにつながってしまう．炎症の範囲が広がると炎症性サイトカインによって骨格筋の異化が起こり，体組成の中心軸である骨格筋の減少が起こる．このとき特に大きく減少するのが呼吸機能にかかわる骨格筋である．この一連の流れによって，炎症が死亡率などの負のアウトカムに影響する．

すなわち，臨床におけるアウトカムの制御のためには，炎症そのものを制御することが必要であり，低栄養の評価・制御が大きくかかわっているといえる．

ヨーロッパ臨床栄養代謝学会（ESPEN）の低栄養の分類（図2）にも，低栄養における炎症の重要性が示唆されている[4]．

これらは栄養が，疾患と代謝との三つ巴の関係性にあることを示しており，疾患を考える際の栄養の重要性をも示す（図3）．

4 栄養スクリーニング・アセスメントの構成からみる炎症

栄養スクリーニング・アセスメントには多くのツールが使用されている．栄養スクリーニングツールを構成する因子（指標）を比較した（表1）．その結果，多くに共通する指標は，近い（多くは3カ月）過去にお

※1 LBM（lean body mass）ともよばれる．

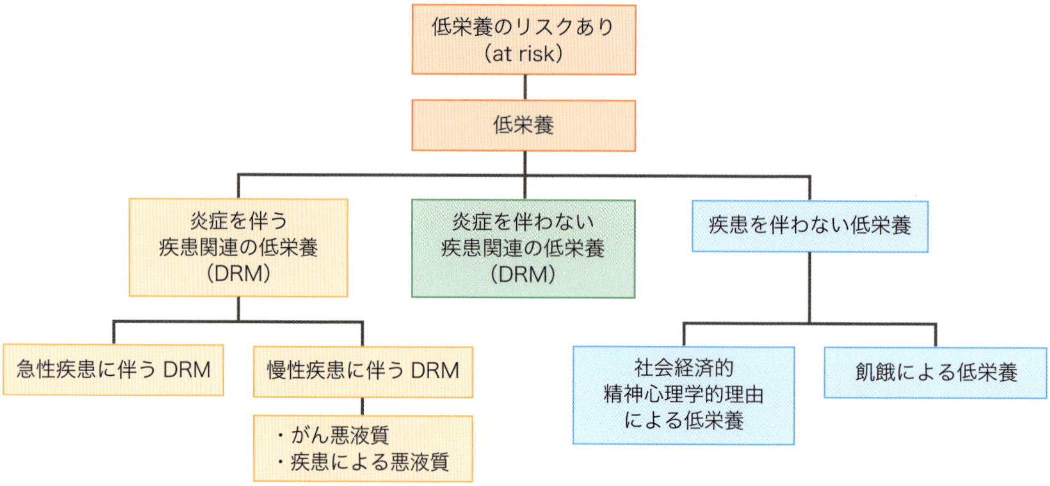

図2　低栄養の分類図：ESPEN分類

DRM：disease-related malnutrition（疾患関連の低栄養）．文献4より引用．

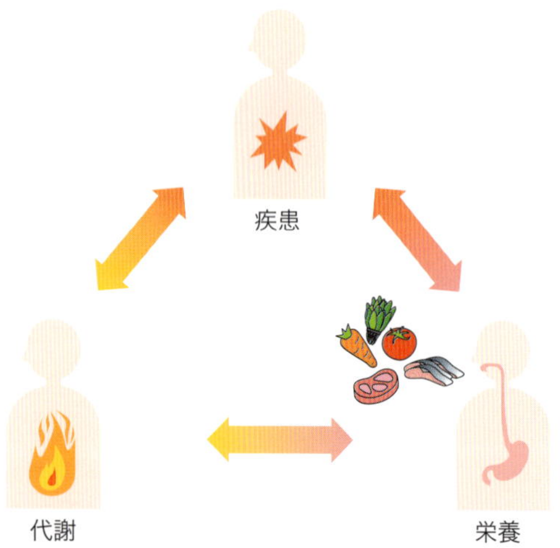

図3　栄養，疾患，代謝の三つ巴の関係性

ける，以下2点がある．

①**摂食量の減少**：その程度の重症度は，必要量の四分割のどこか

②**体重減少**：過去1，3，6カ月における減少率を，多くは%で評価（例：1カ月で5%，3カ月で7.5%，6カ月で10%以上で低栄養と診断する）．

ここで摂食量の減少は摂食中枢の視床下部に炎症物質（白血球が炎症で合成，分泌しはじめる炎症性サイトカイン）が作用することによる食欲抑制の結果といえる．同様に，体重減少は，炎症物質により体組成として最大の割合を占める骨格筋の筋細胞が異化（融解）された結果といえる．

これらは，臨床における炎症の極型である敗血症における低栄養と死亡率の正の相関[6]によっても立証されていると考える．

5 実際の栄養スクリーニング・アセスメントツール

A. 主観的包括的アセスメント（SGA）

A項目の病歴（栄養歴）とB項目の身体所見（皮下脂肪，筋肉，浮腫）で構成される（図4）[8]．これらの項目をチェックしながら，被験者の栄養状態を主観でとらえ，その結果を栄養状態良好，中等度不良，高度不良の3段階に分けて決定するのが，このツールの最大の特徴である．この特徴はSGAの最初のイニシャルS（Subjective：主観的）に反映されている．このツールの評価結果には軽度不良はなく，もし軽度不良を主観的に判断した場合は，中等度ではなく栄養状態良好と評価することがポイントである．軽度不良の結果は，栄養状態良好とアウトカムが変わらないからである．

表1 低栄養と悪液質のスクリーニング，アセスメントツールの比較表

		NRS 2002[a]	MNA®-SF[a,b]	MUST[a]	ESPEN 2015[a]	A.S.P.E.N/AND[a]	SGA[a]	Evans 2008[c]	PEW 2008[d]	Fearon 2011[c]
成因	摂食量の減少	×	×	×	×	×	×		×	×
	疾患/炎症	×	×	×	×	×	×	×	×	×
症状	食欲低下		×				×	×		×
	筋力低下		×				×	×		
徴候/表現型	体重減少	×	×	×	×	×	×	×	×	×
	BMI	×	×	×	×			×	×	×
	骨格筋/皮下脂肪		×		×	×	×	×	×	×
	体脂肪量					×	×		×	
	体液貯留/腹水					×	×			
	筋力 例：握力					×	×	×		
	生化学指標							×	×	

NRS 2002：Nutrition Risk Screening 2002, MNA®-SF：Mini Nutritional Assessment-Short Form, MUST：Malnutrition Universal Screening Tool, ESPEN：European Scoaiety for Clinical Nutrition and Metabolism, A.S.P.E.N：American Society of Parenteral and Enteral Nutrition, AND：Academy of Nutrition and Dietetics, SGA：Subjective Global Assessment, PEW：Protein Energy Wasting.
a 低栄養の評価法，b 高齢者用，c 悪液質用，d 慢性腎臓病用.
文献5より引用.

A 病歴

1. 体重変化
過去6カ月間の体重減少：_______kg，減少率：_______%
過去2週間の体重変化：□ 増加　□ 無変化　□ 減少

2. 食物摂取変化（平常時との比較）
□ 変化なし
□ 変化あり（期間）_____________（月，週，日）
食事内容：□ 固形食　□ 経腸栄養　□ 経静脈栄養　□ その他

3. 消化器症状（過去2週間持続している）
□ なし　□ 悪心　□ 嘔吐　□ 下痢　□ 食欲不振

4. 機能性
□ 機能障害なし
□ 機能障害あり：（期間）_____________（月，週，日）
タイプ：□ 期限ある労働　□ 歩行可能　□ 寝たきり

5. 疾患と栄養必要量
診断名：
代謝性ストレス：□ なし　□ 軽度　□ 中等度　□ 高度

B 身体（スコア：0＝正常；1＝軽度；2＝中等度；3＝高度）
皮下脂肪の喪失（三頭筋，胸部）：_____________
筋肉喪失（四頭筋，三角筋）：_____________　_____________
くるぶし部浮腫：__________　仙骨浮腫：__________　浮腫：__________

C 主観的包括評価
A. □ 栄養状態良好　B. □ 中等度の栄養不良　C. □ 高度の栄養不良

図4 SGAの質問票
文献7より引用.

Nutritional Risk Screening (NRS 2002)

Table 1 Initial screening			
		Yes	No
1	Is BMI <20.5?		
2	Has the patient lost weight within the last 3 months?		
3	Has the patient had a reduced dietary intake in the last week?		
4	Is the patient severely ill ? (e.g. in intensive therapy)		

Yes: If the answer is 'Yes' to any question, the screening in Table 2 is performed.
No: If the answer is 'No' to all questions, the patient is re-screened at weekly intervals. If the patient e.g. is scheduled for a major operation, a preventive nutritional care plan is considered to avoid the associated risk status.

Table 2 Final screening			
Impaired nutritional status		**Severity of disease (≈ increase in requirements)**	
Absent **Score 0**	Normal nutritional status	Absent **Score 0**	Normal nutritional requirements
Mild **Score 1**	Wt loss >5% in 3 mths or Food intake below 50–75% of normal requirement in preceding week	Mild **Score 1**	Hip fracture* Chronic patients, in particular with acute complications: cirrhosis*, COPD*. *Chronic hemodialysis, diabetes, oncology*
Moderate **Score 2**	Wt loss >5% in 2 mths or BMI 18.5 – 20.5 + impaired general condition or Food intake 25–60% of normal requirement in preceding week	Moderate **Score 2**	Major abdominal surgery* Stroke* *Severe pneumonia, hematologic malignancy*
Severe **Score 3**	Wt loss >5% in 1 mth (>15% in 3 mths) or BMI <18.5 + impaired general condition or Food intake 0-25% of normal requirement in preceding week in preceding week.	Severe **Score 3**	Head injury* Bone marrow transplantation* *Intensive care patients (APACHE>10).*
Score:	+	Score:	=**Total score**
Age	if ≥70 years: add 1 to total score above	=**age-adjusted total score**	

Score ≥**3**: the patient is nutritionally at-risk and a nutritional care plan is initiated
Score <**3**: weekly rescreening of the patient. If the patient e.g. is scheduled for a major operation, a preventive nutritional care plan is considered to avoid the associated risk status.

NRS-2002 is based on an interpre-tation of available randomized clinical trials. *indicates that a trial directly supports the categorization of patients with that diagnosis. Diagnoses shown in *italics* are based on the prototypes given below.
Nutritional risk is defined by the present **nutritional status** and risk of impairment of present status, due to **increased requirements** caused by stress metabolism of the clinical condition.

A nutritional care plan is indicated in all patients who are

(1) severely undernourished (score = 3), or (2) severely ill (score = 3), or (3) moderately undernourished + mildly ill (score 2 + 1), or (4) mildly undernourished + moderately ill (score 1 + 2).

Prototypes for severity of disease
Score = 1: a patient with chronic disease, admitted to hospital due to complications. The patient is weak but out of bed regularly. Protein requirement is increased, but can be covered by oral diet or supplements in most cases.

Score = 2: a patient confined to bed due to illness, e.g. following major abdominal surgery. Protein requirement is substantially increased, but can be covered, although artificial feeding is required in many cases.

Score = 3: a patient in intensive care with assisted ventilation etc. Protein requirement is increased and cannot be covered even by artificial feeding. Protein breakdown and nitrogen loss can be significantly attenuated.

図5 NRS 2002の質問票（原票）
文献9より引用.

B. 栄養リスク・スクリーニング2002（NRS 2002）

ESPENが2002年に開発したツールである（図5）．名称の2002は開発年度を示している[9]．ほかのツールと違い，2段階のスクリーニングからなり，最初のInitial screeningの4項目のなかで1つ以上，Yesがあれば次のFinal screeningへ進む．Final screeningでは栄養状態と基礎疾患の重症度の2項目を個別に評価し，1，2，3点のいずれかにあてて，その2項目の合計点を算出する．3点以上で栄養ケアの設計，実施が行われる．SGAとの主な違いは，この2段階の構成以外に，Initial screeningにBMI（body mass index：体重kg/身長m^2）を入れている点である．さらにBMIのカットオフ値を20.5に設定している点も，WHOの20や次のMNA®（-SF）の19，21とも異なる．

C. 簡易栄養状態評価表（MNA®-SF）

MNA®（Mini Nutritional Assessment）には，long-formとshort-form（SF）がある．前者が27項目，後者がそのうち有害事象の発生予測パワー（一致率）が最も強い6項目を強い順に並べている[10]．被験者を65歳以上の高齢者に限定している点，さらにはじめて低栄養のリスクあり（at risk）の概念を導入したことが，この栄養スクリーニングツールの最大の特徴である（図6，さらなる詳細は別著[11]を参照）．

また高齢者の場合，骨格筋の減少と筋力の低下を示すサルコペニア[12]と疾患との相互作用も考慮すべきであろう（図7，サルコペニアについては第6章-13参照）[13]．

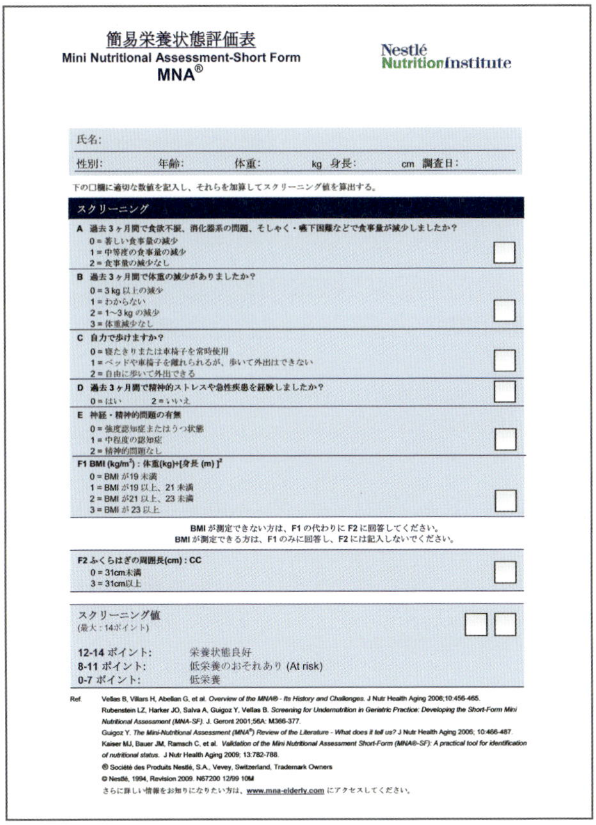

簡易栄養状態評価表
Mini Nutritional Assessment-Short Form
MNA®

Nestlé NutritionInstitute

氏名:

性別:　年齢:　体重:　kg　身長:　cm　調査日:

下の□欄に適切な数値を記入し、それらを加算してスクリーニング値を算出する。

スクリーニング

A　過去3ヶ月間で食欲不振、消化器系の問題、そしゃく・嚥下困難などで食事量が減少しましたか？
0 = 著しい食事量の減少
1 = 中等度の食事量の減少
2 = 食事量の減少なし

B　過去3ヶ月間で体重の減少がありましたか？
0 = 3 kg 以上の減少
1 = わからない
2 = 1～3 kg の減少
3 = 体重減少なし

C　自力で歩けますか？
0 = 寝たきりまたは車椅子を常時使用
1 = ベッドや車椅子を離れられるが、歩いて外出はできない
2 = 自由に歩いて外出できる

D　過去3ヶ月間で精神的ストレスや急性疾患を経験しましたか？
0 = はい　2 = いいえ

E　神経・精神的問題の有無
0 = 強度認知症またはうつ状態
1 = 中程度の認知症
2 = 精神的問題なし

F1 BMI (kg/m²)：体重(kg)÷[身長 (m)]²
0 = BMI が19 未満
1 = BMI が19 以上、21 未満
2 = BMI が21 以上、23 未満
3 = BMI が 23 以上

BMI が測定できない方は、F1 の代わりに F2 に回答してください。
BMI が測定できる方は、F1 のみに回答し、F2 には記入しないでください。

F2 ふくらはぎの周囲長(cm)：CC
0 = 31cm未満
3 = 31cm以上

スクリーニング値
(最大：14ポイント)

12-14 ポイント:　栄養状態良好
8-11 ポイント:　低栄養のおそれあり (At risk)
0-7 ポイント:　低栄養

Ref.　Vellas B, Villars H, Abellan G, et al. *Overview of the MNA® - Its History and Challenges.* J Nutr Health Aging 2006;10:456-465.
Rubenstein LZ, Harker JO, Salva A, Guigoz Y, Vellas B. *Screening for Undernutrition in Geriatric Practice: Developing the Short-Form Mini Nutritional Assessment (MNA-SF).* J. Geront 2001;56A: M366-377.
Guigoz Y. *The Mini-Nutritional Assessment (MNA®) Review of the Literature - What does it tell us?* J Nutr Health Aging 2006; 10:466-487.
Kaiser MJ, Bauer JM, Ramsch C, et al. *Validation of the Mini Nutritional Assessment Short-Form (MNA®-SF): A practical tool for identification of nutritional status.* J Nutr Health Aging 2009; 13:782-788.
® Société des Produits Nestlé, S.A., Vevey, Switzerland, Trademark Owners
© Nestlé, 1994, Revision 2009. N67200 12/99 10M
さらに詳しい情報をお知りになりたい方は、www.mna-elderly.com にアクセスしてください。

図6　MNA®-SF の質問票
ネスレ日本株式会社, www.mna-elderly.com より転載.

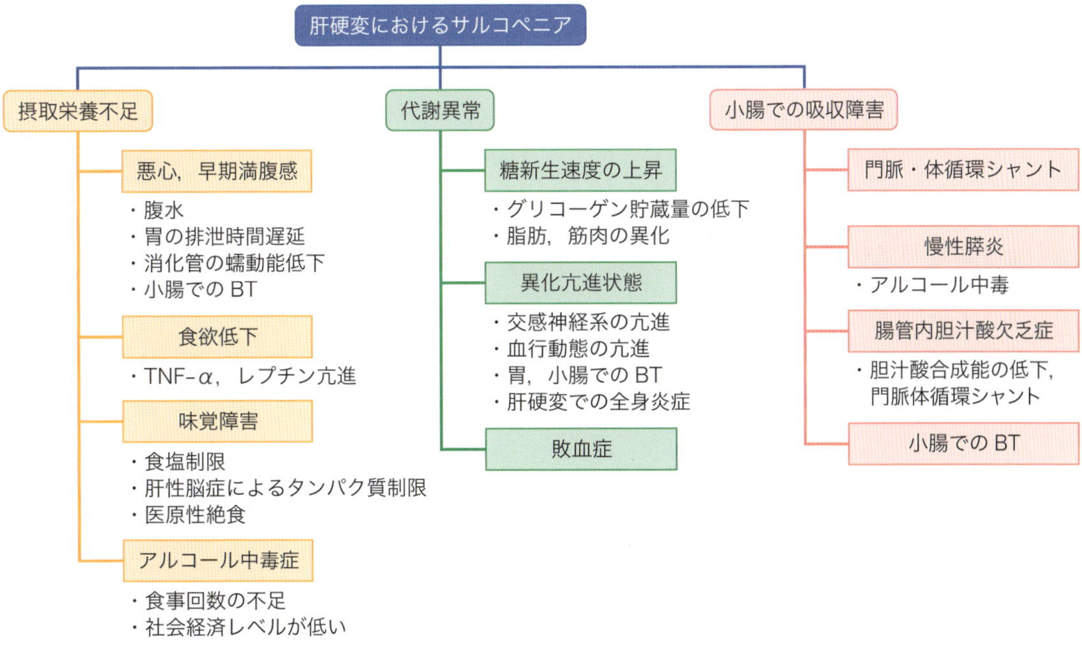

図7　高齢者の肝硬変とサルコペニアの成因
BT：バクテリアル・トランスロケーション．文献13をもとに作成．

表2 予後予測栄養指数（PNI）

PNI＝10×Alb＋0.005×TLC	
PNI≧45	手術可能
40＜PNI＜45	注意～危険
40≧PNI	切除・吻合禁忌

PNI：Prognostic Nutritional Index，Alb：血清アルブミン値（g/dL），TLC：末梢血中リンパ球数（/mm³）．文献14より引用．

表3 膝高（KH）を用いた標準体重算出式

男性	
身長（cm）	H ＝［2.02 × KH（cm）］－［0.04 × 年齢（歳）］＋64.19
WLo体重（kg）	H －［（H － 150）/ 4］
女性	
身長（cm）	H ＝［1.83 × KH（cm）］－［0.24 × 年齢（歳）］＋84.88
WLo体重（kg）	H －［（H － 150）2.5 4］

D. 予後予測栄養指数（PNI）

PNI（Prognostic Nutritional Index）は日本の外科医，小野寺時夫氏が開発し国際的に普及している**予後指標**である（表2）[14]．最初の研究の対象は，成人の大腸がんの術後合併症であり，生命予後の予測指標として開発された．しかし，現在その被験者は，手術対象ではあるものの成人だけでなく小児にも適応される．特徴は前述の3つのスクリーニングツールと異なり，血清Albとリンパ球数という，わずか2つの検査値のみで計算する点である※2．

E. 高齢者栄養リスク指数（GNRI）

対象を**非手術の高齢者**とした栄養リスク指標（Nutritional Risk Indicator：NRI）である．GNRIはNRI同様，2項目による算出式を用いている．ただしNRIと異なり，リンパ球数ではなく，通常体重（usual body weight：UBW）に対する現体重（actual body weight：ABW）により算出される[15]．すなわち

表4 CONUT

血清アルブミン値	3.50以上	3.0～3.49	2.50～2.99	2.50未満
	0	2	4	6
総リンパ球数	1,600以上	1,200～1,599	800～1,199	800未満
	0	1	2	3
総コレステロール値	180以上	140～179	100～139	100未満
	0	1	2	3
CONUT評価	正常	軽度障害	中等度障害	高度障害
点数	0～1	2～4	5～8	9～12

文献16より引用．

GNRI＝14.89×Alb(g/dL)＋41.7×(ABW/UBW)※3

さらに高齢者ではUBWの申告が困難な場合が少なくない．また寝たきりで身長が測定できない場合も想定し，膝高（knee height：KH）を測定し，UBWにかわる体重を男女別にLorenzの提唱した**WLo**（表3）を用いて，次式によりGNRIを算出する[3]．すなわち

GNRI＝[14.89×Alb(g/dL)]＋[41.7×(ABW/WLo)]

GNRIと在院日数とは逆相関し[3]，98以上の群に対して92以上98未満群の死亡，感染合併症のオッズ比（OR，95％信頼区間）は，それぞれ5.6（1.2，26.6），3.3（1.4，8.0），同様の分析で82以上92未満群の死亡，感染合併症のORは，6.6（1.3，33.0），4.9（1.9，12.5），さらに82未満の群では29.0（5.2，161.4），4.4（1.3，14.9）であった[3]．

F. CONUT

CONUTは，血清アルブミン値，総リンパ球数，総コレステロール値の3項目で栄養評価するツールである（表4）．

※2 ここでPNIのカットオフ値は疾患ごとに少しずつ異なるが，報告論文中で最小値である40以下（渉猟できたPNIの報告論文中，カットオフ値最小がPNI開発者である小野寺氏の値である点はその研究論文の信頼性の高さを示唆すると思う）であれば術後のアウトカムは不良としてよいであろう（筆者私見）．

※3 原典では，Albの単位が欧米で汎用されるg/Lであるため，その係数が1.489である．日本ではAlbの単位がg/dLのため，係数を10倍している．

6 ヒトを対象とした栄養学の分類

ヒトを対象とした栄養学は，**予防栄養学**（栄養疫学）と**臨床栄養学**に分類される[4)].

臨床栄養学は，ある疾患の病態下において投与された栄養と代謝との相互作用を扱う栄養学と定義できる．したがって臨床栄養学の必要条件は，疾患，栄養，代謝の3つである（図3）．この三つ巴図において栄養に向かう2本の矢印が，それぞれ独立に栄養に影響し，また逆に栄養がほかの2つに影響することを示している．

7 栄養ケアプロセス（NCP）における栄養アセスメント

栄養ケアプロセス（nutrition care process：NCP）の構造は国際的に共有されている．その主な構造と内容は4つのステップにまとめられる（表5）．

4つのステップのなかで特に第1ステップにおける栄養アセスメント項目は180項目に及ぶ．さらにその項目は，栄養歴，身体所見，医療診断など多岐にわたるため，これらに習熟した医療従事者（特に習熟した管理栄養士）による適切な栄養アセスメントの評価が必要である．このNCPシステムの習熟を目的として日本人間健康栄養協会による定期的なレベルの保証された研修が行われている．この研修の拡散が，今後の日本の医療における栄養アセスメントの信頼性をさらに高めることが強く期待される．

表5 栄養ケアプロセス（NCP）

①栄養アセスメント	栄養スクリーニングで栄養のリスクありを判定された症例に対して，栄養障害（低栄養，過栄養）の重症度の判定．身体状況（身長や体重など），身体所見，臨床検査データ，食生活状況（栄養摂取状況），対象者の履歴（生活背景，病歴など）などの指標を用いて総合的に行われる
②栄養診断	医療診断とは全く異なる栄養学的な診断名．アセスメント結果をもとに総合的に評価・判定
③栄養ケアの設計，実施	食事の提供，栄養指導（教育），栄養カウンセリング，他職種との協働による栄養ケアに分けられる．生活習慣病では栄養指導や栄養カウンセリング，低栄養や消化器疾患などでは栄養補給や他職種との協働など，対象者の状況により重点がおかれる内容は異なる
④栄養アセスメント項目のモニタリング，評価	栄養介入後は，根拠とした栄養指標（病態に関するものや身体計測値など）を用いて栄養介入の結果をモニタリングする

文献

1）「Principles of Nutritional Assessment 2nd Edition」（Gibson RS/ed），p3, Oxford University Press, 2005
2）Fruchtenicht AV, et al：Rev Bras Ter Intensiva, 27：274-283, 2015
3）Bouillanne O, et al：Am J Clin Nutr, 82：777-783, 2005
4）Cederholm T, et al：Clin Nutr, 36：49-64, 2017
5）Jensen GL, et al：JPEN J Parenter Enteral Nutr, 2018
6）Lee JS, et al：Clin Nutr, 32：843-848, 2013
7）「褥瘡ガイドブック 第2版」（日本褥瘡学会/編），照林社，2015
8）Detsky AS, et al：JPEN J Parenter Enteral Nutr, 8：153-159, 1984
9）Kondrup J, et al：Clin Nutr, 22：415-421, 2003
10）Vellas B, et al：Nutrition, 15：116-122, 1999
11）「高齢者の栄養スクリーニングツール MNAガイドブック」（雨海照祥/監，葛谷雅文，他/編），医歯薬出版，2011
12）「栄養・運動で予防するサルコペニア」（葛谷雅文，雨海照祥/編），医歯薬出版，2013
13）Kim HY & Jang JW：World J Gastroenterol, 21：7637-7647, 2015
14）小野寺時夫，他：日外会誌，85：1001-1005，1984
15）Buzby GP, et al：Am J Clin Nutr, 47：357-365, 1988
16）Ignacio de Ulíbarri J, et al：Nutr Hosp, 20：38-45, 2005

2 必要栄養素量の計算

- エネルギーや栄養素の摂取量の基準を提示している「日本人の食事摂取基準」の基本的な考え方を理解する
- エネルギー必要量の概念や，それを考えるうえで必要な総エネルギー消費量の内訳や推定法を理解する
- 各栄養素の適切な摂取量を決定するための基本的な考え方を理解する

1 必要な栄養素の摂取量に関する基礎知識

A.「日本人の食事摂取基準」の概要

「日本人の食事摂取基準」は健康な個人ならびに集団を対象として，日本国民の健康の保持・増進，生活習慣病の予防のために参照する，エネルギーおよび30を超える栄養素の摂取量の基準を示すものである．厚生労働省により5年ごとに改定されており，2015年版[1)]の場合は，2015年度からの5年間に使用するために，その約1年前の時点で策定されている．かつては**栄養所要量**とよばれていたが，2005年版から摂取量の指標や決定法などを整理・統一し，**食事摂取基準**という名称になった．

その対象は，**健康な個人**ならびに**健康な人を中心として構成されている集団**である．疾患を有していたり，疾患に関する高いリスクを有していたりする個人ならびに集団に対して治療を目的とする場合は，その疾患に関連する治療ガイドラインなどの栄養管理指針を用いることになる．しかし，その場合も，食事摂取基準におけるエネルギーおよび栄養素の摂取に関する基本的な考え方を理解することが前提となる．また，2015年版[1)]からは，**重症化予防**も視野に入れ，各種疾患のガイドラインとの調和も図ろうとしている（「日本人の食事摂取基準」における設定指標や策定栄養成分については第3章-2も参照）．

B. 活用の際に考える順

「日本人の食事摂取基準（2010年版）」[2)]では，あくまで一例ではあるが，実際に活用する際には以下の順で優先的に考えることを提案している．

①エネルギー，②タンパク質，③脂質，④ビタミンA，ビタミンB_1，ビタミンB_2，ビタミンC，カルシウム，鉄，⑤飽和脂肪酸，食物繊維，ナトリウム（食塩），カリウム，⑥そのほかの栄養素で対象集団にとって重要であると判断されるもの．

本項では，まず**エネルギー必要量**の推定に必要な**総エネルギー消費量**（total energy expenditure：TEE）についてまとめる．さらに，いわゆるエネルギー産生栄養素のバランスなどについても簡単にふれる（ビタミン，ミネラルは第1章-2, 3を参照）．

2 エネルギー必要量の推定

A. エネルギー必要量の基本的な考え方

ヒトは，体格や身体組成，および身体活動などに応じてエネルギーを消費し，それに見合ったエネルギーを摂取する．通常は，それらのバランス（**エネルギーバランス**）がおおよそとれた状態となる．なぜなら，

エネルギー消費量を摂取量が上回った状態が続けば体重が増加するが，体重の増加に伴うエネルギー消費量の増加などにより，新たなレベルでエネルギーバランスが成立し，体重は一定となるからである．逆に，摂取量を消費量が上回った場合は，エネルギー不足の状態になるため，**基礎代謝量**（basal metabolic rate：BMR）の減少などによりエネルギー消費量が減少し，体重の減少は収束する．もちろん，エネルギー摂取量もあわせて変動し，エネルギーバランスや体重を維持するレベルの決定に寄与する．

以上のように，エネルギーバランスは，エネルギー消費量と摂取量の動的なバランスの上に成立しており，ある程度の幅のなかでエネルギー必要量は決定される．そこで，「日本人の食事摂取基準（2015年版）」[1]において，エネルギー必要量の定義は，「ある身長・体重と体組成の個人が，長期間に良好な健康状態を維持する身体活動レベルの時，エネルギー消費量との均衡がとれるエネルギー摂取量」となっている[1]．さらに比較的短期間の場合は，「その時の体重を保つ（増加も減少もしない）ために適当なエネルギー」と定義されている[1]．そのため，エネルギー必要量は，健康状態を改善するために減量または増量が必要な者，良好な健康状態を維持する組織沈着がある小児・妊婦あるいは母乳分泌量にみあったエネルギーを追加する必要がある授乳婦，を除くと，TEEとほぼ等しくなる．

なお，疾病によっては，必ずしもエネルギーバランスがとれた状態，つまり，エネルギー消費量に等しいエネルギー摂取が望ましいとは限らない．例えば，減量が必要な肥満であれば，エネルギー消費量を下回るようにする必要があるし，疾病からの回復や体重増加が期待される状態では，逆に上回るようにすることもある．また，急性期においては，一時的に代謝が亢進することもあるが，そのような状態で必ずしもエネルギーバランスを保つことが望ましいとは限らない（後述**4**のリフィーディング症候群に注意）．

B. 総エネルギー消費量（TEE）の構成要素

TEEは基礎代謝，身体活動，運動，熱産生から構成される（図1）．

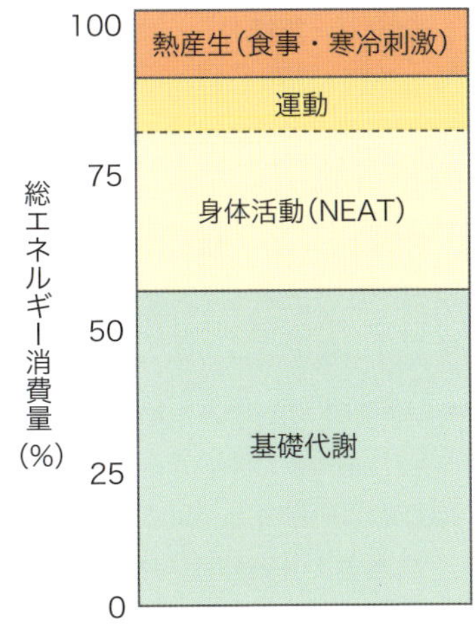

図1　総エネルギー消費量（TEE）の内訳

表1　BMRの測定条件

- 約12時間以上（～14時間程度）の絶食
- 身体活動の影響がない状態（激しい運動は前日から，軽い運動も測定前数時間は禁止し，30分程度の安静状態を保ったうえで測定を実施する）
- 安静仰臥位で，筋の緊張を最小限にした状態
- 快適な室温（25℃程度）で，心身ともにストレスの少ない（騒音がないなど）覚醒状態

測定前日から測定実施場所に宿泊することが，条件の1つにあげられることもある．ただし，これまでBMRの推定式が得られた国内外の研究の多くは，当日の朝，測定実施場所に移動し，十分な安静（一般に30分以上）を保った後に測定が実施されている．

1）基礎代謝量（BMR）

①BMRの測定

BMRは，覚醒状態における必要最小限のエネルギーである．一般に，表1の条件で測定される[3]．

TEEをBMRで割った**身体活動レベル**（physical activity level：PAL）※1の標準値は，成人の場合，「日本人の食事摂取基準（2015年版）」[1]においても，また，欧米人においても1.75程度と考えられている．ここから逆算すると，成人の場合，BMRはTEEの約60％程度を占めると考えられ，大多数の人において，BMRはTEEのなかで最も大きな成分である．

BMRは，骨格筋の緊張を最小限にした状態で測定される．そのため，骨格筋の代謝率（13 kcal/kg/日）は，全身の平均（成人の場合20～24 kcal/kg/日程度）より明らかに小さい．**骨格筋**は除脂肪部分の約半分弱を

※1　**身体活動レベル**：TEE÷BMRとして計算される．食事誘発性体熱産生も反映するが，これはエネルギー摂取量（≒TEE）とかなり比例するため，姿勢保持や低強度の活動を含むすべての身体活動量の指標と考えてよい．

占めるために，全臓器・組織のなかでBMR測定時のエネルギー代謝量が最も大きい臓器ではある（全体の20％強）ものの，重量当たりのエネルギー代謝量は大きいとはいえない．安静状態においては，むしろ，**肝臓**，**脳**，**心臓**，**腎臓**といった内臓の寄与が大きい．脂肪組織は，重量当たりのエネルギー消費量が相対的に小さく，除脂肪部分の構成割合の個人差はそれほど大きくないので，除脂肪量（＝体重－体脂肪量）がわかれば，BMRをより高精度で推定することが可能となる．BMRは，同じ除脂肪量であったとしても，一般に女性より男性，高齢者より若年成人の方が大きいが，これも，各臓器・組織の重量とそれらの**エネルギー代謝率**（kcal/kg/日）を考慮すれば，ほとんど差は消失する．そのほかに，食事制限などによってもたらされるエネルギーバランス，甲状腺ホルモン，疾病の有無や種類，自律神経活動，最大酸素摂取量などの変動要因がある．

② BMRの推定法

このように，BMRはTEEの最大の構成要素であるとともに体格の影響が大きいため，体重を含む推定式が数多く発表されている．日本人に対してよく用いられる推定式とその誤差を図2に示した．「日本人の食事摂取基準（2015年版）」[1]では，性・年齢階級別に，**基礎代謝基準値**（kcal/kg/日）が示されている．基礎代謝基準値は体重に巻末付録表4-2に示した係数をかけるだけで計算され，推定法のなかでも簡単で使いやすい．しかし，実際のBMRと体重の関係は，切片のある一次関数で，比例ではない．基礎代謝基準値は，基準体位において推定値と実測値が一致するように決定されているので，標準から大きく外れた体格においては，推定誤差が大きくなる．例えば，肥満者においてはBMRを過大評価し，やせの場合は過小評価する．具体的には，BMIが30程度の肥満者においては，およそ200 kcal/日程度，過大評価となる．その場合，PALとして標準値の1.75をあてはめると，推定誤差は，200 kcal/日×1.75＝350 kcal/日に拡大する．エネルギー必要量としてこのようにして推定された値を用いると，肥満者ではさらに体重が増加し，やせではさらに減少することとなる．

日本人を対象に妥当性の確認されたBMR推定式としては，**国立健康・栄養研究所の式**[5]がある．

$$\mathrm{BMR(kcal/日)} = [0.0481 \times 体重(\mathrm{kg}) + 0.0234 \times 身長(\mathrm{cm}) - 0.0138 \times 年齢 - 0.5473 \times (男性：1，女性：2) + 0.1238] \times 1000/4.184$$

特に，肥満ややせをはじめ標準的な体格から外れる場合には，体格などの変動要因を適切に考慮できるため，推定誤差が小さくなる．なお，病院などでよく用いられる**Harris-Benedict式**（表2）は，高齢の男性を除くと，日本人に限らず，概して過大評価する傾向がある（標準的な体格の健常者の場合，性・年齢階級によって平均50～200 kcal/日程度）．

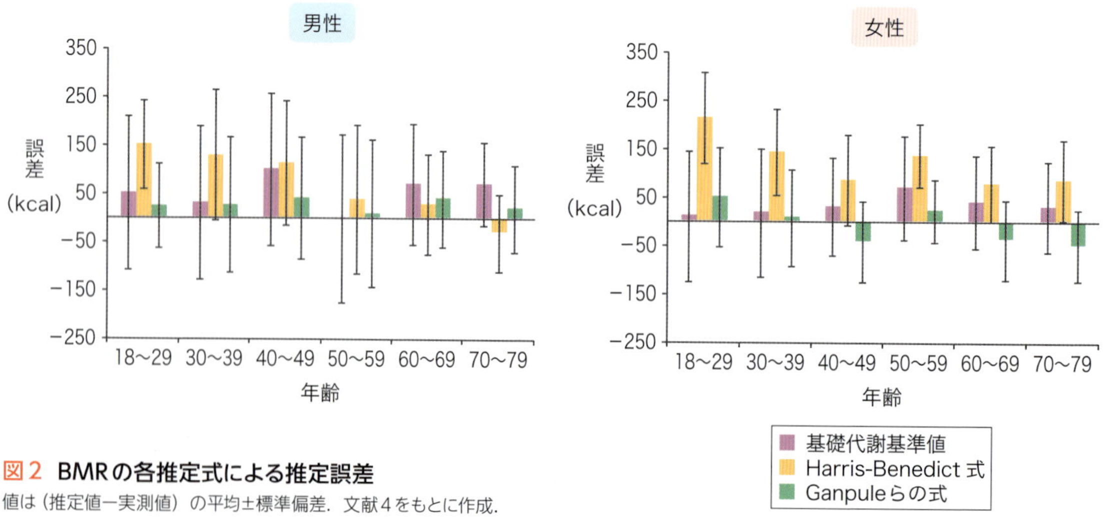

図2 BMRの各推定式による推定誤差
値は（推定値－実測値）の平均±標準偏差．文献4をもとに作成．

表2 Harris-Benedict（ハリス・ベネディクト）のBMR（kcal/日）の算定式

男性	66.47＋13.75×体重（kg）＋5.00×身長（cm）－6.76×年齢（歳）
女性	655.1＋9.56×体重（kg）＋1.85×身長（cm）－4.68×年齢（歳）

2）食事誘発性体熱産生（DIT）

タンパク質を摂取した後にみられる顕著な熱産生（約25～30％）は，特異動的作用（specific dynamic action）とよばれてきた．しかし，糖質・脂質を摂取した後にも熱産生は観察される（それぞれ約8％，2％）．そのため，最近は**食事誘発性熱産生**〔diet-induced thermogenesis：DITあるいはthermic effect of food（またはmeal）：TEF（またはTEM）〕とよばれる．エネルギー摂取量のおよそ6～10％程度がDITとして消費されると考えられている．咀嚼の必要が少ない食事や，消化・吸収の負担が少ない経腸栄養・経管栄養の場合，DITはこれより小さくなる．DITは，値が小さい割に測定誤差が大きいため，TEEの10％などと仮定し，TEEの推定においてDITを単独に測定することは少ない．

なお，熱産生としては，寒冷刺激に伴うエネルギー消費量の亢進などもある．エアコンなどにより温度調節が行き届いた環境で一日の大半を過ごしている場合は，その寄与は小さいと考えられる．最近，特に寒冷刺激による熱産生に関して，褐色脂肪組織の活性による影響に個人差があることが認められており，体重や血糖値などへの関与も注目されている．

3）身体活動

身体活動は，「安静時より余分にエネルギーを消費するすべての営み」と定義され[6]，身体活動によるエネルギー消費量としては，BMRや熱産生以外のすべての要素が含まれる．運動はもちろん，さまざまな歩行，家事や仕事などにおける動作や姿勢の保持など，広義の身体活動によるエネルギー消費量が相当する．

標準的なPALが1.75程度であることから逆算すると，平均して，TEEのおよそ3割程度である．しかし，PALは，普通に生活している人の間でも，1.4程度（外出が少ない座位中心の生活）から2.2～2.5程度（長時間にわたり体を動かす仕事に従事している人など）の幅がみられ，大きな個人差が存在すると考えられる．BMRを1,400 kcal/日とすると，このPALの範囲から試算される身体活動に要するエネルギー消費量の幅は，おおよそ350～1,400 kcal/日に相当する．それに対して，例えば30分間の速歩を週5日実施しても，体重がかなり大きくない限り100 kcal/日にもならない．このように運動がTEEに占める割合は概して小さく，**運動以外の身体活動量**（nonexercise activity thermogenesis：**NEAT**）のバラツキが大きく貢献していると考えられる．

C. TEEの推定法

日常生活においてTEEを推定する方法としては，**二重標識水**（doubly labeled water：**DLW**）**法**※2，**心拍数法**，**活動記録法**，**活動量計法**などがある[7]．

1）二重標識水（DLW）法

これらのうち，DLW法が最も信頼のできる方法であるとされている．欧米や日本など，最近の食事摂取基準のエネルギー必要量は，DLW法の結果をもとに策定されている．ただし，コストやサンプルの分析が容易ではないことなどから，日常的に利用できる方法ではない．

2）心拍数法

心拍数法は，活動的な時間であればエネルギー消費量と強い相関があるが，その関係式には大きな個人差がある．また，その関係式が使えない時間の方が圧倒的に多い．

3）活動記録法

活動記録法は，記録や分析の手間がかかる割には，大きな推定誤差がある．

4）活動量計法

活動量計法を用いる場合は，機種によって値が大きく異なるため，TEE推定の妥当性を確認して利用する必要がある．

以上より，現実的に実用可能な方法としては，①活動量計法を用いるか，②BMRに加え，一日の生活スタイルからおよそのPALを推定するか，のどちらかとなる．

5）PALの推定

PALを正確に推定することは難しいが，座位行動中心でも通勤や買い物などで歩く機会が毎日のようにあ

※2 **二重標識水法**：^{2}Hと^{18}Oという2つの安定同位体を摂取し，2週間前後にわたって採取した尿または血液，唾液でその減衰率を評価して，二酸化炭素産生量，ひいてはTEEを推定する方法．

表3 「日本人の食事摂取基準（2015年版）」に示されたPAL

年齢	PAL		
	低い	ふつう	高い
1〜2	−	1.35	−
3〜5	−	1.45	−
6〜7	1.35	1.55	1.75
8〜9	1.40	1.60	1.80
10〜11	1.45	1.65	1.85
12〜14	1.50	1.70	1.90
15〜17	1.55	1.75	1.95
18〜29	1.50	1.75	2.00
30〜49	1.50	1.75	2.00
50〜69	1.50	1.75	2.00
70以上	1.45	1.70	1.95

文献1をもとに作成.

る場合は，おおよそ1.75程度になる．外出が少なく移動も車による場合はおおよそ1.5程度に，立ち仕事や移動を伴うなど，多少なりとも体を使う生活であれば2.0前後かそれ以上と考えられる．

健常者におけるPALは，乳児期以降，少しずつ大きくなる（表3）．成人後はほぼ一定の値となる．52歳頃から減少しはじめるとする論文もあるが，「日本人の食事摂取基準」では，70歳を超えてもわずかな減少（1.75から1.70への減少）となっている．ただし，その数値は，主に70歳代の自立した高齢者から得られたものである点に注意する必要がある．報告数は少ないが，80歳代以上の平均値はさすがに小さくなっている．また欧米で，自宅で生活している高齢者と比べ，施設に入所している者のPALは0.2低く，1.4という平均値が得られている[8]．このように，生活状況によってPALは異なる．

D. 有疾患者

入院患者においては，PALが小さくBMRに近い値となるが，活動量が少なくても，表4の点は考慮する必要がある．

これらのことから，ベッド上で仰臥位の時間が長い人でも，DITを考慮して，少なくともBMRのおよそ10％前後かそれ以上の増加が見込まれる．また，ヒューマンカロリメーターで健常者あるいは障害者を測定した結果がいくつか報告されているが，一部はPALが1.2強，多くは1.3前後で，健常者において日常生活で想定される下限に近い軽度のプログラムにおいては，約1.4であった．以上の点を踏まえると，急性期以外の患者におけるエネルギー必要量は，表5のようになる．

表4 有疾患者で考慮すべき点

- DITがTEEの10％程度近くを占めること
- 仰臥位以外の時間（座位・立位）や動作に伴って，エネルギー消費量は大きくなる
- 座位は仰臥位より，エネルギー消費量が約10％大きい

表5 PALの目安

区分	内容	PAL
高齢者施設入居者[8]		1.4
病院内	ベッドで横になっている時間の多い人	1.2
	ベッドで起き上がったり周辺を移動したりする時間が長い人	1.3
	ベッド近辺に留まらず，病棟内を移動する人	1.4

Harris-Benedictの式は長期入院などにより除脂肪量が少なくなっている患者の場合には，さらに過大評価の可能性が高いと考えられる．

入院患者以外の有疾患者についても，信頼のできるデータが多いとはいえない．例えば，糖尿病患者の場合，BMRが数％高く，データは少ないものの，PALも低いとはいえない[1]．したがって，体重を維持してよいのであれば，エネルギー必要量の推定値も健常者と比べて同程度と考えられる．

E. ストレス係数を用いたTEEの推定

疾病の急性期などにおいては，以下のように**ストレス係数**を用いて推定する方法がある（表6）[9][10]．

必要エネルギー(kcal/日)
＝BMR×活動係数×ストレス(損傷)係数

活動係数としては，ベッド上での安静が1.2，ベッド外での活動ありが1.3とされている．ストレス係数は，疾病などにより安静時の代謝が亢進することを考慮するために用いられる．各病態や状態により異なり，例えば，褥瘡の場合，Ⅰ度・Ⅱ度で1.1，Ⅲ度の場合は1.2，Ⅳ度で1.3という値が用いられている．ただし，1.0より大きいストレス係数が与えられるのは，概して急性の特殊な状態であり，長期間持続するとは限らない．また，DLW法などの客観的かつ比較的正確な

表6 ストレス係数（stress factor）

慢性栄養障害		0.6～1.0
術前		1.0
手術	軽度侵襲	1.1
	中等度侵襲	1.2～1.4
	高度侵襲	1.5～1.8
長管骨骨折		1.4
頭部外傷，ステロイド投与中		1.6
感染症	軽度（感冒など）	1.2～1.5
	高度（敗血症など）	1.5
熱傷	体表面積の20％	1.0～1.5
	体表面積の40％	1.5
	体表面積の100％	2.0
がん		1.1～1.3
褥瘡	Ⅰ・Ⅱ度	1.1
	Ⅲ度	1.2
	Ⅳ度	1.3
閉塞性肺疾患（COPD*）		1.5～1.7
発熱		37.0℃を1℃上回るごとに0.1を加える

＊COPD：chronic obstructive pulmonary disease．文献11をもとに作成．

方法から得られた結果によると，こうした患者においては，安静時の代謝が高くなっているにもかかわらず，身体活動量の低下によって，TEEはむしろ低くなっていることが多い．そのため，こうした点について考慮する必要がある．

疾病ごとのガイドラインに，エネルギー消費量あるいは必要量が示されている場合は，それを参照する．ただし，必ずしも十分な根拠に基づいていない場合もある．

F. 推定エネルギー必要量における推定誤差と体重モニタリングの必要性

エネルギー必要量の推定には，数百kcal/日の誤差を覚悟する必要がある．例えば，健常者を対象にBMRを推定する際，国立健康・栄養研究所の式を用いると，推定の標準誤差は100 kcal/日程度である．それにPALをかけると，たとえPALの値が正しかったとしても，±150～200 kcal/日程度の誤差が生じることを踏まえる必要がある（95％信頼区間ではその2倍）．PALの値が真値から外れれば，さらに大きくなる．例えば，BMRが1,200 kcal/日で，PALの一区分（0.25）ずれると，BMRの推定は正しくても，推定エネルギー必要量に300 kcal/日のずれを生じる．そのため，推定エネルギー必要量を用いて個人あるいは集団（給食を含む）に食事を提供した場合でも，その後の**体重によるモニタリング**とそれに基づく修正が非常に重要である．

3 各栄養素の必要量に関する基本的な考え方

A. タンパク質

現在，成人におけるタンパク質の維持必要量は，良質タンパク質の窒素出納維持量として得られた0.65 g/kg/日と消化率（90％）から推定平均必要量を0.72（＝0.65÷0.90）g/kg/日，推奨量をその1.25倍としている．同様に，そのほかの窒素損失も考慮したうえで，小児においては0.67 g/kg/日，高齢者においては0.85 g/kg/日とされている．ただし，これらの数値は**窒素出納法**（図3）により決定されているが，窒素出納法では窒素摂取量は高めに，窒素排泄量については低めに見積もられる傾向があるため，結果として正の窒素出納とされやすい．そのため，窒素出納法によるタンパク質の必要量は，どちらかといえば低めに見積もられる傾向にある（疾病ごとのガイドラインに明記されている場合は，それを参照する）．

タンパク質の摂取については，軽微な血圧抑制効果が報告されている．一方で，中等度～高度CKD患者においては，末期腎不全に至るまでの時間を延長することから，タンパク質制限が推奨されている．しかし，特に高齢者の場合，サルコペニアや虚弱（フレイルティ）の予防も留意する必要がある．また，日本腎臓学会のガイドラインでは，糖尿病性腎症についても配慮したうえでタンパク質摂取量を規定している．

B. 脂質

日本人においては，脂質，飽和脂肪酸，n-6系脂肪酸，n-3系脂肪酸について基準が設定されている[1)]．必須脂肪酸であるn-6系脂肪酸，n-3系脂肪酸については，絶対量（g/日）で示してある一方で，総脂質や飽和脂肪酸については，エネルギー供給源であることから，エネルギー比率（％）で示してある．低脂質/高炭水化物食は，血糖値や空腹時トリグリセリド値を

窒素出納（g/日）＝タンパク質摂取量（g/日）/ 6.25 －〔24時間尿中尿素窒素排泄量（g/日）× 5/4〕

＜算出例＞

Q. 経口栄養剤での1日タンパク質投与量 70 g，24時間蓄尿量 1,500 mL，尿中尿素窒素排泄量 300 mg/dLとすると窒素バランスは正か負か？

A. ・窒素投与量＝70 g/6.25＝11.2 g
・尿中総窒素排泄量＝300 mg/dL×15 dL（1,500 mL）× 5 / 4 ＝5,625 mg/日＝5.625 g/日
・窒素バランス＝11.2 g－5.625 g＝5.575 g
⇒窒素バランス（出納）は正となる．

図3 窒素出納の算出法

※尿中尿素窒素以外の窒素排泄量を4 g/日として窒素バランス（出納）＝ タンパク質摂取量 /6.25－（24時間尿中尿素窒素排泄量＋4）とする場合もある．文献11をもとに作成．

高くし，HDLコレステロールを低下させる．一方で，高脂質/低炭水化物食では，LDLコレステロールや食後トリグリセリド値を上昇させる．それらによる冠動脈疾患や糖尿病への罹患，ひいては総死亡率への影響を考慮して，脂質については，エネルギー比率で20～30％が推奨されている．ただし，飽和脂肪酸をはじめ，n-9脂肪酸やn-6脂肪酸それぞれの役割についても明らかになってきつつあり，特に総脂質としてのとらえ方については，今後の研究成果に注目しておく必要がある．

C. 炭水化物

脳など，グルコースのみをエネルギー源とする組織・器官があることから，ある程度の量は必要であるといわれているが，糖新生もあることから，その最低量は明確ではない．糖質の摂取が多いと糖代謝への悪影響がみられるが，エネルギー供給源としての役割が大きいため，エネルギー比率で示されている．最近の知見では，50～60％程度が適切ではないかと考えられている．一方，ある程度の食物繊維の摂取は生活習慣病の予防効果があるにもかかわらず，摂取量が十分ではないため，成人男性で20 g/日，成人女性で18 g/日という目標量が設定されている．

D. 水分

水分の適切な摂取量は，原則として失われる量に相当する．成人では，ほとんど汗をかかない環境でも，尿や便として一日おおよそ1.5 L近くを排泄するとともに，一日0.9 L程度を不感蒸泄として皮膚や呼気から失っている．身体活動（運動や重労働など）や暑さなどによって汗をかけば，その分だけ水分を多く摂取する必要が出てくる．欧米では，十分な根拠があるというわけではなかったため，「目安量」という形で一日の摂取量が提示されるようになってきた．例えばドイツ

Column

食事調査による過小評価

食事調査には，方法や対象者によってある程度異なるものの，概して「日常の摂取量の過小評価」という問題がある．例えば，エネルギー摂取量の場合，総エネルギー“消費量”を算出するベストの方法であるDLW法を用いてエネルギー摂取量が推定できる．1990年代以降，欧米を中心とした数多くの報告によると，成人の場合は，ほとんどの報告で過小評価となっている．日本人においても，自記式食事歴法質問票（self-administered diet history questionnaire：DHQ）[12]および秤量法[13]のいずれでも，成人男性で平均16％，女性で平均6％の過小評価で，DLW法とエネルギー摂取量の相関も強い相関ではなかった[1) 2)]．すなわち，「食事調査から得られたエネルギー摂取量の推定値に一律○％を足す」などして真の値を推定することも難しい．したがって，食事調査に基づくエネルギー摂取量の値は，あくまで参考程度にとどめるべきである．ほかの栄養素についても，同様な問題があることに留意したうえで，得られた結果を解釈する必要がある．

では，疫学研究に基づき，成人（18歳以上）の場合，それぞれ男性は2,910 mL/日，女性は2,265 mL/日，アメリカ・カナダの食事摂取基準でも，年齢階級別に目安量が提示されている．欧米諸国だと，水の摂取源は，食物由来がおよそ20～30％，残りが飲物で70～80％と報告されている．しかし，ごはんの摂取量が多く，汁物や麺類の摂取が多い日本人の場合，水の摂取量や摂取源，必要量を性・年齢・身体活動レベル別に算定するための根拠が，十分には整っていない．そのため，「日本人の食事摂取基準（2015年版）」では，「水」について「参考」として記述されるにとどまり，数値は示されていない．

4 リフィーディング症候群

低栄養状態にある患者に急激な栄養投与を行った場合に，インスリン分泌が促進されてエネルギー基質の代謝が亢進し，体液や電解質が血管内から細胞内へ急速に移行して低血糖や電解質異常が生じ，重篤な合併症をきたすことがある．こうした病態を**リフィーディング症候群**という[14]．なかでも重要なのは低リン血症であるが，血糖値の大きな変動に加え，マグネシウム，カルシウム，カリウムなどのミネラルやチアミンが大量に浪費されて細胞内への移動が進み，欠乏症状が2週間程度，出現する．こうした状態を防止するためには，表7に示した高リスクに基づき，事前のスクリーニングと，それに基づく低めの初期投与エネルギーの設定が必要である．5～7日間かそれ以上の慎重なモニタリングに基づき，少しずつ投与エネルギーを増やしていく．

表7 リフィーディング症候群の高リスク

1．以下の項目のうち1つ以上を満たす場合
・BMI＜16 ・過去3～6カ月以内の意図しない15％以上の体重減少 ・10日間以上ほとんど栄養摂取をしていない ・栄養開始前のK，P，Mgが低値
2．以下の項目のうち2つ以上を満たす場合
・BMI＜18.5 ・過去3～6カ月以内の意図しない10％以上の体重減少 ・5日間以上ほとんど栄養摂取をしていない ・大量飲酒歴，インスリン，化学療法，制酸薬，利尿薬の使用歴

文献14をもとに作成．

文 献

1）「日本人の食事摂取基準（2015年版）」（http://www.mhlw.go.jp/stf/shingi/0000041824.html），厚生労働省
2）「日本人の食事摂取基準（2010年版）」（http://www.mhlw.go.jp/shingi/2009/05/s0529-4.html），厚生労働省
3）田中茂穂：実験医学増刊，27：1058-1062，2009
4）Miyake R, et al：J Nutr Sci Vitaminol（Tokyo），57：224-232, 2011
5）Ganpule AA, et al：Eur J Clin Nutr, 61：1256-1261, 2007
6）Caspersen CJ, et al：Public Health Rep, 100：126-131, 1985
7）田中茂穂：静脈経腸栄養，24：1013-1019，2009
8）Fuller NJ, et al：Br J Nutr, 75：161-173, 1996
9）Long CL, et al：JPEN J Parenter Enteral Nutr, 3：452-456, 1979
10）Gibney ER：Proc Nutr Soc, 59：199-207, 2000
11）「臨床栄養学 基礎編 改訂第2版（栄養科学イラストレイテッド）」（本田佳子，他/編），羊土社，2016
12）Okubo H, et al：Eur J Clin Nutr, 62：1343-1350, 2008
13）髙田和子，他：栄養学雑誌，69：57-66，2011
14）National Institute for Health and Clinical Excellence：Nutrition Support for Adults：Oral Nutrition Support, Enteral Tube Feeding and Parenteral Nutrition, 2006

3 投与経路と食品・栄養剤の選択

- 栄養を投与（補給）する方法として，経腸栄養法と静脈栄養法を理解する
- 消化管が機能しており，使用可能な場合には経腸栄養が第一選択であることを理解する
- ある種の疾患については，エネルギー，栄養素の調整を行った治療食が有用であることを理解する
- 経腸栄養法，静脈栄養法の使用する器具，栄養剤，注意点を理解する
- 最近は科学的根拠に基づいた機能や含有成分，注意喚起事項などを表示した保健機能食品が市販されていることを知る

1 栄養補給経路の種類と選択

A. 栄養補給経路の種類

栄養アセスメントにより，栄養障害に陥っている，あるいはそのリスクがあると判断した場合は，栄養療法の適応であり，何らかの方法で栄養必要量を供給（投与）する必要がある．栄養療法は**経腸栄養法**（enteral nutrition：EN）と**静脈栄養法**（parenteral nutrition：PN）とに分けられる（表1）．

1）経腸栄養法（EN）[1)]

ENは経口摂取（投与）と経管栄養に分けられる．

①経口投与

最も手軽かつ最善の方法は食事を摂取してもらうことである．食事には一般食のほかに，いくつかの疾患に対する治療食もある．近年は食事摂取量が不足している場合などで不足カロリーを補うために食事のほかに経腸栄養剤などを摂取してもらう方法が普及しており，**経口的栄養補助**（oral nutritional supplements：ONS）と称することも多い．また，特殊な栄養素を補うために機能食品もさまざまな種類が市販されてきている．

②経管栄養（tube feeding）

経口摂取が困難・不可能な場合は，栄養剤補給路として消化管への**チューブ留置**（図1）が必要となる．

表1　経腸栄養法と静脈栄養法の分類

経腸栄養法（EN）	経口摂取	
	経管栄養（tube feeding）	非手術的チューブ留置：経鼻経管栄養
		手術的チューブ留置：消化管瘻（食道瘻・胃瘻・空腸瘻）
		内視鏡的チューブ留置 ・経皮内視鏡的胃瘻造設（PEG） ・経皮内視鏡的空腸瘻造設（PEG-J）
		経皮経食道胃管挿入術（PTEG）
静脈栄養法（PN）	末梢静脈栄養（PPN）	
	中心静脈栄養（TPN）	

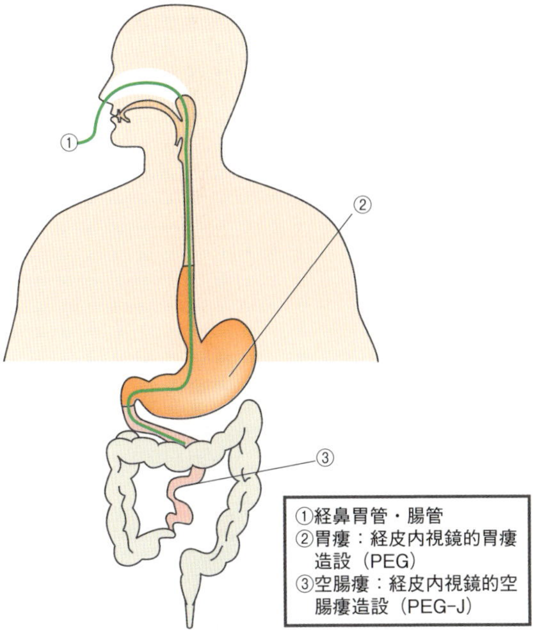

図1 栄養チューブの留置経路
文献2より引用.

a）非手術的チューブ留置

経鼻経管栄養法は，経管栄養用チューブを経鼻的にチューブを胃内あるいは小腸内（十二指腸あるいは空腸）に留置し，経腸栄養剤を投与する手技である.

b）手術的チューブ留置

手術的にチューブを消化管内に留置する手技であり，留置する部位により，**食道（梨状窩）瘻**（tube-esophagostomy），**胃瘻**（tube-gastrostomy），**空腸瘻**（tube-jejunostomy）などがある．現在では内視鏡的チューブ留置がほとんどであり，手術的チューブ留置が選択されるのは，内視鏡的チューブ留置が困難な場合と消化器疾患の開腹手術時に術後栄養補給を目的に空腸瘻を造設する場合である.

c）内視鏡的チューブ留置

経皮内視鏡的胃瘻造設（percutaneous endoscopic gastrostomy：**PEG**）と**経皮内視鏡的空腸瘻造設**（percutaneous endoscopic jejunostomy：**PEG-J**）の2通りがある．PEG-JはPEGを施行して胃瘻から空腸まで専用のチューブを送り込む方法である．内視鏡的チューブ留置は容易に施行できるため，現在では手術的チューブ留置よりも普及している.

表2 経腸栄養と静脈栄養の利点・特徴

経腸栄養	静脈栄養
・コストが安い ・消化管機能の維持 ・感染症の減少 ・カテーテル敗血症がない ・清潔操作を要しない ・インスリン使用量が少ない ・代謝性合併症が少ない ・熟練技術を要しない	・投与カロリーの目標達成が容易 ・投与量が正確 ・成分配分が容易 ・目標投与量に到達するまでの時間が短い ・消化管症状がない ・脂肪肝，肝障害が発生しやすい

文献5より引用.

d）経皮経食道胃管挿入術（PTEG）

PTEG（percutaneous transesophageal gastro-tubing）はエコーガイド下に経食道的に消化管内へチューブを留置する手技である.

2）静脈栄養法（PN）[3]

PNは末梢静脈栄養（peripheral parenteral nutrition：PPN）と中心静脈栄養（total parenteral nutrition：TPN）※1に分けられる.

①末梢静脈栄養（PPN）

末梢静脈ルート（主に前腕などの皮静脈）を用いて水分・電解質・糖質（～10％強）・アミノ酸・脂質（脂肪乳剤）を投与する．投与可能エネルギーは最大1,200～1,400 kcal/日（＜25 kcal/kg/日），脂肪投与量1.0～1.5 g/kg/日，窒素投与量9～10 g/日程度である.

②中心静脈栄養（TPN）

腸管が使用できず絶食期間が10～14日以上となる場合はTPNが適応である．TPNでは水分・電解質・糖質（～20％）・アミノ酸・脂肪乳剤・ビタミン・微量元素を投与することができる．浸透圧の高い輸液を投与するため，血流量の多い中心静脈へのカテーテル留置が必要である．25～35 kcal/kg/日以上のエネルギー投与が可能である※2.

B. 投与経路の選択[4]

EN，PNともそれぞれの利点・特徴がある（表2）．原則として消化管が機能しており，使用可能な場合に

※1 **TPN**：total parenteral nutrition.「完全静脈栄養」ではなく，日本では「中心静脈栄養」と訳している．高濃度の糖質投与を行うためには「中心静脈（central vein）」を用いるため「中心静脈栄養」で定着している.

※2 **中心静脈**：中心静脈（central vein）という解剖用語は存在しない．高浸透圧の輸液を大量の血液で直ちに希釈できる静脈であり，実際には上大静脈や下大静脈のことである.

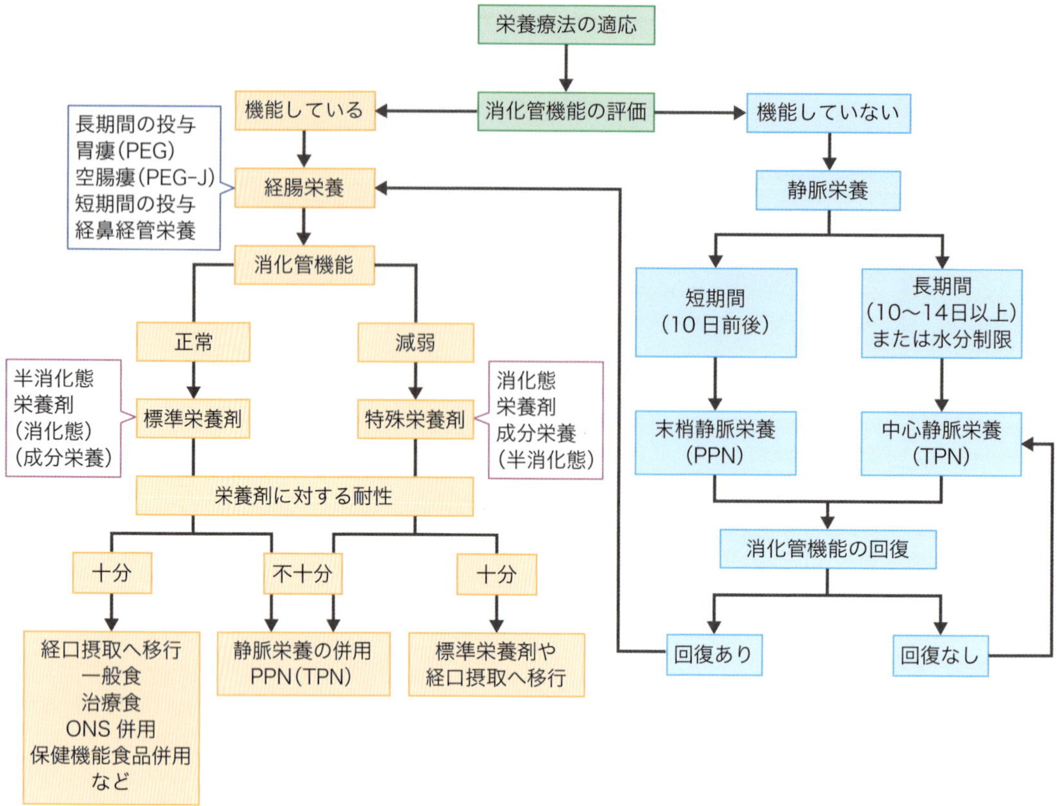

図2 栄養療法の選択
文献6，7をもとに作成.

はENが第一選択である．PNと比較しENはカテーテル関連血流感染などの感染リスクが少なく，また，本来の生理的栄養ルートであるため，腸管粘膜バリア機構や消化管機能の維持に有用である．まず，消化管機能を評価し，消化管が使える状態であるならENを考慮し，安易なPN使用は避けるべきである．ENを行う場合，経口摂取が十分に可能であれば，経口摂取を試みる．経口摂取では十分なエネルギーを摂取できない場合には，経管栄養を施行する．

ENが使えない，あるいはENで不十分の場合にはPNの適応，あるいはENとPNの併用となる．PNを行う際，必要とされる施行期間が10日前後であればPPNで対処するが，長期（10〜14日以上）となる，あるいは予想される場合にはTPNを選択する．投与経路の選択についてはASPENガイドラインを参考に，日本静脈経腸栄養学会よりアルゴリズムが示されている（図2）[6) 7)]．

2 治療食の実際

A. 治療食とは

病院で提供している食事（病院食）には，特にエネルギーや塩分などの制限を必要としない患者に提供している**一般治療食**（常食と表現している施設も多い）のほかに，**特別治療食**というカテゴリーがある．疾患によってはエネルギー，塩分，糖質，脂質などの制限が治療や症状の改善に有用な場合も少なからずあるため，いくつかの疾患に対して特別治療食を提供している施設がほとんどである．しかし，栄養学的な面から特別治療食の明確な定義があるわけではない．特別治療食のうち一部は厚生労働省の診療報酬算定の一部改正に基づき，診療報酬上の特別食に該当する（表3）．特別食とは「医師の発行する食事せんに基づいて提供される患者の年齢，病状等に対応した栄養量及び内容を有する治療食，無菌食及び特別な場合の検査食」と

表3 主な特別（治療）食の種類と特徴

特別（治療）食	対象疾患		特徴・注意点
腎臓食	急性腎障害 慢性腎疾患		•食塩制限（3～6 g） •タンパク質制限 •高エネルギー •電解質（K，P）制限
肝臓食	脂肪肝 慢性肝炎 肝硬変（代償期）		（肝疾患全般） •適量のエネルギー •バランスのよい食事
	疾患・病態によるオプション	C型慢性肝炎	•鉄制限
		肝硬変（非代償期）	•LES（200 kcal程度） •肝不全用経腸栄養剤
		腹水・浮腫合併	•塩分・水分の制限食
		肝性脳症合併	•タンパク質制限（0.5～0.7 g/kg/日） •食物繊維の強化
		食道静脈瘤合併	•刺激物，固い食物を避ける
糖尿食	糖尿病		•適量のエネルギー •バランスのよい食事 •規則正しい食生活
胃潰瘍食	胃潰瘍 十二指腸潰瘍 （侵襲の大きな）消化管手術後		•香辛料などの刺激物を避ける •消化しにくい食材（繊維質など）もなるべく避ける •良質の脂質を適量 •消化がよくなるように調理の工夫（柔らかくなるまで火を通すなど） •タンパク質，ビタミン，炭水化物をバランスよく配合
貧血食	鉄欠乏性貧血 （血中ヘモグロビン濃度≦10 g/dL）		•鉄分強化 •ビタミン類（ビタミンC，B_{12}，葉酸）強化 •バランスのよい食事 •規則正しい食生活
膵臓食	膵炎全般		•アルコール禁
	急性膵炎		•植物性タンパク質から徐々に魚，動物性タンパク質に移行 •脂質制限 •糖質を中心 •徐々に食上げ
	慢性膵炎（代償期）		•急性膵炎に準ずる
	慢性膵炎（非代償期）		•適量のエネルギー •耐糖能異常に注意し必要ならインスリンも併用しながら消化のよい内容（繊維質を少なめなど） •脂質制限 •規則正しい食習慣
脂質異常症食	高脂血症（全般）		•適量のエネルギー •バランスのよい食事 •規則正しい食習慣
	高トリグリセリド血症 （トリグリセリド≧150 mg/dL）		•炭水化物制限の強化 •アルコール摂取制限の強化
	高LDLコレステロール血症 （LDLコレステロール≧140 mg/dL） （HDLコレステロール≦40 mg/dL）		•脂質制限の強化
痛風食	痛風		•適量のエネルギー •プリン体の多い食材の制限 •アルカリ食品を含みバランスのよい食事 •規則正しい食生活
てんかん食	てんかん		•糖・炭水化物を極力制限 •脂質の強化（ケトン食）
先天性代謝異常症食	フェニールケトン尿症 楓糖尿症（メープルシロップ尿症） ホモシスチン尿症 ガラクトース血症		各々，代謝酵素欠損により蓄積する食材（フェニルアラニン・分岐鎖アミノ酸，ホモシステイン，ガラクトース）を除いた食事
治療乳	心疾患・腎疾患乳児 乳糖不耐症乳児		•低ナトリウム乳 •無乳糖乳

表3 主な特別（治療）食の種類と特徴（つづき）

特別（治療）食	対象疾患	特徴・注意点
その他の治療食	心臓疾患 心不全 虚血性心疾患	•食塩制限 •適量のエネルギー •バランスのよい食事 •背景疾患（高血圧症，糖尿病，脂質異常症，肥満症）に準じた食事 •低脂肪・低コレステロール •ビタミン・ミネラルの十分な摂取 減塩食（6 g/日未満）であれば腎臓食に準じた特別食加算可
	高血圧症 本態性高血圧 症候性高血圧	•食塩制限 •適量のエネルギー •バランスのよい食事 •アルコール摂取の制限 •ビタミン・ミネラルの十分な摂取 本態性高血圧では特別食加算は不可 ただし6 g/日未満の減塩指導は栄養食事指導料として算定可 症候性高血圧では減塩食（6 g/日未満）であれば腎臓食に準じた特別食加算可
	肥満症	•適量のエネルギー •バランスのよい食事 •規則正しい食習慣 •脂質の制限 •ビタミン・ミネラルの十分な摂取 高度肥満（肥満度≧＋70％またはBMI≧35）の場合，脂質異常症食に準じた特別食加算可 それ以下の肥満では特別食加算は不可であるが，肥満度≧＋40％またはBMI≧30では栄養食事指導料は算定可

□部分は疾患そのものに対応した特別食はないが，他疾患に準じた特別食加算が認められる場合がある．また，多くは栄養食事指導料は算定は可能である．

定められている[8]．そのなかで治療食とは，「腎臓食，肝臓食，糖尿食，胃潰瘍食，貧血食，膵臓食，脂質異常症食，痛風食，てんかん食，フェニールケトン尿症食，楓糖尿症食，ホモシスチン尿症食，ガラクトース血症食及び治療乳をいう」とされている（治療食の分類の詳細は第2章-4参照）[8]．

B. 特別治療食の種類と選択

1）腎臓食

急性腎障害や慢性腎疾患が対象となり，タンパク質や塩分を制限し，エネルギーは十分に摂取できるように炭水化物・脂質を配合する．患者の状態によりリン（P）やカリウム（K）の制限，水分量の制限を加える．

2）肝臓食

脂肪肝，肝炎，肝硬変などが対象となるが，肝臓食全般にエネルギー量は多からず少なからず適量をめざし，**運動量**や**肥満度**に応じて決定する．

① 脂肪肝

肥満を解消するために，目標体重に見合ったエネルギー設定を行う．アルコール性肝障害では禁酒（入院中は厳守）と適量のエネルギーとバランスのよい食事を提供する．

② 慢性肝炎

適量のエネルギーとバランスのよい食事を提供する．C型慢性肝炎では肝に過剰の鉄蓄積が生じ，過剰鉄による酸化ストレス（活性酸素産生など）が原因となり肝炎増悪のリスクがあるため，鉄制限も行う．

③ 肝硬変

代償期では慢性肝炎と同様，適量のエネルギーとバランスのよい食事を提供する．非代償期では，腹水・浮腫がある場合，塩分と水分の制限食，肝性脳症がある場合はタンパク質制限（0.5～0.7 g/kg/日）と便秘予防のため食物繊維の強化を行う．就寝前に200 kcal程度の**軽食**（late evening snack：**LES**）提供や，アミノ酸インバランスの改善のために分岐鎖アミノ酸（branched chain amino acids：BCAA）を多く含んだ**肝不全用栄養剤**を使用する場合もある．食道静脈瘤がある場合は香辛料などの刺激物，固い食物の提供を避ける．

3）糖尿食

性別・年齢・肥満度・身体活動量・血糖値・合併症の有無などを考慮して決定した適量のエネルギーとバランスのよい食事を提供する．さらに規則正しい食生活を指導する．

4）胃潰瘍食

胃潰瘍のみならず，十二指腸潰瘍，侵襲の大きな消化管手術後などで特別食としての加算が認められるが流動食は含まれない．なお，クローン病，潰瘍性大腸炎などにより腸管の機能低下を呈する場合の低残渣食も特別食として認められる．香辛料などの刺激物を避け，繊維質などの消化しにくい食材もなるべく避け，脂質は良質のものを適量とし，消化がよくなるように調理の工夫（柔らかくなるまで火を通すなど）を加え，タンパク質，ビタミン，炭水化物をバランスよく提供する．

5）貧血食

対象は，鉄欠乏による貧血患者で血中ヘモグロビン濃度≦10 g/dLの場合である．鉄分とビタミン類（特にビタミンC，B_{12}，葉酸）を十分に含んだバランスのよい食事を提供し，規則正しい食生活を指導する．

6）膵臓食

急性膵炎では植物性タンパク質から徐々に魚，動物性タンパク質を増やしていき，膵外分泌刺激性が高い脂質を制限し，糖質を中心とした流動食から開始し，分粥食，軟菜食へと徐々に食上げしていく．慢性膵炎では代償期は急性膵炎に準じた食事を提供するが，非代償期では耐糖能異常に注意し必要ならインスリンも併用しながら適量のエネルギーと消化のよい（繊維質を少なめなど）脂質を制限した食事を提供する．急性膵炎・慢性膵炎ともに禁酒が不可欠である．

7）脂質異常症食

性別・年齢・肥満度・身体活動量などを考慮して決定した適量のエネルギーとバランスのよい食事を提供し，規則正しい食生活を指導する．トリグリセリドが高値（≧150 mg/dL）の場合は炭水化物の制限とアルコール摂取制限を強化し，LDLコレステロールが高値（≧140 mg/dL）やHDLコレステロールが低値（≦40 mg/dL）の場合は脂質制限を強化する．

8）痛風食

肥満を解消するために性別・年齢・肥満度・身体活動量などを考慮して決定した適量のエネルギーと，プリン体の多い食材（動物の内臓，魚の干物，白子など）を控え，尿路結石を防ぐためにアルカリ食品（野菜や海藻類）を含んだバランスのよい食事を提供し，規則正しい食生活を指導する．

9）てんかん食

糖や炭水化物を極力制限し，脂質を増やした食事（ケトン食ともよばれる）を提供する．

10）先天性代謝異常症食

フェニルケトン尿症・楓糖尿症（メープルシロップ尿症）・ホモシスチン尿症・ガラクトース血症などの先天性代謝異常症では，それぞれの代謝酵素欠損に伴うおのおのの物質（フェニルアラニン・分岐鎖アミノ酸，ホモシステイン，ガラクトース）の蓄積に伴う症状を発症するため，おのおのこれらの物質を制限した食事を提供する．

11）治療乳

疾患の治療用に調整されたミルクであり，乳糖不耐症乳児用の無乳糖乳，心疾患や腎疾患乳児のための低ナトリウム乳，低出生体重児のための高タンパク質・低脂質乳など，さまざまな種類がある．

12）その他の特別治療食

心臓疾患，高血圧症，高度肥満症などに対する特別治療食（心疾患食，高血圧食，高度肥満食など）は特別食として別個に設けられてはいない．しかし，前述の特別食に準じて提供することができる．

①心臓疾患

心臓疾患では心機能の低下からうっ血性心不全に陥っている，あるいは陥る危険があるため，心負荷を減らすことが望ましい．心不全に対する食事の基本は食塩と水分の制限である．また，虚血性心疾患では動脈硬化を伴っている場合が多く，背景に高血圧症，糖尿病，脂質異常症，肥満症などがあることが多いため，その背景疾患に準じた食事を提供することが望ましい．基本は減塩，適切なエネルギー量の摂取，低脂肪・低コレステロール，ビタミン・ミネラルの十分な摂取である．心疾患で**減塩食療法**を行う場合は，腎臓食に準じて取り扱うことができるが，その場合は1日の食塩相当量6 g未満の減塩食としなければならない．

②高血圧症

高血圧症は本態性高血圧と症候性高血圧（二次性高血圧）に分けられるが，本態性高血圧が約90％を占める．**本態性高血圧**では遺伝的背景の関与や肥満，喫煙などの要因を伴っていることが多く，食事の基本は減塩と適切なエネルギー摂取であるが，前述の心臓疾患とは異なり，腎臓病食を供給しても特別食としての加算は認められない．ただし，1日の食塩相当量6 g未満の**減塩指導**は栄養食事指導料として算定することができる．一方，**症候性高血圧**は腎疾患や妊娠などに伴うもので，高血圧を引き起こしている原因が明らかとなっているものである．腎疾患を伴っている場合や妊娠高血圧症候群などで減塩食療法を行う場合は，腎臓食に準じて特別食を提供できる．

③肥満症

肥満症はエネルギー摂取過剰と消費不足がその要因であるため，食事では適切なエネルギー摂取量と栄養バランスがポイントである．肥満症では脂質代謝異常（中性脂肪・LDLコレステロール高値）を伴っていることが多く，**高度肥満症**（肥満度≧＋70％またはBMI≧35）では，脂質異常症食に準じて治療食を提供できる．この基準にあてはまらない場合には特別食加算は算定できないが，肥満度≧＋40％またはBMI≧30の場合の食事指導は栄養食事指導料として算定することができる．

3 経腸栄養（EN）の実際

A. ENで使用される器具[9)]

1）経管栄養チューブ

経管栄養チューブに用いられる材質はポリ塩化ビニル，シリコン，ポリウレタン（PUR）がある．**ポリ塩化ビニル製**のチューブは強度があるため挿入は容易であるが，消化液で硬化するため長期的使用には適していない．**シリコン**，**ポリウレタン**ともに柔軟性に富み刺激性が少ないため長期的留置に適している．シリコン製とポリウレタン製では同じ外径であっても，シリコン製の方が肉厚であり内径が小さいため詰まりやすいことに注意が必要である．

①経鼻用栄養チューブ

経鼻用栄養チューブには挿入の容易さ，違和感が少ない，細径，閉塞しにくいなどの面が要求される．炎症性腸疾患の在宅経腸栄養など，患者自身が**自己チューブ挿入**（self-intubation）を行う場合もある．チューブには一般的には成分栄養であれば5～5.5 Fr，半消化態栄養では8 Frあれば内腔の閉塞をきたさないとされる[9)]．

②手術的外瘻用チューブ

近年は専用キットを用いたNCJ（needle catheter jejunostomy）が普及している．外瘻用チューブは経鼻チューブに比べ，外径8～12 Frのやや太めで詰まりにくいものが使われることが多い．

③経皮内視鏡的胃瘻/腸瘻造設（PEG/PEG-J）

30分程度で容易に増設可能なPEG/PEG-J用のキットが多種類市販されている．PEGチューブは胃から抜けてはずれないように胃内ストッパー部分が設けられており，バルーン型とバンパー型の2種類がある．**バルーン型**は膀胱留置の尿道カテーテルと同様に，胃内でバルーンに蒸留水を注入して固定するタイプであり，バルーン内の蒸留水を抜くことにより交換は容易である反面，バルーン内の水が自然に減ってくることや，バルーンが破裂することもあり自然抜去に注意が必要である．**バンパー型**では硬質素材のバンパーで自然抜去しにくい反面，交換時に瘻孔を壊すこともあり注意する必要がある．また，腹壁外の構造はチューブ型とボタン型の2種類があり，**チューブ型**では栄養剤ルートの接続が容易であるが，体外に常にチューブが出ているため，QOL面での問題と自己抜去の危険がある．**ボタン型**では不使用時には蓋をすれば体外への突出は目立たないが，栄養剤ルートの接続がやや困難な場合がある．胃内ストッパーと腹壁外の構造の組合わせにより，バルーン・チューブ型，バルーン・ボタン型，バンパー・チューブ型，バンパー・ボタン型の4種類に分けられる（図3）．

④経皮経食道胃管挿入術（PTEG）

胃切除術後や上腹部の癒着などでPEG，PEG-Jが困難な場合に，PTEGを用いることができる．PTEGでは内視鏡を用いず，エコーガイド下に経皮経食道的に穿刺してチューブを挿入し，胃内や小腸内へチューブを留置する方法であり，専用のキットが市販されている．

2）経腸栄養ポンプ

栄養剤の胃内投与は自然滴下で十分施行可能である．しかし小腸に投与する場合，細経のチューブを使用している場合，在宅で夜間就寝中に注入する場合，

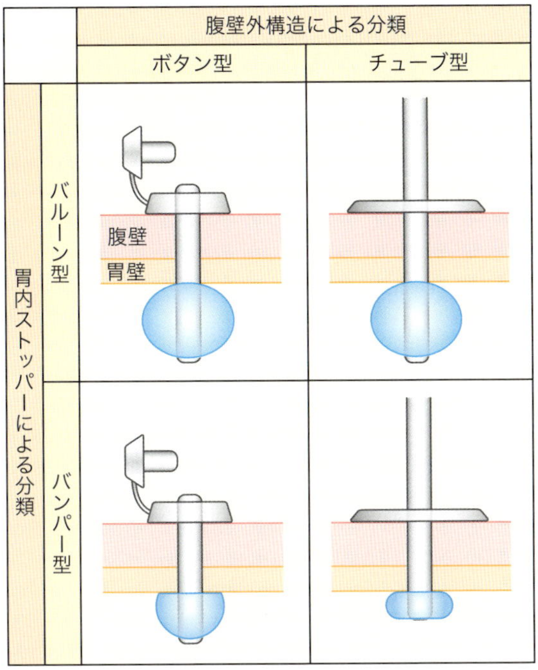

図3　内視鏡的胃瘻（PEGチューブ）の分類

成分栄養などの高浸透圧の栄養剤を長時間かけて低速で注入する場合などでは注入ポンプを用いることが望ましい．

B. 経腸栄養剤の種類

経腸栄養剤は，天然食品を原料とした天然濃厚流動食と，天然食品に人工的処理を加えた，あるいは人工的に合成した成分で構成される人工濃厚流動食に分けられる．人工濃厚流動食はさらに窒素源の種類により，半消化態栄養剤，消化態栄養剤，成分栄養剤に分けられる（表4）．

1）天然濃厚流動食

天然の食品をもとに流動食として加工・調整したものであり，窒素源は基本的にタンパク質の状態であるため正常な消化機能が必要である．咀嚼，嚥下，および胃内蠕動による物理的消化の負担を軽くすることができる．なお，脂質成分は普通の食事と同等に含まれている．

2）人工濃厚流動食

①半消化態栄養剤

半消化態栄養剤（low residue diet：LRD，polymeric formula）は天然食品を人工的処理（消化）してあり，窒素源はタンパク質が中途消化された形態（カゼインなど）となっているため，ある程度の消化機能が必要である．咀嚼・嚥下・物理的消化に加えて，消化の負担が軽くなる．脂質成分を豊富に含んでいる．

表4　経腸栄養剤の種類

天然濃厚流動食	
人工濃厚流動食	・半消化態栄養剤 ・消化態栄養剤 ・成分栄養剤

②消化態栄養剤

消化態栄養剤（oligomeric formula）は窒素源をアミノ酸・ジペプチド・トリペプチドとしたもので，消化能がかなり低下していても用いることができる．消化の負担が半消化態栄養剤よりもさらに軽くなる．脂質成分はやや少なめの栄養剤が多い．

③成分栄養剤

成分栄養剤（elemental diet：ED）の窒素源は合成アミノ酸であり，原則として消化能を要しないが，吸収能は必要である．消化の負担が一番少ない栄養剤であるが，脂肪含有量がきわめて少ないため（1～2％），長期的に用いる場合は定期的に脂肪を経静脈的に補う必要がある．

④その他

その他の要素として，エネルギー密度と粘度があげられる．経腸栄養剤は1 kcal/mLの製品が多いが，エネルギー密度1.5 kcal/mLや2.0 kcal/mLの製品も市販されている．

a）エネルギー密度

1 kcal/mL製剤の浸透圧は製品により幅があるが240～500 mOsm/L，エネルギー密度1.5～2.0 kcal/mLの製剤ではさらに浸透圧が高い（450～950 mOsm/L）．高エネルギー密度の栄養剤では，同じエネルギー量を投与する際1 kcal/mL製剤よりも少ない投与量ですむので患者の拘束時間が短い利点がある．しかし，浸透圧が高めであるため小腸投与の際には下痢防止に注意が必要である．

b）粘度

通常用いられる経腸栄養剤は液状のものが多いが，液状よりも粥状の方が胃内停滞時間は短いという報告がある．胃内停滞時間が長いと胃食道逆流による誤嚥性肺炎を引き起こす危険があることから，粘度を高めた半固形経腸栄養剤も市販されている．また，従来の液状栄養剤に粘度をつけるための半固形化剤やとろみ剤

表5　経腸栄養剤の特徴

	区分	消化機能	残さ	脂肪含有量	粘調性	浸透圧（mOsm/L）	栄養チューブ内径
天然濃厚流動食	食品	要	多量	多い	高	−	3〜4 mm以上
半消化態栄養剤	医薬品/食品	一部要	少量	多い	↕	300〜500	2〜3 mm（8 Fr）
消化態栄養剤	医薬品	一部要	少量	少ない		500〜600	2〜3 mm（8 Fr）
成分栄養剤（ED）	医薬品	不要	なし	少ない（1〜2%）	低	600〜800	1 mm（5 Fr）

文献1をもとに作成．

も使われている．胃内停滞時間の面から経腸栄養剤の粘度15,000〜20,000 mPa・s（ミリパスカル秒）が望ましいとされている．

C. 経腸栄養剤の選択

経腸栄養剤は，成分栄養剤，消化態栄養剤，半消化態栄養剤，天然濃厚流動食の順に消化の負担は大きくなるが，逆に浸透圧はこの順に低くなる．浸透圧はダンピング症状や下痢などの合併症に影響を及ぼす．また，脂質の含有量も下痢などの腹部症状に関与するので，患者の消化吸収能を考慮して栄養剤を選択する．成分栄養剤，消化態栄養剤，半消化態栄養剤，天然濃厚流動食の順に粒子サイズが大きくなる．経管投与を行う際は患者の**病態・消化吸収能**や**留置チューブサイズ**を考慮して経腸栄養剤を選択することが望ましい（表5）．

D. ENの合併症[10)]

経腸栄養の主な合併症の一覧を表6に示す．ENではPNに比べると感染性合併症は少ないが，**消化器症状**（悪心・嘔吐・腹痛・腹部膨満・下痢など）を呈する有害事象は少なくない．特に下痢は頻繁に出現する症状であり，浸透圧の低い栄養剤に変更する，投与速度を遅くする，食物繊維を投与する，などの工夫により，改善することが可能である[10)]．

表6　経腸栄養の合併症

機械的合併症	
チューブ挿入時の合併症	・誤挿入：先端の位置確認（聴診，X線写真） ・消化管穿孔
留置に伴う合併症	・肺合併症—嚥下性肺炎 ・皮膚，粘膜のびらんなど ・チューブの閉塞 ・逆流性食道炎 ・自然抜去 ・点滴回路への誤注入
胃瘻，腸瘻合併症	・胃や腸内容の漏れ ・皮膚のびらん ・局所の感染 ・腹膜炎など
内視鏡的胃瘻造設術	・胃壁の壊死など ・出血・血腫 ・その他 ・胃大腸瘻
腹部症状	
・腹部膨満，悪心，嘔吐 ・下痢 ・便秘	
代謝上の合併症	
・高血糖，低血糖 ・脱水，溢水 ・高窒素血症 ・肝機能異常 ・必須脂肪酸欠乏症	・電解質異常 ・ビタミン欠乏症 ・微量元素欠乏症 ・高浸透圧性非ケトン性昏睡

文献10をもとに作成．

4 静脈栄養（PN）の実際

A. PNで使用される器具

1）輸液セット

①閉鎖式（クローズドタイプ）ライン

輸液ラインでは，細菌の侵入を防ぐために外部との接続部がないことが望ましい．しかし現実には輸液ラインに側管からの注射薬を組込んだり，ラインの延長が必要となることが多い．輸液ラインは一体型で，延長チューブや側管を組込むことを考慮し，接続部の死腔ができるだけ少ない閉鎖式（クローズドタイプ）のものを使用する．三方活栓は死腔が大きく，輸液ライン内への細菌などの混入の危険性が高いため，手術室やICU以外では輸液ラインに組込まない[2)]．

②インラインフィルター

TPNにおいてはインラインフィルターを輸液セット内に組込むこと（一体型ではじめからインラインフィルターが組込んである輸液ラインが望ましい）．通常，TPNで用いられているのは0.22 μmの孔径フィルターであり，細菌などの微生物をトラップするため，感染予防に有用である．さらにビタミンなどのほかの薬剤（アンプル）を混注する際に混入したガラス片などの異物，輸液内の配合変化によって生じた沈殿物などのトラップも期待できる．米国での感染管理ガイドラインではTPNでもインラインフィルターは不要とされているが，輸液製剤の院内調合を薬剤部で無菌的に行うことがルーチン化されている米国とは異なり，日本では病棟で輸液製剤調合を行うこともあるため，インラインフィルターの使用が望ましい[2)]．

2）輸液ポンプ

特にTPN施行時には，高カロリー輸液が急速に注入されるなどの危険を避けるため，輸液ポンプを用いることが望ましい．

3）輸液カテーテル[3)]

①PPN

PPNカテーテルは感染予防のために，72～96時間以内での差し替えが推奨されている．感染がなくても末梢静脈は輸液により静脈炎を起こすことも少なくない．輸液量や穿刺する静脈径にもよるが，静脈炎予防のためにはできるだけ細い外径のカテーテルを選択する．

②TPN

a）中心静脈カテーテルの材質

ポリ塩化ビニル製のカテーテルはやや硬いが挿入時の操作性は優れているため，以前は使用されていたが，血管壁への持続刺激による血管壁損傷の可能性や可塑剤（DEHP）の溶出問題があり，現在は使用されていない．しかし，可塑剤の問題を解決するためにPVCと改良ポリエステルのポリマーアロイを使用した素材（バイオライン）も開発され市販されている．現在，主に使用されているのはシリコンやポリウレタン製である．シリコン製は抗血栓性に優れ，柔らかく弾力性に富むため血管壁の損傷が少なく，ブロビアックカテーテル，ヒックマンカテーテルなど長期留置用カテーテルに用いられているが，張力や剪力に弱いため，挿入時にちぎれたりしないよう注意が必要である．ポリウレタン製はシリコンとほぼ同等の抗血栓性をもち，強度はシリコンに優るため挿入時の操作性に優れている．さらに熱可塑性があり血管内では柔軟となるため，現在では広く用いられており，新しく開発されたカテーテルの多くがポリウレタン製である．

b）中心静脈カテーテルの種類

- **一般的な中心静脈カテーテル**：中心静脈カテーテル（central venous catheter）は，その挿入法により**直接穿刺法**（スルーカット法）と，ガイドワイヤーを用いる**セルジンガー法**に大別され，おのおのキットが開発され数多く市販されている．高カロリー輸液以外にも薬剤注入や輸血・採血，中心静脈圧モニタリングなどが行えるよう，内腔が二孔式（ダブルルーメン），三孔式（トリプルルーメン）のカテーテルもあるが，感染防止のため不必要に内腔数が多いものを選択しないようにすることが望ましい．
- **PICC**（peripherally inserted central venous catheter）：前腕，肘部，上腕の末梢静脈から上大静脈まで挿入するカテーテルで，鎖骨下穿刺の合併症である気胸，血胸が起こらない利点がある．通常の中心静脈カテーテルよりも感染率が少ないか，同等であることが報告されている．しかし静脈炎の発生や，前腕・肘部に留置した場合には肘を曲げると滴下が不良となる，などに注意が必要である．
- **長期留置用体外式中心静脈カテーテル**：中心静脈カテーテルを3カ月以上留置する場合には，長期留置用の体外式カテーテルであるブロビアックカテーテル，ヒックマンカテーテルを用いることが推奨されている．これらのカテーテルは皮下トンネルを通して留置し，途中に取り付けてあるダクロンカフが皮下周囲と密に癒合することで，カテーテル抜去事故や皮膚刺入部からの逆行性感染などの合併症の発生を減少させうる．しかし，皮膚からカテーテルが出ているため，患者の活動を制限する場合があること，入浴時などで感染防止に工夫が必要であることが欠点としてあげられる．
- **完全皮下埋め込み式カテーテル（ポート）**：血管内留置カテーテルが皮下留置型リザーバー（ポート）に接続されているため，日常生活において入浴，水泳，スポーツなどをほぼ健常者と同等に行うことができ，患者の活動性・QOLの改善に有用である．リザーバーは通常，前胸壁に留置することが多い．近年ではPICCと組合わせて上腕や前腕に留置することも行われている．穿刺には専用のヒューバー針を用いるが，一般に1,000回以上の穿刺が可能である．輸液施行の際にポート部皮膚を毎回穿刺しなければならないため，小児領域ではあまり用いられず，また，疼痛，皮膚の壊死，穿刺に伴う感染の危険に注意が必要である．

B. 静脈栄養剤の種類と選択

1）PPN製剤[11)]

ここではPPN製剤を糖質・電解質に加えて，アミノ酸を含む末梢静脈から投与できる栄養輸液剤とする．アミノ酸投与の目的はタンパク同化を促進することであり，アミノ酸に含まれる窒素（N）1 gあたり150 kcal以上のエネルギーを供給することが同化に望ましいとされている（非タンパクカロリー/窒素比：NPC (non-protein calorie)/N比≧150）．日本で市販されているPPN製剤のNPC/N比＜70であり，非タンパクカロリーを上げるためには脂肪乳剤を併用することが望ましい．

① PPN輸液製剤（表7）

a）アミノ酸加総合電解質液

アミノ酸加総合電解質液として糖・電解質液にアミノ酸を加えてあるものが市販されている．アミノ酸は27～30 g/L含まれている．糖質はグルコース（7.5％濃度）を用いている製剤が多いが，グリセリンを用いたものもある．

b）アミノ酸・水溶性ビタミン加総合電解質液

ビタミンB_1はピルビン酸デヒドロゲナーゼおよびαケトグルタル酸デヒドロゲナーゼの補酵素であり，糖代謝において重要な物質である．ビタミンB_1不足によりTCAサイクル（クエン酸回路）がうまく回転せず，解糖系で生じたピルビン酸が乳酸産生に向かう危険があるため，PPNにおいてもあらかじめビタミンB_1を含有した製剤が市販され，多く用いられてきている．さらに近年ではビタミンB_1以外の水溶性ビタミンも配合した製剤が市販されている．

② 脂肪乳剤

必須脂肪酸はn-6系脂肪酸とn-3系脂肪酸があるが，日本で市販されているものはn-6系脂肪酸製剤のみであり，大豆油と卵黄レシチンより生成されている．10％製剤，20％製剤があり，投与された脂肪粒子はリポタンパクリパーゼ（LPL）により加水分解されるが，その処理能から0.1 g/kg/時以下の速度での投与が推奨される．

③ その他

a）電解質補正液

濃縮されたNa，K，Cl，Ca，P，Mgなどの電解質液が市販されている．下痢や嘔吐，胃管ドレナージ施行中など，電解質異常が出現しやすい病態では，血中電解質をモニタリングしながら電解質喪失分を補う必要がある．

b）末梢用ビタミン製剤

末梢用のビタミンB群製剤（ネオラミン®・スリービー，ビタメジン®など）が市販されており，ビタミンが添加されていないPPN製剤では混合して使用する．

2）TPN製剤[12)]

TPNでは，糖質，アミノ酸，脂質のエネルギー産生栄養素にビタミン，ミネラルなどを組合わせて，すべての必要な栄養素を投与する．

① 高カロリー輸液用基本液

高濃度の糖質（13～37％）に電解質などが配合されている．ビタミン剤，微量元素製剤を注入し，アミノ酸製剤を組合わせて使用する．現在は以下に示す糖電解質とアミノ酸，ビタミンなどのキット製剤が市販されており，あまり用いられなくなってきている．

② 総合アミノ酸液

アミノ酸濃度が10～12％のものが市販されており，分岐鎖アミノ酸の割合が高めの製剤がよく用いられている．高カロリー輸液用基本液と組合わせて使用する

表7　PPN輸液製剤

分類		特徴	製品名
アミノ酸加総合電解質液		•糖・電解質液にアミノ酸を添加 •ビタミン類は追加する必要がある	プラスアミノ® アミノフリード® ツインパル® アミカリック®
アミノ酸・水溶性ビタミン加総合電解質液	ビタミンB_1添加	•糖・電解質液にアミノ酸およびビタミンB_1を添加 •B_1以外のビタミン類は追加する必要がある	ビーフリード® パレセーフ® アミグランド®
	水溶性ビタミン9種類添加	•糖・電解質液にアミノ酸および水溶性ビタミン9種類を添加	パレプラス®

以外に，高カロリー輸液用キット製剤ではアミノ酸供給量が不足する場合などでも用いられる．

③ 高カロリー輸液用キット製剤（表8）

一般に，高カロリー輸液用キット製剤は**開始液**（TPN 1号液）・**維持液**（TPN 2号液）に分かれており，まず1号液で1～3日使用し，高血糖などの副作用がないことを確認して2号液に上げていくのが安全である．TPN製剤1号液（約560 kcal/本）ではグルコース120 g前後，アミノ酸20 g前後が配合されており，2号液（約820 kcal/本）ではグルコース175 g前後，アミノ酸30 g前後が配合されている．個々の患者の状態に適したカロリー・アミノ酸を供給するために，脂肪乳剤も併用し，NPC/N比が150～200となるように設定する．

a）高カロリー輸液用キット

糖質はグルコースを用いた製剤が多いが，果糖・キシリトールを配合してグルコース負荷を減じた製剤もある．糖・電解質液糖・電解質液とアミノ酸液が2室に分割された**ダブルバッグ製剤**では，使用する直前にバッグを押して隔壁を開通させ，糖・電解質とアミノ酸を混合して用いる．糖・電解質・アミノ酸をあらかじめ1室内に混合してある**ワンバッグ製剤**では使用前に隔壁を開通させる必要はない．1号液，2号液のほかに3号液を用意してある製剤もある．高カロリー輸液用キットは通常，2,000 mL程度を使用すると電解質がほぼ成人の1日維持量を投与できるように設計されているため，1,000 mL程度を使用する際には電解質投与量の不足に注意する．総合ビタミン剤・微量元素製剤を混注してビタミン・微量元素を投与する必要がある．

b）ビタミン入り高カロリー輸液用キット

小室（脂溶性ビタミンと一部の水溶性ビタミン）・中室（アミノ酸と水溶性ビタミンの一部）・大室（糖・電解質と残りの水溶性ビタミン）の3室で構成された**トリプルバッグ製剤**が市販されている．使用前に3室を開通させる必要があり，また微量元素製剤を混注して用いる必要がある．

c）微量元素・ビタミン入り高カロリー輸液用キット

糖質・アミノ酸・ビタミンに微量元素を加えたキット製剤である．構造は上室（糖・電解質，一部の水溶性ビタミンと一部の微量元素）・小室V（脂溶性ビタミンと一部の水溶性ビタミン）・小室T（大部分の微量元素）・下室（アミノ酸，電解質と残りの水溶性ビタミン）の4室で構成された**クォーターバッグ製剤**で，使用前に4室を開通させる必要がある．5種類の微量元素（I，Fe，Mn，Zn，Cu）が添加されており，脂肪以外の栄養素はすべて供給できるように設計されている．

d）その他

脂肪入り高カロリー輸液用キットも市販されているが，脂肪滴が通過しないためインラインフィルター（0.22 μm）を使用できない，総合ビタミン剤・微量元素製剤を混注して用いる必要があるなどの面であまり普及していない．

④ 脂肪乳剤

NPC/N比を150～200に保つためには脂肪乳剤を併用することが望ましい．脂肪乳剤はインラインフィルター（0.22 μm）を通過しないため，インラインフィルターよりも患者側の側管から投与する．脂肪乳剤を投与してグルコース投与量を減らすことにより，

表8　高カロリー輸液用キット製剤

分類		特徴	製品名
高カロリー輸液用キット	ダブルバッグ製剤	•糖・電解質液糖・電解質液とアミノ酸液が2室に分割 •総合ビタミン剤・微量元素製剤を混注する必要	ピーエヌツイン® アミノトリパ®
	ワンバッグ製剤	•使用前に隔壁を開通させる必要はない •総合ビタミン剤・微量元素製剤を混注する必要	ユニカリック® （2016年より販売中止）
ビタミン入り高カロリー輸液用キット		•トリプルバッグ製剤 •使用前に3室を開通させることが必要 •微量元素製剤を混注する必要	フルカリック® ネオパレン®
微量元素・ビタミン入り高カロリー輸液用キット		•クォーターバッグ製剤 •使用前に4室を開通させる必要	エルネオパ®
脂肪入り高カロリー輸液用キット		•インラインフィルター（0.22 μm）を使用できない •総合ビタミン剤・微量元素製剤を混注する必要	ミキシッド®

脂肪肝のリスクを減らすことができる．

⑤総合ビタミン剤

ビタミンが添加されていない輸液製剤やキットを用いる際には，TPN用総合ビタミン剤を混注する．ビタミンB_1欠乏による乳酸アシドーシスは致命的となるため，TPN施行時には十分に注意が必要である．

⑥微量元素製剤

高カロリー輸液用基本液には一部微量元素が添加されているが，病態により微量元素欠乏に陥るため，微量元素製剤を混注して用いる．

C. PNの合併症

PNでは血管内にカテーテルを留置するため，カテーテル刺入部の観察を行い感染予防に努める必要がある．PPNの主な合併症は血管痛・静脈炎であるが，PPNにおいても敗血症を発症することもあるので適切な清潔操作が必要である．TPNではカテーテル関連血流感染の危険を常に考慮し，感染が疑われたら原則としてカテーテルを抜去する．表9にTPNの合併症を示す[13]．PN施行中は栄養学的効果と代謝性合併症についてモニタリングを行っていく必要がある．モニタリングと注意点については表10に示した[14]．

表9 中心静脈栄養の合併症

カテーテル挿入・留置に伴うもの	・気胸 ・動脈穿刺 ・血気胸 ・静脈壁穿孔（胸腔内，縦隔内注入） ・カテーテル位置異常 ・カテーテル断裂 ・胸管損傷 ・腕神経損傷 ・静脈血栓症 ・カテーテル閉塞 ・空気塞栓
感染性合併症	・カテーテル敗血症 ・真菌性眼内炎
代謝上の合併症	・糖代謝異常 ・タンパク質代謝異常 ・脂質に関する異常 ・水・電解質異常 ・ビタミン欠乏症 B_1欠乏による乳酸アシドーシス ・代謝性アシドーシス ・微量元素欠乏 ・肝機能異常（胆汁うっ滞，脂肪肝）

文献13より引用．

表10 PN施行時のモニタリングと注意点

		PPN	TPN
カテーテル管理	カテーテル挿入部	・カテーテル挿入部は滅菌のドレッシングで被覆する ・静脈炎のリスクを減らすため，末梢静脈カテーテルは72時間以上留置しない ・静脈炎の徴候（発赤，腫脹，疼痛）がある場合は，速やかにカテーテルを抜去する ・静脈炎予防のためのステロイド剤，ヘパリン，血管拡張薬は使用しない方がよい	・消毒は0.5％クロールヘキシジンアルコール，10％ポビドンヨード，ヨードチンキから選ぶ ・抗菌薬含有軟膏・ポビドンヨードゲルは用いない ・ドレッシングは滅菌されたガーゼ型またはフィルム型ドレッシングを用いる ・ドレッシング交換は週1～2回，定期的に行う
	輸液管理	・輸液ライン交換はカテーテル入れ替え時に行うのがよい ・ヘパリンロックは（原則として）行わない	・輸液セット交換は週2回，定期的に行う ・輸液ラインとカテーテルの接続部の消毒は消毒用エタノールを用いる ・三方活栓は輸液ラインに組み込まない方がよい ・インラインフィルターを使用する ・ヘパリンロックは避ける
栄養学的効果/代謝性合併症	連日	・尿量	開始期 ・尿糖 ・尿糖陽性のとき血糖適宜 ・尿量
	週1回程度	・必要と思われる血液生化学検査（TP・Alb・肝機能・UN・クレアチニン・Na・K・Clなど） ・体重	維持期 ・尿糖，血糖 ・必要と思われる血液生化学検査（TP・Alb・肝機能・UN・クレアチニン・Na・K・Clなど） ・体重
	月1回程度		維持期 ・ビタミン，微量元素
	必要に応じて行う検査		・動脈血ガス分析 ・血中乳酸，ケトン体値 ・胸部X線 ・血液細菌，真菌培養

文献14をもとに作成．

文　献

1）小山 諭，他：腎と透析，63：256-267，2007
2）「静脈経腸栄養ガイドライン 第3版」（日本静脈経腸栄養学会/編），照林社，2013
3）小山 諭，他：消化器の臨床，12：514-520，2009
4）小山 諭：月刊薬事，53：1473-1478，2011
5）「小腸機能からみた経腸栄養ハンドブック」（渡辺明治/監），メディカルレビュー社，2004
6）ASPEN Board of Directors and the Clinical Guidelines Task Force：JPEN J Parenter Enteral Nutr, 26：1SA-138SA, 2002
7）信岡隆幸：栄養療法の選択基準．「一般社団法人日本静脈経腸栄養学会 静脈経腸栄養テキストブック」（一般社団法人日本静脈経腸栄養学会/編），pp192-199，南江堂，2017
8）「入院時食事療養費に係る食事療養及び入院時生活療養費に係る生活療養の実施上の留意事項について」（平成18年3月6日保医発第0306009号）の一部改正について（平成28年3月4日保医発0304第5号）（http://www.mhlw.go.jp/file/06-Seisakujouhou-12400000-Hokenkyoku/0000114858.pdf），厚生労働省
9）小山 諭，他：JJPEN，21：401-405，1999
10）小山 諭，畠山勝義：栄養－評価と治療，24：241-245，2007
11）小山 諭，他：PPN処方の組み立て方と処方，投与法.「栄養管理をマスターする 代謝の理解はなぜ大事？」〔大村健二，BEAM（Bunkodo Essential & Advanced Mook）編集委員会/編〕，pp142-145，文光堂，2014
12）小山 諭，他：臨床外科，66：724-730，2011
13）小山 諭：臨床医，30：1253-1257，2004
14）小山 諭，畠山勝義：綜合臨牀，58，1048，2009

Column

脂肪乳剤

健常者は脂質エネルギーを総エネルギーの20～30％摂取している．PNを施行する際には脂質も投与するために脂肪乳剤の併用が望ましいが，日本では十分に使用されていないのが現状である．脂肪乳剤投与でグルコース投与量を減らすことにより高インスリン状態に起因する脂肪合成を抑え，脂肪肝の発生を抑制する．脂肪酸は水と相性が悪いため，脂肪乳剤中では人工脂肪粒子中に存在しており，LPLにより加水分解して脂肪酸が遊離する．投与時には加水分解速度を考慮して0.1/kg/時以下での投与が推奨される．例えば体重50 kgなら50（kg）×0.1（g/kg/時）＝5（g/時）で，脂肪乳剤の代謝は1時間に5 gである．20％脂肪乳剤100 mLを投与するならば脂肪20 gが含まれるので，20（g）÷5（g/時）＝4（時），4時間以上かけて投与する必要がある．投与速度が速いと網内系細胞に異物粒子としてトラップされて免疫能低下を呈するなどの危険がある．

4 食事・栄養療法の実施

- 食事箋を発行するのは医師の役割であり，管理栄養士とも相談のうえ，患者に適した食事の提供に努める必要があることを理解する
- 中心静脈栄養においても食事と同様に，エネルギー産生栄養素，ミネラル，微量栄養素を過不足なく投与することの重要性を理解する
- 末梢静脈栄養においては，浸透圧比で3以下の輸液製剤しか投与できず，10〜14日以内の短期間の静脈栄養に適応となることを理解する
- 経腸栄養剤は，組成上の特徴から成分栄養剤，消化態栄養剤，半消化態栄養剤に分類され，病態に応じて選択する必要があることを理解する
- 経腸栄養剤は，処方箋でオーダーする医薬品扱いの栄養剤と，食事箋でオーダーする食品扱いの流動食とがあり，入院中と退院後では健康保険上の患者負担が異なることを理解する

1 食事箋の書き方

病院における食事は医療の一環として提供されるものである．したがって，**食事箋**の発行は医師が行う業務であり，ほかのメディカルスタッフにはこの権限がないことを理解しておく必要がある．

病院の治療食は，一般治療食と特別治療食に区分される（図1）．**一般治療食**は，常食，軟食，流動食に分類される．一般食であっても，患者個々に算定された医師の食事箋による栄養補給量や栄養管理計画による栄養補給量を用いるのが原則とされている．一方，**特別治療食**は，口腔・咽頭・食道疾患治療食からてんかん食まで27種類がある（表1）．それぞれの病態に応じて，総エネルギー量，炭水化物，タンパク質，脂質の割合，塩分量などを設定する（表2）．特別治療食を提供した場合には，1食単位で1日3食を限度として**特別食加算**が算定できる．流動食の経管投与においても，特別食の要件を満たした場合には，特別食加算の算定は可能とされている．

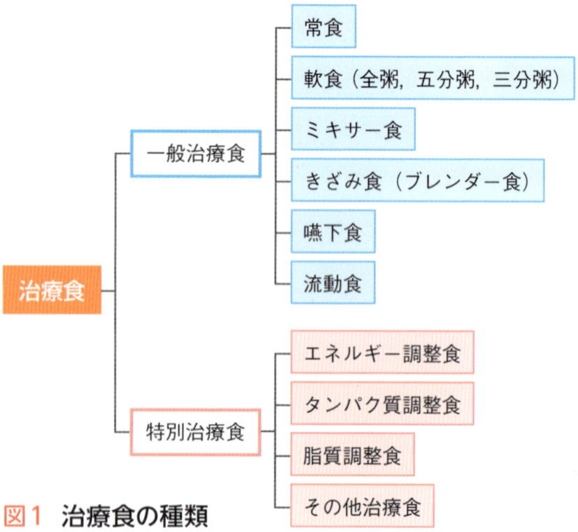

図1　治療食の種類

本項では症例を示しながら栄養療法のポイントを解説する．

1）症例

56歳男性，身長166 cm，体重52 kg，慢性膵炎非代償期．腹痛が増強し，入院となった．1週間の絶食と静脈栄養で症状は軽快し，経口摂取が再開となった．

表1　治療食の分類（平成28年4月1日現在）

区分	食種名	適応症および食種	
		加算食※	非加算食
一般治療食	1. 常食		特殊な食事療法を必要としない常食
	2. 軟食		特殊な食事療法を必要としない三・五・七・全がゆなどすべての軟食
	3. 流動食		特殊な食事療法を必要としない流動食
特別治療食	4. 口腔・咽頭・食道疾患食		口内炎，舌炎，舌がん，上下顎がん，上下顎骨折，食道炎，食道潰瘍，食道がんなど
	5. 胃・腸疾患食	胃・十二指腸潰瘍，Crohn病および潰瘍性大腸炎などの低残渣食	胃がん，その他がん関係，便秘症，潰瘍性大腸炎，その他大腸疾患など
	6. 肝・胆疾患食	急性・慢性肝炎，肝硬変，Wilson病，閉塞性黄疸（胆石症・胆囊炎によるものを含む）	肝がんなど
	7. 膵臓疾患食	急性・慢性膵炎	膵がんなど
	8. 心臓疾患食	心臓疾患（食塩6g/日未満）	その他の心疾患
	9. 高血圧症食		高血圧症，その他の高血圧疾患
	10. 腎臓疾患食	急性・慢性腎炎，急性・慢性腎不全，ネフローゼ症候群	
	11. 貧血症食	血中ヘモグロビン濃度10g/dL以下で鉄欠乏に由来するとき	白血病，血友病，紫斑病，悪性腫瘍など
	12. 糖尿病食	糖尿病	
	13. 肥満症食	高度肥満症（肥満度＋70％以上またはBMI≧35以上）は脂質異常症に準ず	肥満症
	14. 脂質異常症食	脂質異常症LDL値140mg/dL以上，HDL値40mg/dL未満もしくは中性脂肪値150mg/dL以上	その他の脂質異常症
	15. 痛風食	痛風	高尿酸血症
	16. 先天性代謝異常症食	フェニールケトン尿症，ホモシスチン尿症，ヒスチジン血症，ガラクトース血症，楓糖尿症	その他の代謝異常疾患
	17. 妊娠高血圧症候群食	妊娠高血圧症候群（食塩7～8g/日未満）	その他の妊娠高血圧症候群
	18. アレルギー食		食事性アレルギー症
	19. 食欲不振食		悪性腫瘍，神経性食思不振症，放射線宿酔食など
	20. 治療乳	乳児栄養障害症（直接調整する酸乳・バター穀粉乳など）	
	21. 術後食	侵襲の大きな消化管手術後（食道・胃・腸など）	各種疾患の術後食
	22. 検査食	潜血食，大腸X線検査・内視鏡検査食のため残渣の少ない調理済食品を使用した場合も含む	各種検査食（ヨード制限，ミネラル定量テスト，レニンテスト，乾燥食，その他）
	23. 無菌食	無菌治療室管理加算を算定している場合	白血病，免疫不全症，再生不良性貧血症，無顆粒球症など
	24. 経管栄養食		経管栄養（1kcal/g程度の熱量を有する濃厚流動食）
	25. 濃厚流動食		濃厚流動食
	26. 乳児期食		乳児期（調乳が大部分を占める時期）
	27. 離乳期食		離乳期（離乳食が大部分を占める時期）
	28. 幼児期食		就学前の幼児期
	29. その他		特定栄養素の付加あるいは制限を必要とする疾患，上記に属さない疾患
	30. てんかん食	難治性てんかん，グルコーストランスポーター1欠損症，ミトコンドリア脳筋症	

注1：加算の対象となる特別食は，疾病治療の直接手段として，医師の発行する食事箋に基づいて提供される患者の年齢，病状などに対応した栄養量および内容を有する治療食，無菌食および特別な場合の検査食をいうものであり，治療乳を除く乳児の人工栄養のための調乳，離乳食，幼児食などならびに治療食のうちで単なる流動食および軟食は除かれる．なお，高血圧症の患者に対する減塩食（塩分の総量が6g/日未満のものに限る）および小児食物アレルギー食は，栄養食事指導の場合には特別食に含まれる．また，栄養食事指導の肥満症食は肥満度＋40％以上またはBMIが30以上の患者に対する治療食が特別食となる．

注2：栄養食事指導料の対象には上記特別食を必要と認めた患者以外に，がん患者，摂食機能または嚥下機能が低下した患者，低栄養状態にある患者が含まれる．

注3：上記の分類は平成28年4月版，社会保険・老人保健診療報酬「医科点数表の解釈」厚生労働省保険局医療課，厚生労働省老人保健福祉局老人保健課編，指導管理等および食事療養を参照．

「入院時食事療養費に係る食事療養及び入院時生活療養費に係る生活療養の実施上の留意事項について」保医発第0306009号（平成18年3月6日，平成24年3月26日保医発0326第6号・一部改正，平成28年3月4日保医発0304第5号をもとに全国国立大学病院栄養部門会議にて作成，引用．

表2 治療食の主成分別分類

食種		エネルギー (kcal)	タンパク質 (g)	脂質 (g)	炭水化物 (g)	食塩相当量 (g)	その他	算出根拠など
エネルギー調整食	E1200	1,200	55	35	165	9・6・3 g (3 gは個別対応)	・カルシウム：600 mg以上 ・鉄：6.5 mg以上	・エネルギー：30 kcal/kg (標準体重) ・タンパク質：1.1～1.2 g/kg ・脂質：総エネルギーの25%
	E1400	1,400	60	40	200			
	E1600	1,600	65	45	235			
	E1800	1,800	70	50	270			
	E2000	2,000	75	55	300			
幼児食	幼児1400 (4～6歳)	1,400	50	35	220	5 g	・カルシウム：400～600 mg ・鉄：5.5～6.5 mg	・「日本人の食事摂取基準(2015年版)」を参照 ・おやつを2回提供
タンパク質調整食	P30E1600	1,600	30	45	270	9・6・3 g (3 gは個別対応)	・カリウム：1,500 mg ・リン：900 mg ・水分：1,000～1,500 mL	・エネルギー：30～35 kcal/kg (標準体重) ・タンパク質：0.6～0.8 g/kg (標準体重) ・脂質：総エネルギーの25%
	P40E1400	1,400	40	40	230			
	P40E1600	1,600	40	45	260			
	P50E1800	1,800	50	50	290			

エネルギー必要量は標準体重（ideal body weight：IBW）× 30 kcal/kgとして算出すると，60.6 × 30 = 1,818 kcal/日となる．慢性膵炎に対して1日の脂肪摂取量を30 gに制限した脂肪制限食を提供すると，タンパク質66 g，脂質30 g，糖質317 gとなり，PFC比（タンパク質，脂質，炭水化物のエネルギー比率）は15：15：70となる．1日10 g程度の低脂肪食から開始し，腹痛などの再燃がないかどうかを確認しながら徐々に総エネルギー量や脂肪量を増量する．

2）注意するポイント

食事箋においては，**総エネルギー量**はもちろんのこと，**PFC比**や**塩分**，**微量栄養素**など，個々の栄養素についても記載することが必須である．病院によって提供できる食事は異なるため，最初は管理栄養士とも相談しながら，提供する食事を選択するとよい．例えば，脂肪制限食は糖質の量が多く，食べにくい場合もある．ハーフ食[※1]が提供できるのであれば，ハーフ食を活用するのも一法である．

2 具体的な処方例

A. 中心静脈栄養法（TPN）

TPNでは，浸透圧比で3以上の輸液の投与が可能であり，必要なエネルギー量を充足することができる．個々の症例に必要なエネルギー量，アミノ酸量，水分量を求めて，輸液処方を設定することは，食事箋の書き方において説明した内容と同様である（**表3**）．日本では，**高カロリー輸液用キット製剤**が広く用いられている．しかし，製剤によって，含有する微量栄養素などに違いがある．この点について，具体的な症例を呈示しながら解説する．

表3 中心静脈から投与する栄養輸液剤

栄養素	栄養輸液剤
グルコース	ブドウ糖注射液
アミノ酸	総合アミノ酸製剤
脂肪	静注用脂肪乳剤
ビタミン	高カロリー輸液用総合ビタミン剤
微量元素	高カロリー輸液用微量元素製剤

ほかに，ナトリウム，カリウム，クロール，リン，マグネシウム，カルシウムなどが必要．

1）症例

25歳男性，身長170 cm，体重58 kg，全結腸型潰瘍性大腸炎にて入院．重症度分類では重症．ステロイド治療が開始される予定である．

エネルギー必要量はIBW 63.6 kg × 30 kcal/kgとして算出すると約1,900 kcal（1,908 kcal）/日となる．タンパク質・アミノ酸の必要量は63.6 kg × 1.2とし

※1 **ハーフ食**：主食・副食を約半分にした食事．これをベースに濃厚流動食や飲み物，菓子などを付けることもできる．

表4　高カロリー輸液用キット製剤　エルネオパ®NF

	エルネオパ®NF1号	エルネオパ®NF2号
液量	1,000/2,000 mL	1,000/2,000 mL
エネルギー	560/1,120 kcal	820/1,640 kcal
ブドウ糖量	120/240 g	175/350 g
糖濃度	12.0 %	17.5 %
アミノ酸量	20/40 g	30/60 g
NPC/N	153	149

表5　高カロリー輸液用キット製剤　ピーエヌツイン®

	ピーエヌツイン®1号	ピーエヌツイン®2号	ピーエヌツイン®3号
液量	1,000 mL	1,100 mL	1,200 mL
エネルギー	560 kcal	840 kcal	1,160 kcal
ブドウ糖量	120 g	180 g	250.4 g
糖濃度	12.00 %	16.36 %	20.87 %
アミノ酸量	20 g	30 g	40 g
NPC/N	158	158	164

て76.32 g/日となり，75～80 gで設定可能である．日本には，ビタミンや微量元素を含む高カロリー輸液用のキット製剤エルネオパ®NFがあり，広く使用されている．しかし，エルネオパ®NF2号2,000 mLは，全量投与しても，総エネルギーは1,640 kcal，アミノ酸は60 gである（表4）．80 mL/時で投与されているケースも多いが，この場合は1,574 kcal/日，アミノ酸58 g/日である．脂肪乳剤であるイントラリポス®を併用しても，アミノ酸投与量が不足することとなる．そこで，エルネオパ®NF2号2,000 mL＋イントラリポス®100 mLにアミニック®200 mL（アミノ酸20 g，80 kcal）を追加するとNPC/Nも適切な値となる．

2）処方例①

エルネオパ®NF2号2,000 mL＋アミニック®200 mLを92 mL/時で持続投与し，20 %イントラリポス®100 mLを4時間かけて投与する．合計1,920 kcal，アミノ酸80 gとなり，必要量を充足する．この場合，NPC/Nは128.6となる．

注意するポイント

脂肪乳剤の投与速度に注意する．0.1 g/kg/時以下で投与することが原則であり[1)]，本体であるエルネオパ®NF 2号と同時投与しても問題ない．20 %イントラリポス®の場合，体重の半分の速度で投与すると覚えておくとよい．

3）処方例②

ピーエヌツイン®2号1,100 mL＋ピーエヌツイン®3号1,200 mLに脂肪乳剤100 mLを併用する方法もある（表5）．この場合，合計2,200 kcal/日投与しても，アミノ酸は70 gとなり，NPC/Nは180.5とやや高めとなる．

注意するポイント

高カロリー輸液用のキット製剤では，ピーエヌツイン®1号，2号，3号のようにビタミンや微量元素を必ず追加する必要がある製剤，フルカリック®1号，2号やネオパレン®1号，2号のように，ビタミンは添加されているが，微量元素製剤の添加が必要な製剤もある．ビタミンB_1を添加し忘れると乳酸アシドーシスやWernicke脳症など，重篤な合併症をきたす．TPNの開始時から**微量栄養素を添加**することを忘れてはならない．また，グルコースの投与速度についても注意が必要である．5 mg/kg/分以下で投与することが原則であり，侵襲時にはインスリン抵抗性が高まるので，4 mg/kg/分以下とする[1)]．グルコースの投与速度が上限を超えると，高血糖や肝障害の要因となる．したがって，境界型を含む糖尿病患者ややせた成人の場合に対してTPNを施行する場合には**グルコースの投与速度**についても十分に注意する必要がある．

B. 末梢静脈栄養法（PPN）

末梢静脈から投与できる輸液製剤の浸透圧比は3以下である．したがって，グルコースの投与量に限界がある．PPNで投与可能なエネルギーは1,000～1,300 kcal/日以下であり，2週間以上PPNのみでの栄養管理は不可である．

1）症例

65歳男性，身長172 cm，体重54 kg，固形食が通過しにくくなり，内視鏡検査の結果，進行食道がんと診断される．五分粥食と経腸栄養剤で900 kcal/日程度の摂取は可能であった．化学療法2クール施行後に根治手術が計画されている．

エネルギー必要量はIBW 65.1 kg × 30 kcal/kgとして算出すると約1,950 kcal（1,953 kcal）/日となる．また，タンパク質・アミノ酸の必要量は65.1 kg × 1.2として求めると78.1 g/日となる．

2）処方例

エネルギー必要量－経口摂取量として，不足分は1,050 kcal/日となる．これをPPNで補うとすると，ビーフリード®2,000 mL（840 kcal）＋20％イントラリポス®100 mL（200 kcal）で1,040 kcal/日となり，ほぼ充足することとなる．

ビーフリード®はビタミンB_1が含有されているPPN用のキット製剤である（表6）．また，2,000 mLで60 gのアミノ酸を含む．しかし，PPN用のために浸透圧は約3に調整されており，ブドウ糖濃度は7.5％である．2,000 mL中のグルコースは150 gであり，NPC/Nは64である．PPN用のキット製剤のNPC/NはTPN用のキット製剤に比べて著しく低いことに留意する必要がある．脂肪乳剤であるイントラリポス®を併用することはNPC/Nを上げることになり，エネルギー産生栄養素のバランスを改善する結果となる．またイントラリポス®は10％と20％の2種類があるが，いずれも浸透圧は1である．ビーフリード®と同時投与することにより，浸透圧を下げる効果も有している．

表6　末梢静脈栄養（PPN）用キット製剤　ビーフリード®

組成	
ブドウ糖濃度	7.5％（75 g/1,000 mL）
遊離アミノ酸濃度	3.0％（30 g/1,000 mL）
E/N	1.44
エネルギー	420 kcal/1,000 mL
NPC/N	64
浸透圧比	約3
ビタミンB_1	1.92 mg/1,000 mL

ビーフリード®2,000 mL＋イントラリポス®200 mL投与すると，
総カロリー1,040 kcal
エネルギー産生栄養素＋ビタミンB_1が補給できる．

C. 経腸栄養法（EN）

経腸栄養剤は，組成の特徴から成分栄養剤，消化態栄養剤，半消化態栄養剤に分類される（表7）．また日本では，処方箋でオーダーする医薬品扱いの経腸栄養剤と，食事箋でオーダーする経腸栄養剤（流動食）とがある．まずは，成分栄養剤，消化態栄養剤，半消化態栄養剤の特徴を理解し，正しく選択する必要がある．

1）成分栄養剤

成分栄養剤は，化学的に明確な成分から構成されており，窒素源がアミノ酸である．エレンタール®，エレンタール®P，ヘパンED®の3製剤が該当し，いずれも医薬品である（表8）．糖質はデキストリンからなり，グルコースは含まない．脂質として大豆油を含むが，脂肪含量は全エネルギー比の1.5～8.1％ときわめて低脂肪である．

エレンタール®Pは小児用経腸栄養剤であり，2歳までが対象となる．一方，ヘパンED®は肝不全用であり，病態別経腸栄養剤に該当する．

表7　経腸栄養剤の種類と特徴

	人工濃厚流動食			天然濃厚流動食
	成分栄養剤	消化態栄養剤	半消化態栄養剤	
糖質	デキストリン	デキストリン	デキストリンなど	粉飴，はちみつなど
タンパク質	結晶アミノ酸	ジペプチド，トリペプチド	ペプチド，タンパク水解物	大豆タンパク，乳タンパクなど
脂肪	少ない	なし～多い	多い	多い
特徴	すべての構成成分が化学的に明らか	窒素源がペプチド	化学的に固定できない成分も含まれる	天然の食材を使用
消化機能	不要	一部要	一部要	要
吸収機能	要	要	要	要
残渣	なし	少量 ←	→	多量
適応	Crohn病，周術期，消化吸収障害，急性膵炎など	消化吸収障害，周術期など	消化吸収機能が正常な場合	消化吸収機能が正常な場合
その他	水溶性食物繊維を含まない医薬品	水溶性食物繊維を含まない医薬品/食品	水溶性食物繊維添加製剤あり医薬品/食品	粘稠食品
投与経路	経鼻経管，胃瘻・腸瘻，経口	経鼻経管，胃瘻・腸瘻，経口	経鼻経管，胃瘻・腸瘻，経口	胃瘻・腸瘻，経口
投与方法	持続投与	持続投与	持続投与・間欠投与	間欠投与
栄養チューブサイズ	5 Fr	8 Fr	8 Fr～12 Fr	12 Fr以上

2）消化態栄養剤

医薬品の**消化態栄養剤**はツインライン®NFのみである．食品の消化態栄養剤には，ペプチーノ®，ペプタメン®インテンス，ペプタメン®AF，ペプタメン®スタンダードがある（表9）．消化態栄養剤の窒素源はアミノ酸，ジペプチド，トリペプチドからなる．アミノ酸がNa^+イオンとの共輸送であるのに対して，ペプチドはPepT1という単一の輸送系で吸収され，H^+イオンとの共輸送系である．ジペプチドやトリペプチドはアミノ酸に比べて吸収が速いという特徴がある．またペプチド輸送系は腸粘膜の障害時や絶食中にも機能が保持されることが確認されており[2)3)]，消化態栄養剤の大きな利点である．ツインライン®NF，ペプタメン®インテンス，ペプタメン®AF，ペプタメン®スタンダードには必要量の脂肪が含まれているが，ペプチーノ®は無脂肪の経腸栄養剤であり，脂肪乳剤の併用は欠かせない．

表8　成分栄養剤の組成

区　分	成分栄養剤（ED）		
製品名	エレンタール®	エレンタール®P	ヘパンED®（肝不全用）
会社名	EAファーマ	EAファーマ	EAファーマ
主原料	結晶アミノ酸（17種類），デキストリン，大豆油	結晶アミノ酸（18種類），デキストリン，大豆油	結晶アミノ酸（14種類），デキストリン，大豆油
タンパク質（g）	4.4	3.1	3.7
糖　質（g）	21.1	19.9	19.9
脂　質（g）	0.17	0.9	0.9

100 kcalあたり．

3）半消化態栄養剤

半消化態栄養剤の窒素源はタンパク質であり，脂肪も必要量が含まれている．食品の**半消化態栄養剤**は約200種類が市販されているが，医薬品の半消化態栄養剤は，エンシュア・リキッド®，エンシュア®・H，エネーボ®，ラコール®NF，アミノレバン®ENの5製剤のみである（表10）．肝不全用のアミノレバン®EN以外は標準的組成である．エネーボ®は医薬品の経腸栄養剤で唯一食物繊維を含有している．

4）症例

78歳女性，身長148 cm，体重43.8 kg，脳出血による嚥下障害にて経口摂取が困難となり，経腸栄養が開始される．リハビリが開始されるが，ほぼ寝たきり状態である．

エネルギー必要量はIBW 48.2 kg × 25 kcal/kgとして算出すると約1,200 kcal（1,205 kcal）/日となる．また，タンパク質の必要量は1.0 × 48.2 kgとして約48 g/日となる．消化吸収機能に問題はなく，半消化態栄養剤が適応となる．現在，DPC対象病院では，基本的に入院患者に対しては食品扱いの経腸栄養剤が使用されることが多い．食品扱いの経腸栄養剤であれば，入院食事料が算定されるからである．一方，在宅医療へと移行される場合には，むしろ医薬品扱いの経腸栄養剤の方が患者の経済的な負担は少なくなる．

表9　消化態栄養剤・消化態流動食の組成

区　分	消化態栄養剤	消化態流動食（食品扱い）			
製品名	ツインライン®NF	ペプチーノ®	ペプタメン®インテンス	ペプタメン®AF	ペプタメン®スタンダード
会社名	大塚製薬工場	テルモ	ネスレ日本	ネスレ日本	ネスレ日本
主原料	乳タンパク加水分解物，L-メチオニン，L-トリプトファン	乳清タンパク分解物	乳清タンパク分解物	乳清タンパク分解物	乳清タンパク分解物
	マルトデキストリン，トリカプリリン，サフラワー油	デキストリン	デキストリン，中鎖脂肪酸油，大豆油，精製魚油	デキストリン，中鎖脂肪酸油，大豆油，精製魚油	デキストリン，中鎖脂肪酸油，なたね油
タンパク質（g）	4.1	3.6	9.2	6.3	3.5
糖　質（g）	14.7	21.4	7.5	8.8	12.5
脂　質（g）	2.8	0	3.7	4.4	4.0

100 kcalあたり．

表10 医薬品の半消化態栄養剤の組成

製品名		エンシュア・リキッド®	エンシュア®・H	エネーボ®	ラコール®NF	アミノレバン®EN
会社名		アボット	アボット	アボット	大塚製薬工場	大塚製薬
性状（容量）		液状（250 mL）	液状（250 mL）	液状（250 mL）	液状（200/400 mL）	粉末（50 g）
エネルギー		1 kcal/mL	1.5 kcal/mL	1.2 kcal/mL	1 kcal/mL	213 kcal（50 g）
主成分	糖質	デキストリン，精製白糖 13.7 g（54.5 %）	デキストリン，精製白糖 13.7 g（54.5 %）	デキストリン，精製白糖，フラクトオリゴ糖 13.2 g（53.0 %）	マルトデキストリン，精製白糖 15.62 g（62.4 %）	デキストリン 14.79 g（58.9 %）
	タンパク質	カゼイン，分離大豆タンパク 3.5 g（14.0 %）	カゼイン，分離大豆タンパク 3.5 g（14.0 %）	カゼイン，乳清タンパク，分離大豆タンパク 4.5 g（18.0 %）	乳カゼイン，分離大豆タンパク 4.38 g（17.5 %）	アミノ酸，カゼインナトリウム，ゼラチン加水分離物 6.34 g（25.4 %）
	脂質	コーン油，大豆リン脂質 3.5 g（31.5 %）	コーン油，大豆リン脂質 3.5 g（31.5 %）	高オレイン酸ヒマワリ油，ナタネ油，魚油 3.2 g（29.0 %）	トリカプリリン，シソ油 2.23 g（20.1 %）	コメ油 1.74 g（15.7 %）
	繊維	−	−	難消化性デキストリン，大豆多糖類 1.6 g	−	−

100 kcalあたり.

5）処方例

①ハイネ®（1 kcal/mL）400 mLを50 mL/時の持続投与．

②あるいは400 mL×3回の間欠投与（各1.5〜2時間程度かけて）．

ハイネ®は食品扱いの経腸栄養剤である．ハイネ®1,200 mLの水分量は1,200 mLではなく，1,015 mL（84.6 %）であることに注意する．1 kcal/mLの経腸栄養剤の水分量は約85 %，2 kcal/mLの経腸栄養剤に含まれる水分量は約70 %となっている．本症例の場合，水分の必要量をIBW 48.2 kg×30 mL/kgから約1,500 mL（1,446 mL）と算出すると，追加する水分量は400〜500 mLとなる．150 mL×3回，白湯を追加すると充足する．追加する白湯は，経腸栄養剤に混合してはいけない．感染のリスクが増大することと，全体の投与量を増やしてしまうからである．水分は，経腸栄養剤に比べて胃排出が速い[4]．間欠投与の場合，水分を先に投与し，その後に30分程度あけて経腸栄養剤を注入するのがよい方法である．

6）在宅医療への移行

嚥下訓練により少量の経口摂取が可能となったが，ゼリー食が100〜200 kcal程度であった．そこで，胃瘻造設を行い，在宅医療へと移行することとなった．退院時の体重は44.2 kg．独歩は困難であるが，支えることにより車椅子への移動が可能となった．エネルギー必要量はIBW 48.2 kg×28 mL/kgから算出して1,350 kcal（1,349.6 kcal）となり，1,200 kcalの経腸栄養剤の投与が必要と考えられた．

7）処方例

①エネーボ®：300 kcal/250 mL×4本/日，4回注入．水分量は812 mLのため700 mL/日の白湯の追加が必要となる．

②ラコール®NF半固形：300 kcal/300 g×4本/日，4回注入．水分量は912 mLのため600 mL/日の白湯の追加が必要となる．

半固形状流動食は，短い時間での注入が可能であり，胃食道逆流が少ないという利点もある[5]．

3 不足する栄養素と過剰となる栄養素について

エネルギーやタンパク質の必要量を正しく設定すれば，PNやENにおいて栄養素が不足や過剰となることは少ない．しかしながら，栄養剤の組成において，もともと含有量が少ない成分も存在する．その点について解説する．

A. TPNにおける微量元素

ヒトの微量元素はFeを含めて9種類である．しかしながら，TPNにおける微量元素製剤には，ヨウ素，鉄，亜鉛，銅，マンガンの5種類しか含まれていない．

表11　欧米の推奨処方とエルネオパ® およびエルネオパ® NFのビタミン含有濃度

成分（1日量）			米国 AMA 1975	米国 FDA 2000	欧州 ESPEN 2009	日本 エルネオパ®（AMA準拠）	日本 エルネオパ® NF（FDA準拠）
水溶性	B_1	mg	3	6	6	3	6
	B_2	mg	3.6	3.6	3.6	3.6	3.6
	B_6	mg	4	6	6	4	6
	B_{12}	μg	5	5	5	5	5
	パントテン酸	mg	15	15	15	15	15
	ニコチン酸アミド	mg	40	40	40	40	40
	ビオチン	μg	60	60	60	60	60
	葉酸	μg	400	600	600	400	600
	C	mg	100	200	200	100	200
脂溶性	A	mg	0.99	1	1	0.99	1
	D	μg	5	5	5	5	5
	E	mg	10	10	10	10	10
	K	μg	−	150	150	2,000	150

長期間，静脈栄養のみで管理する場合には，特に**セレン欠乏に注意**する必要がある．セレンが欠乏すると，爪の変化，筋肉痛などに加えて，心不全などの重篤な症状をきたす．血中のセレン濃度をモニタリングし，亜セレン酸ナトリウムなどで補正する必要がある．現在，亜セレン酸ナトリウムの製剤は市販されていないが，臨床試験はほぼ終了したところであり，市販が待たれるところである．一方，鉄については，高齢者などでやや過剰となることが問題視された．しかしながら，微量元素製剤の投与量や投与回数を減らすと，ほかの微量元素の欠乏を招く．日本には，海外のようにFeを含まない微量元素製剤が市販されていないからである．

エルネオパ® NFでは，エルネオパ® からビタミンや微量元素の含量が変更されている（表11）．ビタミンB_1の含量が増え，ビタミンKの含量は減っている．また鉄の含量も減少されている．そのために，一般のビタミン製剤，微量元素製剤との間に含有量の差違が生じている．特にワルファリン使用例などでは，ビタミンK投与量の違いは重要であり，注意が必要である．

B. ENにおける微量元素

食品の経腸栄養剤（流動食）に比べて，医薬品扱いの経腸栄養剤は微量元素の含量が少ない製剤が多い．なかでも，成分栄養剤にはセレンが含有されていない．ほかの製剤においても，ヨウ素が含有されている製品は存在しない．長期の経腸栄養管理に医薬品の経腸栄養剤を使用する際には，**微量元素の欠乏に注意**する．

また，成分栄養剤の脂質含量はきわめて少ない．したがって，成分栄養療法を行う際には，脂肪乳剤の経静脈投与により必須脂肪酸欠乏を予防する必要がある．

表12　NST（栄養サポートチーム）とは

- 「Nutrition support team」（栄養サポートチーム）の略称
- 医師と看護師，薬剤師，管理栄養士，臨床検査技師，理学療法士などのメディカルスタッフがメンバーとなる
- 栄養療法の専門知識をもったチーム医療のシステムである
- 患者の栄養アセスメントを行い，最適な栄養療法を提供するチーム医療である
- 合併症（感染・褥瘡）減少などの患者QOLの向上，かつ医療費の抑制効果をめざす

4 NSTとの連携

栄養サポートチーム（Nutrition support team：NST）は，栄養管理に関する専門的知識とスキルを有するチームであり，医師，薬剤師，管理栄養士，看護師，臨床検査技師，理学療法士，言語聴覚士など，多職種から構成される（表12）．すでに，全国で1,600以上の施設で活動が展開されている．栄養管理・栄養治療に関する専門的な活動，すなわち栄養状態の評価，治療方針に関するミーティング，回診などが行われることを条件として，週に1回200点（歯科医師との連携がなされていれば250点）の**NST加算**も算定可能となっている．

担当医がNSTに相談，あるいは依頼するのは，中等度〜高度の栄養障害，意識障害や嚥下障害で長期に静脈栄養，経腸栄養を実施している症例などが一般的であろう．これらの症例において，エネルギー投与量の設定，栄養剤の選択などについて，NSTと連携することはきわめて有用である．しかしながら本来は，入院患者が栄養障害を呈する前，あるいは高度な栄養障害に陥る前の段階で適切な栄養管理を実施すべきである．例えば食道がんや膵がん，大動脈解離など，高侵襲の手術症例，造血幹細胞移植の症例，ICUにて集学的治療が行われる症例，胃瘻や腸瘻造設を施行する症例は，すべて入院時よりNSTが担当医と密に連絡をとりながら栄養サポートを実施する体制が整っていることが好ましい．個々の症例について詳しい情報を得ている担当医と，栄養に関するスペシャリストのチームとが連携して栄養管理にあたるのは非常に有益であり，治療効果も高い．

文　献

1）「静脈経腸栄養ガイドライン 第3版」（日本静脈経腸栄養学会/編），照林社，2013
2）Tanaka H, et al：Gastroenterology, 114：714-723, 1998
3）Ihara T, et al：Digestion, 61：59-67, 2000
4）Okabe T, et al：Br J Anaesth, 114：77-82, 2015
5）Nishiwaki S, et al：JPEN J Parenter Enteral Nutr, 33：513-519, 2009

1 栄養食事指導と食習慣

- 食習慣は，生活習慣病の予防や治療に大きくかかわっていることを理解する
- 適切な飲酒量や間食習慣への改善が重要であることを理解する
- 栄養成分表示の活用を理解する

1 食事と生活習慣病

運動，食事，休養は，健康の維持・増進に重要でそのバランスによって健康状態が左右される．なかでも，食事は健康の維持・増進とのかかわりがより強く，偏りを改善することで生活習慣病の発症が予防できる．特に糖尿病や脂質異常症，慢性腎臓病（CKD），脂肪肝，動脈硬化性疾患などは，日常の生活習慣が発症やその重症化に深くかかわる．一方で適切な食事の継続は，これらの生活習慣病の予防はもちろん治療にも貢献する．

A. 栄養管理の役割

医療や福祉施設での栄養補給（輸液・経腸栄養剤・食事）は，疾病の治療と回復過程における治療の基礎的な役割を担っている．特に，生活習慣病や肝硬変，腎疾患，Crohn病，小児の先天性代謝異常症などでは，疾患治療に合わせた食事・栄養療法が提供され，**栄養管理**は治療の一環として重要である．生活習慣病患者の食事は入院治療中は管理されているが，退院後は日常生活の一部であり**自己管理能力**に委ねられる．自己管理ができるように病気の状況を踏まえ，対象者の嗜好や調理能力，地域特性（環境）などを考慮し，身体状態（病態）に即した食事摂取ができることを目標として管理栄養士が栄養食事指導※1を行っている．

B. 栄養食事指導の形態

1）個別栄養食事指導（表1）

あらかじめ対象者のプロフィール，病態，身体状況（身長，体重，適正体重など），臨床検査データなどの基本情報や食生活歴・嗜好などを把握し，フードモデルやパンフレットなどの**栄養指導教材**を準備し，栄養食事計画に沿って実施する（図1）．栄養食事指導が必要とされる肝疾患や糖尿病，腎疾患などの患者については，適切なエネルギーやタンパク質，食塩量などが医師から指示され，これを踏まえ管理栄養士は，対象者の病識，理解度，食事改善への意欲などを観察し，実行可能な方法を検討して具体的に提示し，自身で食事改善の実践方法の決定ができるように促し，モチベーションを高め指導する．

入院患者の栄養食事指導では，入院期間中の食事療法の意義や退院後，在宅での食生活に関する自己管理方法について指導する．特徴は，入院時食事療養に基づいた入院中の食事を教材として活用できること，入院中の食事を摂取することで，味付けや適切な食事量が体験できること，の2つである．このことを踏まえて行う．

外来患者の栄養食事指導では，**食事記録**（写真や食事日記）などを持参させ，フードモデルや献立写真などを用いて確認し，食生活状況を評価して栄養問題を判定（栄養診断，第2章-1参照）する．対象者は日常生活を営んでいることから，急激な食事内容の修正は

※1　**栄養食事指導**：厚生労働大臣が定める特別食を医師が必要と認めたものなどに対して，管理栄養士が医師の指示に基づき，食事計画などを示して行われる．

表1　個人指導と集団指導の特徴（糖尿病の場合）

	個人指導	集団指導
必要な人手や時間	集団指導に比べ人手や時間がかかる	個人指導に比べ人手や時間がかからない（糖尿病の一般的な知識や参加者に共通して必要な情報を提供する場合に効果的）
患者への対応	・患者個々の状況に即した指導ができる（患者の生活状況に合った自己管理の方法を一緒に考え工夫するときや患者のプライバシーにかかわる問題に対応する場合など） ・指導中の患者の反応に応じた対応がとりやすい	患者個々の状況に合わせた指導はしづらい
患者・医療者関係	患者と医療者との相互作用を重視したかかわりがとりやすい	医療者から患者への一方通行的なかかわりになりやすい
医療者に求められる能力	その患者の状況を考慮したうえで，患者の反応を把握し，それに応じた対応ができる専門的な知識や能力が必要になる	集団への働きかけのなかで，患者の反応を把握し，それを指導に反映させる能力が必要
患者同士の関係づくり	直接患者同士のつながりをつくる場にはならない	患者同士の意見交換，話し合いの場がもて，患者間での相互作用が生まれる場になる
影響要因	患者ー医療者関係，落ち着いてゆっくり話せる場であるか，プライバシーが保たれる場であるか，など	参加者の人数や特性に影響を受ける

文献1より引用．

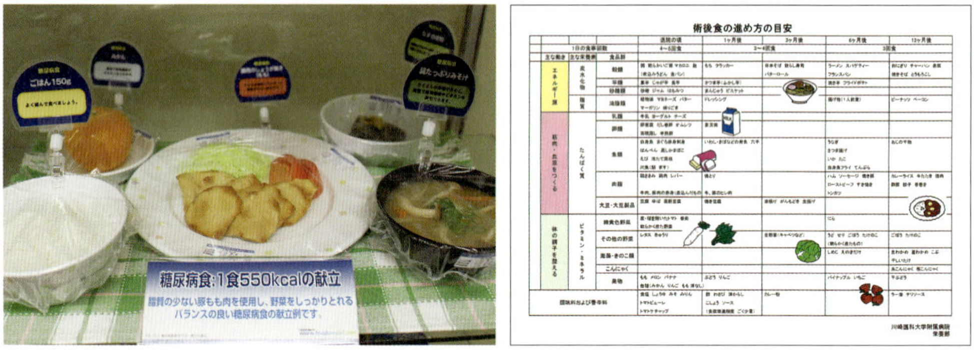

図1　栄養指導教材の例

難しいが，食事内容を改善し臨床検査データや症状の改善などを体験することにより，**行動変容**※2へつなげることができる．栄養指導回数を重ねることにより，よりよい食生活への行動変容を図る．

2）集団栄養食事指導（表1）

疾患別の集団栄養食事指導の例として糖尿病教室，高血圧教室，脂質異常症教室，腎臓病教室などがある（表2）．これらの集団指導は，医師による病態説明，看護師による生活指導，薬剤師による薬の知識，管理栄養士による食事のとり方など日常生活に必要な内容をおおむね組込み，医療チームで取り組まれている場合が多い．

病気の特徴や成り立ち，日常生活の過ごし方や食事・栄養療法の実践などの説明を中心にした講義のほか，**目で見て**，**体験する**ことで適切な食事が理解できるようにするために1日に摂取すべき野菜量の提示，ポイントとなる食品の計量体験，外食の展示など工夫もされている．

3）食事会

食事会では，主食・主菜・副菜のバランスや量について実際の食事を通して体験できる．病院食を用いる方法や，複数のメニューを準備しビュッフェ形式にして，対象者に好みのメニューを選択させ，そのメニューに対して量や食材の解説をして指導する方法など工夫されている．最近では，ホテルなどのレストランを利用した食事会も企画されている．食事は，栄養補給だけでなく楽しみの1つであり，心を和ませるコミュニケーションツールとしての役割ももつ．実際の生活に

※2　**行動変容**：これまでに身についた日常生活行動を，健康によいとされる行動へ変え維持することで，特に生活習慣病の予防や治療では重要である．

表2 糖尿病教室の例（川崎医科大学附属病院）

曜日	午前（10：30～11：20）		午後（14：45～15：45）	
月曜日	糖尿病はどんな病気	医師	低血糖ってなに？ 意外に簡単なインスリン注射 自分でできる検査/尿糖・血糖	看護師
火曜日	楽しく運動	医師	糖尿病食：バランスのいい健康食	管理栄養士
水曜日	糖尿病の検査はどんな検査	臨床検査技師	正しく知ろう薬の話	薬剤師
木曜日	糖尿病に合併するさまざまな病気	医師		
金曜日	仲よくしよう糖尿病 日常生活での注意点	看護師	食事療法のあれこれ 修了証	管理栄養士 医師

合わせた実行可能な範囲で，幅広い食事の選び方ができるよう栄養指導を行っていく．

2 臨床上問題となる食習慣

A. アルコールと生活習慣病

過剰の飲酒は，生活習慣病をはじめとするさまざまな健康障害のリスク要因となっている．アルコール摂取による健康障害への対策として，国は**アルコール健康障害対策基本法**※3を2014年6月に施行している．また，**健康日本21**では多量飲酒者を1日当たり平均純アルコール摂取量約60 g以上とし，生活習慣病の発症リスクを高める量を飲酒している者の減少，未成年者および妊娠中の者の飲酒の防止について目標値を設定して改善に取り組んでいる．

一方，国民健康・栄養調査では，**生活習慣病のリスクを高める量**を1日当たりの純アルコール摂取量が男性で40 g以上，女性20 g以上とし，その推移を報告している．2010年からの推移でみると，男性では有意な増減はなく，女性では有意に増加していた（図2）．なお，酒の種類と純アルコール換算量の関係は表3の通りである．また，はじめて飲酒をしたきっかけは，約60～70％の者が友人や親，先輩や上司に勧められたもので，20歳以前に飲酒の経験がある者は約50％を占めていた．

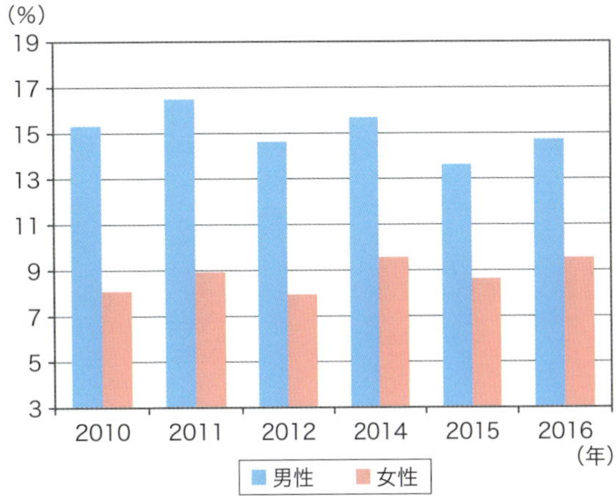

図2 生活習慣病のリスクを高める量を飲酒している者の推移

表3 適度な飲酒量

酒の種類	量
ビール	中瓶1本　（500 mL）
日本酒	1合　（180 mL）
ウィスキー	シングル2杯　（60 mL）
ワイン	グラス2杯　（200 mL）
焼酎	小コップ1/2杯　（70 mL）

純アルコール換算で約20 g.

1）飲酒と生活習慣病発症リスク

アルコール飲料の過剰摂取が影響を与えるといわれている疾患には，肝疾患（脂肪肝，急性肝炎，肝硬変），高血圧，心筋梗塞，脳萎縮，脳出血，脳梗塞，急性・慢性膵炎，糖尿病，高尿酸血症，高トリグリセリド血症，がん（咽頭がん，喉頭がん，食道がん，肝臓がん，大腸がん）などがある（表4）．

※3 **アルコール健康障害対策基本法**：酒類が国民の生活に豊かさと潤いを与えるものであるとともに，一方で，不適切な飲酒はアルコール健康障害の原因となる．アルコール健康障害は，本人の健康の問題であるのみならず，その家族への深刻な影響や重大な社会問題を生じさせる危険性が高い．これらを鑑み，アルコール健康障害の発生，進行および再発の防止を図り，合わせてアルコール健康障害を有する者などに対する支援の充実を図り，もって国民の健康を保護するとともに，安心して暮らすことのできる社会の実現に寄与することを目的として策定された．

表4　アルコールと生活習慣病

食道がん	危険率は，1日日本酒1.5合以上の飲酒で1.5倍，たばこ1箱30年以上で4倍，両方で30倍であることが報告されている
急性膵炎	発症リスクは，純アルコール摂取量換算で1日24 g以下では発症リスクに差はないが，48 g以上の飲酒では2.5倍になる[2]
痛風	発作リスクは，アルコール摂取が多いほど増加する．アルコール摂取集団では，痛風発症リスクは1.2倍となる[3]
アルコール性肝硬変	日本酒換算で約7合を毎日10年以上飲み続けた場合約20％に，15年以上飲み続けた場合では約50％に生ずるといわれている
アルコール依存症	毎日日本酒にすると5合以上を10年以上飲んでいる
高血圧	飲酒習慣は血圧上昇の危険因子となる[4]

表5　酒類に含まれるエネルギーと栄養素

種類	量（mL）	アルコール（g）	エネルギー（kcal）	タンパク質（g）	脂質（g）	炭水化物（g）
ビール大瓶1本	633	23.4	253	1.9	0	19.6
日本酒1合	180	20.3	185	0.7	0	6.5
ウィスキーダブル1杯	60	20.0	142	0	0	0
焼酎25度1合	180	36.9	263	0	0	0
ワイングラス1杯	120	11.2	88	0.2	Tr	1.8
梅酒グラス1杯	50	5.1	78	0.1	Tr	10.4

表6　糖尿病患者でアルコール飲料を認める条件

1. 血糖のコントロールが長期にわたって良好
2. 糖尿病合併症がないか，あっても軽度である
3. 肥満や脂質異常症（特に高トリグリセリド血症），高尿酸血症（痛風）がない
4. 肝疾患，膵疾患がない
5. 自制心がある

文献1より引用．

2）栄養指導

適量のアルコール摂取については，冠動脈疾患などの発症予防効果が認められているが，過剰摂取は血圧を高め，肝臓でのトリグリセリドの合成を亢進させる．飲酒はその習慣ではなく多量に飲酒することが問題で，健康被害をもたらすことから種々の疾患で改善点の1つになっている．

① 各疾患における適量のアルコール摂取

適量については疾患により推奨量が若干異なり，糖尿病では，1日当たり純アルコール換算で約25 g程度まで飲用を許可して，週2日程度の休肝日を設けること，さらに飲酒が治療上好ましくない場合は禁酒を勧めている（表5，6）[1]．動脈硬化性疾患の予防では，男性では1日当たり純アルコール換算量が10～19 g，女性9 gまでが最も死亡率が低く，飲酒量が増加するに従い，死亡率が増加する．そのため「節度ある適切な飲酒」は，1日平均純アルコールに換算して約20～30 gを推奨している．また，高血圧治療では，多量飲酒者（純アルコール換算で56 g/日）が約半量にアルコールを減らすことで，血圧の有意な低下を認めている．そのため純アルコール換算で20 g以下を推奨している．

② 栄養指導のポイント

栄養指導では，達成できそうな具体的な飲酒の目標量について自ら提案できるように促し，実現できそうな目標を，できるだけ具体的に患者と相談する．飲酒量については，アルコール性肝硬変や膵炎などを除き，禁酒を到達目標にしない場合が多い．しかし，飲酒の背景には身体的問題だけでなく精神・心理的側面からの問題を抱えている場合もあり，専門的知識を有するカウンセラーへの依頼も必要となる．

B. 間食

1）間食の役割

一般に，毎日の朝食，昼食，夕食の間に摂る**補助的な食事**（軽食）を間食としている．間食の目的は，身体的側面での栄養素の補給と心理的側面における満足感がある．一度に必要な量が摂取できない高齢者や小児では，1日に必要な栄養素などの補給の役割として重要である．小児期では，あらかじめ間食として1日に必要な栄養素量の15～20％をあてる（表7）．この

表7　小児期に取り入れたい間食（150～200 kcal/日）

食品名	数量（g）	エネルギー（kcal）	タンパク質（g）	補給が期待される栄養素
牛乳	100	67	3.3	タンパク質，カルシウム
ヨーグルト	80	67	4.3	タンパク質，カルシウム
ビスケット	20	86	1.6	
卵ボーロ	20	80	0.5	
果物（バナナ）	100	86	1.1	ビタミン，食物繊維
芋（さつまいも）	50	82	0.7	ビタミン，食物繊維

表8　主な間食のエネルギー量

種類	目安量	量（g）	エネルギー（kcal）	種類	目安量	量（g）	エネルギー（kcal）
まんじゅう	1個	30	93	ジュース	1杯	200	100
きびだんご	3個	30	90	メロンパン	1個	120	439
シュークリーム	1個	90	205	あんぱん	小1個	60	168
カステラ	1切れ	50	160	クッキー	2枚	30	157
チョコレート		30	167	スナック菓子		30	166

ように栄養補給としての役割に加え，間食はストレス解消や疲労回復，さらにはパーティでのケーキのように，特別な場面で楽しさや満足感を与えるものもある．

2）日本人における間食の現状

18歳以上で間食をとっている者の割合は約60～70％，毎日摂取している者は，男性で42％，女性で57％であることが報告されている[5]．一般的には食べ過ぎの代名詞のようなイメージが強く，肥満を起因とした生活習慣病につながる可能性があることから量や質，タイミングを考え満足感や栄養素などの不足が補える食習慣としての工夫が重要となっている．

3）栄養指導のポイント

間食は，若い世代では，高脂肪，高エネルギーのものが好まれる傾向にある（表8）．また，満足度が高い食品ほど過剰になりやすく，糖尿病や脂質異常症では，血糖やトリグリセリド値へ直接影響を与える食品が多い．その場合，食事指導では，間食を禁止したり減量を指導する必要がある．2型糖尿病の食事療法では，間食は1日に160 kcal程度（2単位）までを目安に条件つきで認める場合がある．栄養指導では，1日の摂取エネルギー量が消費エネルギー量を超えないように，食事だけではなく間食も含めて調整する．

4）栄養成分表示制度

生活習慣病が増加するなか，適切な食生活に向け日常摂取している食品の栄養成分の理解が重要であることから**食品表示法**が2015年4月に施行され，栄養成分表示が義務化された（図3）．対象食品は，消費者向けにあらかじめ包装されたすべての加工食品と添加物（業務用加工食品は除く）となっている（移行経過措置期間：加工食品と添加物は5年間，生鮮食品は1年6カ月）．栄養成分表示は，健康で栄養バランスがとれた食生活を営むことの重要性を消費者自らが意識し，商品選択に役立てることで適切な食生活を実践する契機となる効果が期待されている．

C. ファストフード・外食

1）ファストフードとは

ファストフード（fast food）とは，短時間で調理，あるいは提供される**手軽な食品や食事**を指す．ハンバーガーが日本に普及して以来，市民権を得た言葉であるが，日本ですでに利用されていた牛丼やおにぎり，ラーメン・うどんなどの麺類もこれに相当する．ファストフードはどこでも簡単に手に入れることができ，比較的安価であることから食事や間食として気軽に利用されている．家計調査では，肥満率の高い地域ではファストフードなどの外食，スナック菓子などのジャンクフードの利用が多い傾向があることが示されている．ファストフードも含め外食は，美味しさの幅を広げる

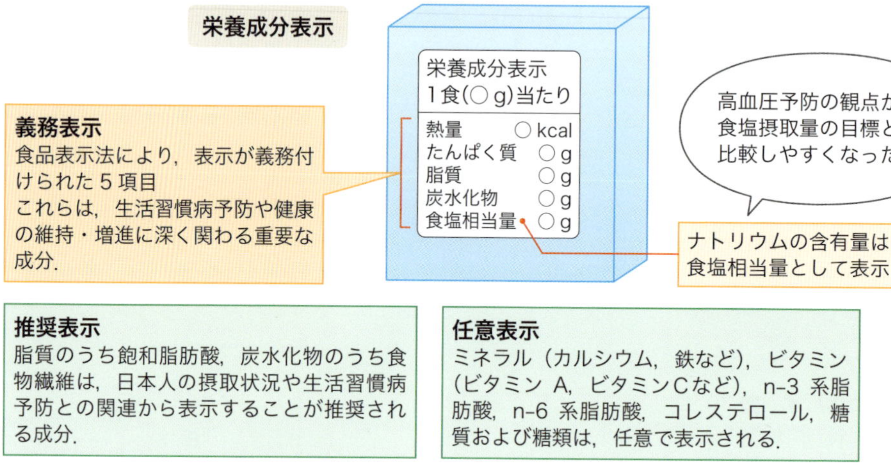

図3　表示が義務化された栄養成分

熱量（エネルギー），タンパク質，脂質，炭水化物，食塩相当量（ナトリウム塩を添加していない食品のみ，任意でナトリウム量が併記できる）．熱量はエネルギーと表示できる．

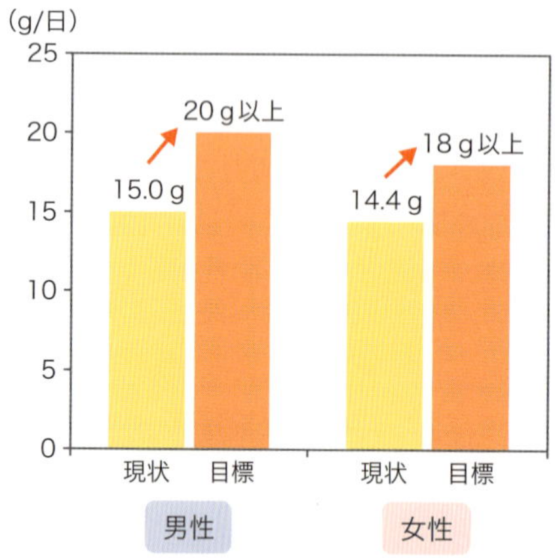

図4　食物繊維摂取量の状況（20歳以上）

目標は，20～60歳代の値．70歳以上は，男性19 g以上，女性17 g以上．文献6，7をもとに作成．

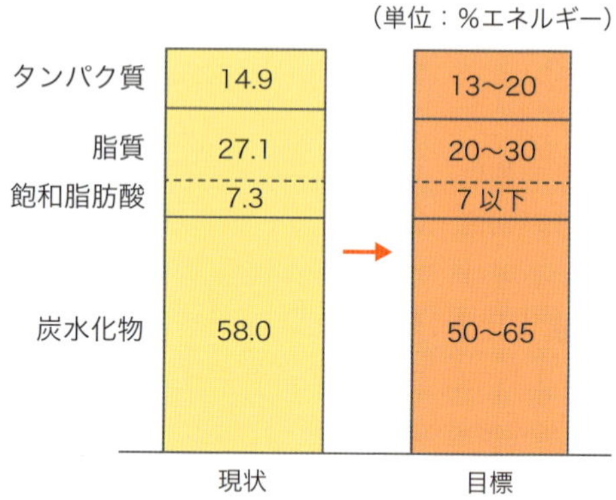

図5　タンパク質，脂質，炭水化物のエネルギー構成比の状況（18歳以上）

ために脂肪や食塩の多い料理が多く，エネルギー量や栄養素量がわかりにくい．地方自治体では，レストランやファストフードなどの飲食店に対して，メニューの栄養成分や「食事バランスガイド」の表示を推奨し，表示店は徐々に増加している（第3章-2参照）．

2）栄養指導のポイント

ハンバーガーやフライドチキンなどのファストフードは，一般的に高脂肪でビタミン・ミネラルが少なく栄養バランスが悪い．エネルギー量は1個当たり250～500 kcalと幅広く，脂質が多く野菜が少ないことからエネルギーに対してビタミンや食物繊維が不足となる（図4）．それを補うには，サラダや野菜ジュースの追加や甘みの少ない飲料を組合わせること，食べる量や回数を調整する工夫が必要となる．

D. 食生活の欧米化

生活習慣病の増加は，社会環境の変化による食生活の欧米化や運動不足などに影響されているが，とりわけ食事は，肥満や生活習慣病を予防・対策するうえで重要となる．「日本人の食事摂取基準（2015年版）」[7]では，飽和脂肪酸からの摂取エネルギーが総摂取エネルギーに占める割合の目標量を，18歳以上の男女において7％以下としている（図5）．農林水産省が試験的に行った飽和脂肪酸の摂取量の推定では，20歳以上の日本人が摂取している飽和脂肪酸の平均的な脂肪エネルギー比率は8.2％となり，脂質全体だけではなく，そのなかの飽和脂肪酸もとりすぎ傾向にある可能性が示されている．

3 食文化：日本型食生活と和食

1980年代ごろの食生活は，海外からの輸入食材が増加したことで肉類の摂取などが広まり，主食のごはん，主菜・副菜に追加して，適度な牛乳・乳製品や果物を摂取するバランスのとれた食事であった．このことから，農林水産省ではこのような食生活のことを**日本型食生活**と提唱している．また，2013年**和食**がユネスコ無形文化遺産として登録されたことで改めて注目され，日本が世界有数の長寿国である理由は，このような日本食にあると評価されている．ごはんを主食とした日本食は，和・洋・中華いずれの副菜とも相性がよく，献立や食材の種類が豊富である．このことは，栄養バランスを整えるうえで推奨される**食品の多様性**につながっている．

2000年3月に，文部省，厚生省（当時）および農林水産省が連携して「食生活指針」が策定された．食育基本法の制定，健康日本21（第二次）の開始，食育基本法に基づく第3次食育推進基本計画などが策定されるなど食生活に関するこれらの幅広い分野での動きを踏まえて，2016年6月に「食生活指針」が改定されている（第3章-2参照）．

文　献

1）「糖尿病療養指導ガイドブック 2018　糖尿病療養指導士の学習目標と課題」（日本糖尿病療養指導士認定機構/編著），メディカルレビュー社，2018
2）「急性膵炎診療ガイドライン 2015 第4版」（急性膵炎診療ガイドライン2015改訂出版委員会，他/編），金原出版，2015
3）「高尿酸血症・痛風の治療ガイドライン 第2版」（日本痛風・核酸代謝学会ガイドライン改訂委員会/編），メディカルレビュー社，2012
4）「高血圧治療ガイドライン 2014」（日本高血圧学会/編），ライフサイエンス出版，2014
5）「平成17年国民健康・栄養調査」（https://www.mhlw.go.jp/bunya/kenkou/eiyou07/01.html），厚生労働省
6）「平成28年国民健康・栄養調査」（https://www.mhlw.go.jp/bunya/kenkou/eiyou/dl/h28-houkoku.pdf），厚生労働省
7）「日本人の食事摂取基準（2015年版）」（http://www.mhlw.go.jp/stf/shingi/0000041824.html），厚生労働省

2 栄養指導に役立つツール

- 「日本食品標準成分表」は，日本で常用される生鮮食品および調理加工食品について，標準的な栄養成分値を収載していることを理解する
- 「食生活指針」は，食料生産・流通から食卓，健康，生活の全体を視野に入れ，食生活に関する指針を示していることを理解する
- 「食事バランスガイド」は，人々の健康の保持・増進のため，1日に何をどれだけ食べたらよいかという具体的な食事のおおよその量を示す教育用の媒体であることを理解する
- 「日本人の食事摂取基準」は，不足の回避および生活習慣病の発症・重症化予防のために摂取することが望ましいエネルギーと栄養素の量を，各性・年齢階級ごとに定めた基準であることを理解する
- 「食品交換表」は，糖尿病の食事療法のための献立作成ツールとして用いられていることを理解する

1 日本食品標準成分表

A. 概要

「日本食品標準成分表」(以下「食品成分表」) は，日本で常用される生鮮食品および調理加工食品について，**標準的な栄養成分値**を収載するものである．標準的な成分値とは，われわれが年間を通じて摂取する場合の全国的な平均値をいう．基本的には，各地からサンプリングした食品を1つにまとめ，成分分析を行う．

食品成分表は戦後の国民栄養改善の見地から，1950年に国として正式に発行され，以後，7回の改訂が行われ，「日本食品標準成分表2015年版 (七訂)」(以下「成分表2015年版」) に至っている．食品数は初版の538品目から徐々に増えて，2015年版では2,191品目に至っている[1]．

B. 成分表2015年版の内容と特徴

1) 構成

成分表2015年版は，①本表，②アミノ酸成分表編，③脂肪酸成分表編，④炭水化物成分表編の4つの成分表からなる．

2) 収載食品

① 本表

成分表2015年版は，2,191食品について**可食部100 g当たりの成分値**が掲載されている．表1に成分表の収載例を示す．食品は18群に分類され，①穀類，②いも及びでん粉類，③砂糖及び甘味類，④豆類，⑤種実類，⑥野菜類，⑦果実類，⑧きのこ類，⑨藻類，⑩魚介類，⑪肉類，⑫卵類，⑬乳類，⑭油脂類，⑮菓子類，⑯し好飲料類，⑰調味料及び香辛料類，⑱調理加工食品類の順に収載されている．そう菜は，資料として第3章に記載されている[1]．

② アミノ酸成分表編

本成分表のアミノ酸の成分値は，成分表2015年版に対応した1,558食品について，可食部100 g当たり

表1　日本食品標準成分表2015年版（七訂）の表示例

9 藻類

食品番号	索引番号	食品名	廃棄率	エネルギー	エネルギー	水分	たんぱく質	アミノ酸組成によるたんぱく質	脂質	トリアシルグリセロール当量	脂肪酸 飽和	脂肪酸 一価不飽和	脂肪酸 多価不飽和	コレステロール	炭水化物	利用可能炭水化物（単糖当量）	食物繊維 水溶性	食物繊維 不溶性	食物繊維 総量	灰分
			%	kcal	kJ	g	g	g	g	g	g	g	g	mg	g	g	g	g	g	g
		藻類																		
		あおさ																		
09001	974	素干し	0	130	544	16.9	22.1	16.5	0.6	0.4	0.12	0.05	0.17	1	41.7	-	-	-	29.1	18.7
		あおのり																		
09002	975	素干し	0	164	688	6.5	29.4	21.0	5.2	3.3	0.97	0.50	1.65	Tr	41.0	0.2	-	-	35.2	17.8
		あまのり																		
09003	976	ほしのり	0	173	724	8.4	39.4	30.0	3.7	2.2	0.55	0.20	1.39	21	38.7	0.5	-	-	31.2	9.8
09004	977	焼きのり	0	188	787	2.3	41.4	31.2	3.7	2.2	0.55	0.20	1.39	22	44.3	1.9	-	-	36.0	8.3
09005	978	味付けのり	0	359	1501	3.4	40.0	30.8	3.5	(2.1)	(0.52)	(0.19)	(1.31)	21	41.8	14.3	-	-	25.2	11.3

食品番号	ナトリウム	カリウム	カルシウム	マグネシウム	リン	鉄	亜鉛	銅	マンガン	ヨウ素	セレン	クロム	モリブデン	A レチノール	A カロテン α	A カロテン β	A β-クリプトキサンチン	A β-カロテン当量	A レチノール活性当量	D	E トコフェロール α	E トコフェロール β	E トコフェロール γ	E トコフェロール δ	K	B_1	B_2	ナイアシン	B_6	B_{12}	葉酸	パントテン酸	ビオチン	C	食塩相当量	備考
	mg	mg	mg	mg	mg	mg	mg	mg	mg	μg	μg	μg	μg	μg	μg	μg	μg	μg	μg	μg	mg	mg	mg	mg	μg	mg	mg	mg	mg	μg	μg	mg	μg	mg	g	
09001	3900	3200	490	3200	160	5.3	1.2	0.80	17.00	2200	8	160	23	(0)	300	2500	27	2700	220	(0)	1.1	0	0	0	5	0.07	0.48	10.0	0.09	1.3	180	0.44	30.7	25	9.9	エネルギー：暫定値
09002	3200	2500	750	1400	390	77.0	1.6	0.58	13.00	2700	7	39	18	(0)	2200	20000	81	21000	1700	(0)	2.5	0	0	0	3	0.92	1.66	6.3	0.50	32.1	270	0.57	71.0	62	8.1	エネルギー：暫定値
（あまのり）																																				別名：のり
09003	610	3100	140	340	690	10.7	3.7	0.62	2.51	1400	7	5	93	(0)	8800	38000	1900	43000	3600	(0)	4.3	0	0	0	2600	1.21	2.68	11.8	0.61	77.6	1200	0.93	41.4	160	1.5	すき干ししたもの エネルギー：暫定値
09004	530	2400	280	300	700	11.4	3.6	0.55	3.72	2100	9	6	220	(0)	4100	25000	980	27000	2300	(0)	4.6	0	0	0	390	0.69	2.33	11.7	0.59	57.6	1900	1.18	46.9	210	1.3	エネルギー：暫定値
09005	1700	2700	170	290	710	8.2	3.7	0.59	2.35	-	-	-	-	(0)	5600	29000	1200	32000	2700	(0)	3.7	0	0	0	650	0.61	2.31	12.2	0.51	58.1	1600	1.28	-	200	4.3	有機酸：0.4 g

文献1より引用.

の成分値（第1表）と基準窒素1 g当たりの成分値（第2表）が収載されている[2].

③ 脂肪酸成分表編

本成分表の脂肪酸の成分値は，成分表2015年版に対応した1,782食品について，可食部100 g当たりの成分値（第1表）と脂肪酸総量100 g当たりの成分値（第2表）が収載されている[3].

④ 炭水化物成分表編

本成分表の成分値は，成分表2015年版に対応した96食品について（調理加工食品類を除く），可食部100 g当たりの利用可能炭水化物および糖アルコールの成分値を収載するとともに，別表として有機酸の成分値が収載されている[4].

3）成分項目とその配列

① 成分項目

本表の収載成分項目は51であり，これに廃棄率が加わり全部で52項目が収載されている.

② 成分項目の配列

本表の成分項目の配列は，廃棄率，エネルギー，水分，たんぱく質，アミノ酸組成によるたんぱく質（付加情報），脂質，トリアシルグリセロール当量（付加情報），脂肪酸，コレステロール，炭水化物，利用可能炭水化物（単糖当量）（付加情報），食物繊維，灰分，無機質（ナトリウム，カリウム，カルシウム，マグネシウム，リン，鉄，亜鉛，銅，マンガン，ヨウ素，セレン，クロム，モリブデン），ビタミン〔A（レチノール，α-カロテン，β-カロテン，クリプトキサンチン，β-カロテン当量，レチノール活性当量），D，E，K，B_1，B_2，ナイアシン，B_6，B_{12}，葉酸，パントテン酸，ビオチン，C〕，食塩相当量の順に示されている.

4）社会的ニーズへの対応

成分表2015年版は，社会的ニーズに対応するため，冊子のほかにHPにおいてPDFファイルにより公開するとともに，成分表をエクセルファイルでも公開している．これにより，栄養管理，教育および研究の各分野でより実践的な活用が可能となった．また，2015年版からは，HPで英語版も公開され，国際的にも利用可能となった[1].

5）活用

食品成分表の情報は，医師による生活習慣病の予防対策および治療において，例えば食品中の熱量およびナトリウム，カリウム，飽和脂肪酸などの含有量を把握することにより，適切な食事指導が可能となる.

2 食生活指針と食事バランスガイド

A. 食生活指針

1）概要

「食生活指針」は，日本の健康・栄養施策の一環として，国民一人ひとりが食生活の改善に取り組むよう，1985年に当時の厚生省から公表された．その後，2000年，新たに当時の文部省，厚生省，農林水産省が合同で「食生活指針」を公表し，2016年に改定された（図1）．「食事を楽しみましょう（①）」から，生活習慣や身体活動と食との関連（②，③），食物の組合わせ（④～⑦），食文化（⑧），環境（⑨），「食生活を見直してみましょう」（⑩）まで，食料生産・流通から食卓，健康，生活までの全体像を視野に入れたものとなっている[5].

2）活用

「食生活指針」は，食生活の基本であることから，生

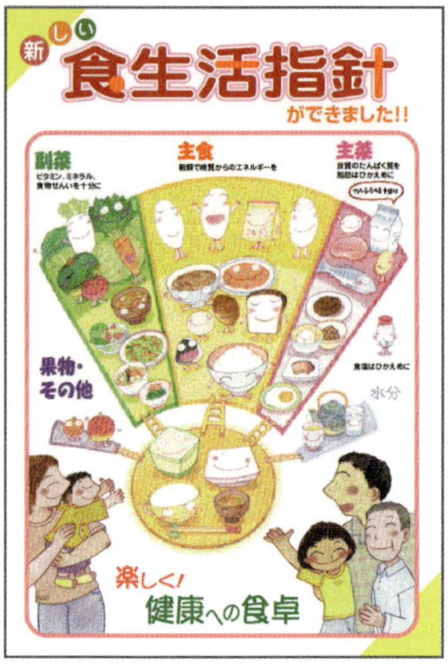

食生活指針　平成28年改定
（文科省，厚生労働省，農林水産省）

① 食事を楽しみましょう．
② 1日の食事のリズムから，健やかな生活リズムを．
③ 適度な運動とバランスのよい食事で，適正体重の維持を．
④ 主食，主菜，副菜を基本に，食事のバランスを．
⑤ ごはんなどの穀類をしっかりと．
⑥ 野菜・果物，牛乳・乳製品，豆類，魚なども組み合わせて．
⑦ 食塩は控えめに，脂肪は質と量を考えて．
⑧ 日本の食文化や地域の産物を活かし，郷土の味の継承を．
⑨ 食料資源を大切に，無駄や廃棄の少ない食生活を．
⑩「食」に関する理解を深め，食生活を見直してみましょう．

図1　食生活指針
文献5をもとに作成．

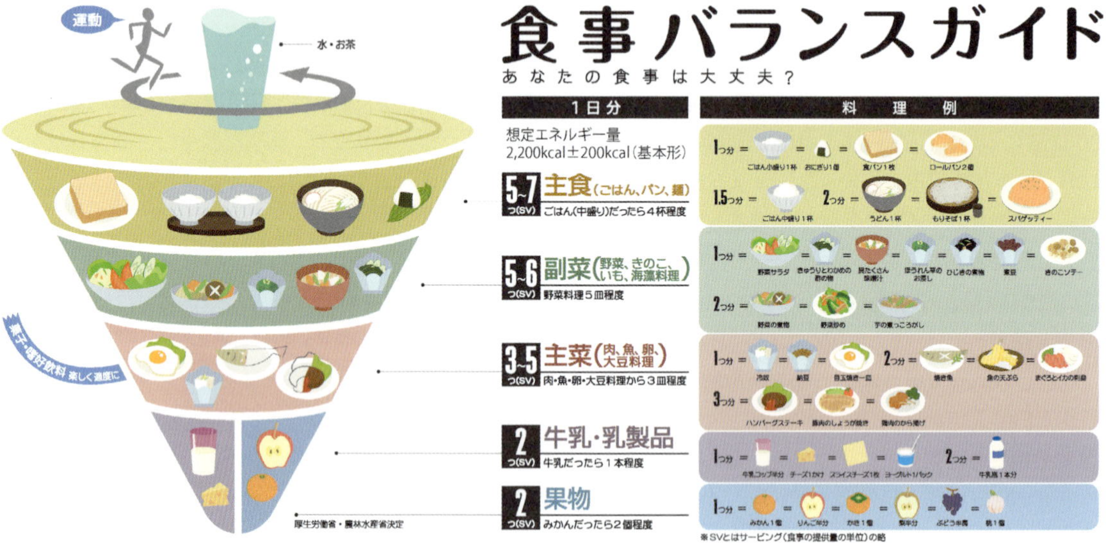

図2　食事バランスガイド
「何を」「どれだけ」食べたら良いかを一般の生活者にわかりやすく，イラストで示したもの．料理の組合せを中心に表現することを基本としたため「フード」ではなく，個々人の食べるという行為も意味する「食事」という言葉を用いている．文献6より引用．

活習慣病の予防対策ならびに治療において，対象者の日常生活を把握するためのコミュニケーションツールとして活用することができる．

B. 食事バランスガイド

1）意義

「食事バランスガイド」は，厚生労働省と農林水産省によって2005年に策定された（図2）[6]．「食生活指針」が食生活の定性的なメッセージであるのに対し，「食事バランスガイド」では，何をどれだけ食べたらよいかという**具体的な食事のおおよその量**が示されている．これは後述する栄養素の必要量を示した食事摂取基準と「食生活指針」をつなぐ**半定量的なガイドライン**として位置付けられる．具体的な食行動に結びつけるために，望ましい食事の組合わせやおおよその量をコマのイラストで示した教育用の媒体である．また，特定検診・保健指導など，生活習慣病予防対策のためのツールとしても活用されている．なお，2005年には**食育基本法**が成立し，**食育推進基本計画**には「食事バランスガイド」の活用も盛り込まれた．

2）内容と構成

「食事バランスガイド」のコマでは，上から摂取量の多い順に主食，副菜，主菜が並び，牛乳・乳製品と果物がコマの下段に示されている．水分をコマの軸とし，菓子・嗜好飲料はコマのヒモとしてあらわされ，楽しく適度に摂取するよう示されている．さらに，運動することでコマが回転し，バランスがとれることもあらわしている．

3）活用

「食事バランスガイド」では，主食は炭水化物，副菜と果物は重量，主菜はタンパク質，牛乳・乳製品はカルシウムの量のように，5つの区分ごとにそれぞれの栄養的特徴を基準にした**サービングサイズ**（SV）を規定している．単位を「つ（SV）」であらわし，料理区分ごとに1皿など，1回の標準的な量を示している．性別，年齢，身体活動量に応じた1日の摂取目安量が規定されているため，「食事バランスガイド」により，自分に合った食事の適量を知り，実際の食品選択の結果として，適切な栄養バランスのとれた食事の実践が可能となる．「食事バランスガイド」は，適切な食事について料理で示していることから，臨床現場では個々人に対応した適切な食事メニューの立案において活用できる．栄養教育のほか，食環境整備の一環としてスーパーマーケットやレストランなどにおいても活用されている．

3 日本人の食事摂取基準

A. 概要

「日本人の食事摂取基準」は，健康増進法に基づき，5年ごとに厚生労働大臣が定めるもので，日本人の健康の保持・増進，生活習慣病の発症予防のために摂取することが望ましいエネルギー（カロリー）と34の栄養素の量を，各性・年齢階級ごとに定めている（巻末付録参照）[8]．図3に「日本人の食事摂取基準（2015年版）」の基本構造を示す．

B. 設定指標

「日本人の食事摂取基準」における設定指標は，エネルギーについては体重変化量とBMI，栄養素については5種類（推定平均必要量，推奨量，目安量，耐容上限量，目標量）である（表2）．**推定平均必要量**，**推奨量**および**目安量**は，健康の維持・増進と欠乏症予防のため，**耐容上限量**は過剰摂取による健康障害を未然に防ぐことを目的としている．また，**目標量**は，生活習慣病の一次予防を目的とした基準を設定する必要のある栄養素について設定されている．各指標とめざしたい習慣的摂取量の関連を図4に示した．「日本人の食事摂取基準」の指標は，日本の栄養表示制度の基準値の策定にも寄与している．

C. 策定栄養成分

エネルギー，タンパク質，脂質（脂質，飽和脂肪酸，n–6系脂肪酸，n–3系脂肪酸，コレステロール），炭水化物，食物繊維，脂溶性ビタミン，水溶性ビタミン，多量ミネラル，微量ミネラルである（図3参照）．

Column

健康の維持・増進における「食事バランスガイド」遵守の効果

「食事バランスガイド」の遵守と死亡との関連を調査した研究において，主食，副菜，主菜，牛乳・乳製品，果物，総エネルギー，菓子・嗜好飲料由来のエネルギーの各料理区分別摂取量を10点満点として評価し，70点満点の食事バランスガイド遵守得点を算出したところ，「食事バランスガイド」の遵守得点が高いほど総死亡のリスクが低下した．特に，野菜と果物の遵守度が高いほど循環器疾患による死亡リスク低下が認められたという．この結果は，「食事バランスガイド」の遵守が，健康の維持・増進に有用であるということを示している[7]．

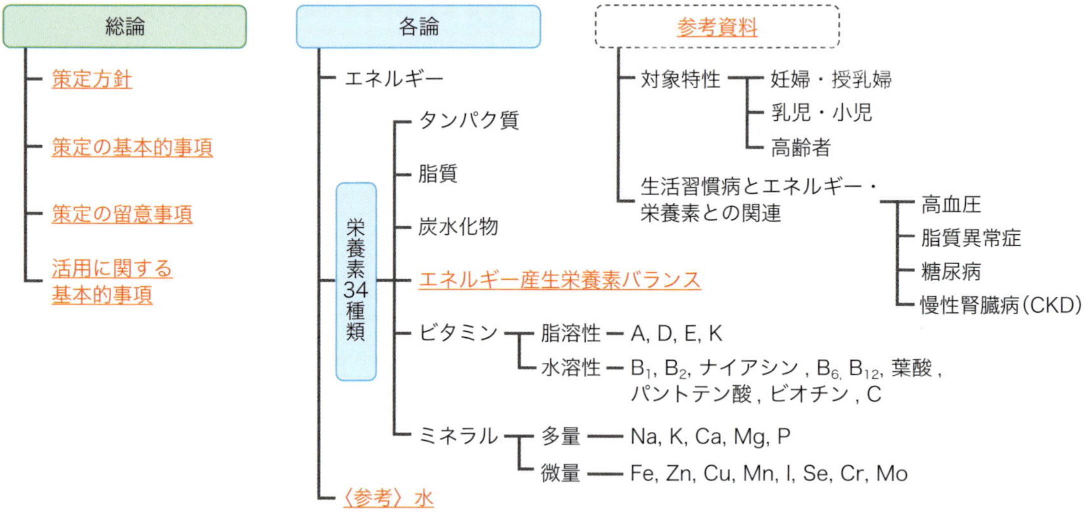

図3　日本人の食事摂取基準（2015年版）基本構造

赤字下線部が変更箇所．文献9をもとに作成．

表2　食事摂取基準における指標の解説

指標	解説
体重変化量，体格指数（BMI）	体重の変化やBMIを把握することでエネルギー収支の概要を知ることができる
エネルギー必要量（参考）	ある身長・体重と体組成の個人が，長期間に良好な健康状態を維持する身体活動レベルの時，エネルギー消費量との均衡がとれるエネルギー摂取量
推定平均必要量	特定の集団の各性・年齢階級に属する人々の50％が必要量を満たすと推定される1日の摂取量
推奨量	ある性・年齢階級に属する人々のほとんど（97.5％）が1日の必要量を満たすと推定される1日の摂取量．原則として「推定平均必要量＋標準偏差の2倍（2SD）」
目安量	推定平均必要量・推奨量を算定するのに十分な科学的根拠が得られない場合に，ある性・年齢階級に属する人々が良好な栄養状態を維持するのに十分な摂取量．通常は，国民健康・栄養調査の中央値が用いられる
耐容上限量	健康被害非発現量（NOAEL）を不確実性因子（UL）で除した値
目標量	生活習慣病の一次予防のために現在の日本人が当面の目標とすべき摂取量（その範囲）

D.「日本人の食事摂取基準（2015年版）」の主要なポイント

- エネルギーの指標として**目標とする体格指標**（BMI）が採用された．
- タンパク質，脂質，炭水化物について**エネルギー産生栄養素バランス**※1が示された．
- エネルギーおよび各栄養素の各論において「基本的事項」，「摂取量」，「欠乏の回避」，「生活習慣病の発症予防」に加え，**生活習慣病の重症化予防**の概念が導入された．これにより，対象者は健常および生活習慣病の境界線上の者に加えて，高血圧，脂質異常，高血糖，腎機能低下に関するリスクがある保健指導レベルの者も含まれる．
- 活用のプロセスがチャート化された．
- 2015年版では，重症化予防という概念が導入され，対象者を健常人から高血圧症，脂質異常症，糖尿病，慢性腎臓病などの疾病をもつ人まで含むようになり，重症化の予防手段を実行するための方策について考察されている．これらの内容は，医師にとっても重要な情報である．

※1　**エネルギー産生栄養素バランス**：エネルギーを産生する栄養素（タンパク質，脂質，炭水化物）について，1～17，18～69，70歳以上の摂取目標量がエネルギー比率（E％）で示されている．18～69歳では，タンパク質13～20（E％），脂質20～30（E％），炭水化50～65（E％）が設定されている．

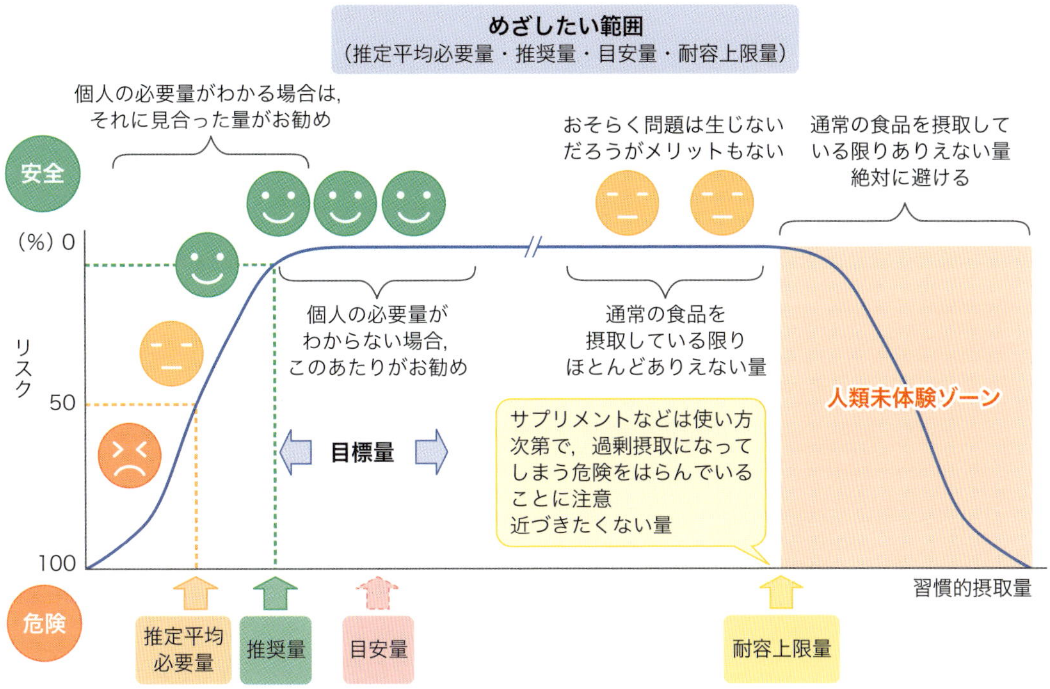

図4　日本人の食事摂取基準：各指標とリスクの関係
文献10をもとに作成.

4 食品交換表

2013年，「糖尿病食事療法のための食品交換表 第7版（日本糖尿病学会）」が発行された．「食品交換表」は，1日に摂取する食物エネルギーを6つの食品群に分類し，1単位を80 kcalとして，1日の摂取カロリーから単位を算出して食事の献立を作成するという方法で用いられるものである．カロリー計算をすることなく，適切な量と栄養バランスのよい食事の献立ができることから，**糖尿病食事療法**で広く用いられている（第6章-4参照）[11]．

文　献

1）「日本食品標準成分表2015年版（七訂）」（http://www.mext.go.jp/a_menu/syokuhinseibun/1365297.htm），文部科学省
2）「日本食品標準成分表2015年版（七訂）」アミノ酸成分表編（http://www.mext.go.jp/a_menu/syokuhinseibun/1365450.htm），文部科学省
3）「日本食品標準成分表2015年版（七訂）」脂肪酸成分表編（http://www.mext.go.jp/a_menu/syokuhinseibun/1365451.htm），文部科学省
4）「日本食品標準成分表2015年版（七訂）」炭水化物成分表編（http://www.mext.go.jp/a_menu/syokuhinseibun/1365452.htm），文部科学省
5）「食生活指針（平成28年6月）」（http://www.mhlw.go.jp/stf/seisakunitsuite/bunya/0000128503.html），文部科学省・厚生労働省・農林水産省
6）「食事バランスガイド」（https://www.e-healthnet.mhlw.go.jp/information/food/e-03-007.html），厚生労働省・農林水産省
7）Kurotani K, et al：BMJ, 352：i1209, 2016
8）「日本人の食事摂取基準（2015年版）」（http://www.mhlw.go.jp/stf/seisakunitsuite/bunya/kenkou_iryou/kenkou/eiyou/syokuji_kijyun.html），厚生労働省
9）「日本人の食事摂取基準（2015年版）と 健康な食事の基準づくりの状況」（https://www.mhlw.go.jp/file/04-Houdouhappyou-10904750-Kenkoukyoku-Gantaisakukenkouzoushinka/0000053419.pdf），厚生労働省
10）「日本人の食事摂取基準（2010年版）ブロック別講習会資料」（https://www.mhlw.go.jp/bunya/kenkou/pdf/block-betu-shiryou01.pdf），厚生労働省
11）「糖尿病食事療法のための食品交換表 第7版」（日本糖尿病学会/編著），文光堂，2013

3 運動と栄養

- 運動処方・運動前メディカルチェックを理解する
- 身体活動基準を理解する
- 身体活動量が多い人の食事の考え方，栄養学的障害を理解する

1 運動に関する基準と運動処方

A. 運動処方

疾病の治癒あるいは体力の維持・増進を目的とした運動プログラムを作成しそれを実施させることを**運動処方**という．安全で効果的な運動処方を施すためには，**メディカルチェック**を実施したうえで個人にあった運動プログラムを作成することが重要である．メディカルチェックは医師の立ち合いのもとで行われ，特に何かしらの疾病治癒を目的として行われる運動時や体力のない人々に運動負荷をかけるときは十分な医学的配慮が必要となる[1]．

1）運動前のメディカルチェック

運動前のメディカルチェックとは，対象者が運動を実施しても問題がないかどうかスクリーニング目的で行うもので，専門の医師（日本スポーツ協会公認スポーツドクター，日本医師会認定健康スポーツ医，整形外科学会認定スポーツ医など）やスポーツ医学の知識がある医師が実施することが望ましい．

メディカルチェックの内容は**医療面接**，**診察**および**検査・調査**であり，検査のなかには血液生化学検査，尿検査，生理機能検査，身体計測などが含まれる．具体的に何をどの程度まで検査するかは，それぞれの医療機関や運動施設の保有する設備やスタッフによって異なる[1]．図1は身体活動のリスクに関する**スクリーニングシート**である．このようなスクリーニングシートは，専門家からの指導がほとんどない個人が運動プログラムをはじめようとする際に，運動実施の可否を判断するうえでも有用である[2) 3)]．

2）運動プログラムの内容とトレーニングの原理・原則

運動前のメディカルチェックの結果，運動実施が可能と判断されたら，対象者にとって安全で効果的な運動の質と量を決定するために体力測定を行う．体力の評価は，新体力テストや自転車エルゴメーター，トレッドミル（図2）などを用いた**運動負荷試験**（運動時心拍数，心電図，血圧，酸素摂取量，自覚的疲労感の同時測定）を行うことが多い[1]．

運動プログラムは，個々の身体能力や身体条件に応じた運動種目，強度，持続時間，頻度の組合わせで構成される．また，運動プログラム作成時には，トレーニング効果を引き出すための原理・原則があることも考慮しておくことが大切である．トレーニングの原理・原則は種々の説があるが表1に集約される[1)〜3) 5)]．

B. 健康に対する運動の効果とリスク

1）健康に対する運動の効果

身体活動はさまざまな疾病などとの間に負の量−反応関係を有している．例えば身体活動量が多いほど，全死因の死亡率，循環器と冠動脈疾患，過体重・肥満，2型糖尿病，大腸がん，生活の質の低下，高齢者の自立生活におけるリスクが減少すると報告されている[2]．また定期的に適切な強度・量で行われる身体活動が，生活習慣病などの有病率の軽減のみならず，

定期的に身体活動を行うことは，健康を保つうえで重要です．身体活動はほとんどの人にとっては安全なことであり，人々はもっと身体活動を増やすべきです．このチェックシートは，あなたが今よりも活発な身体活動を増やす前に，医師や運動の専門家のアドバイスが必要であるかどうかを確認するものです．

一般的な健康調査		
以下の7つの質問を慎重に読んで，それぞれ“はい”か“いいえ”を正直に答えてください．	はい	いいえ
1）今まで，医師から心疾患や高血圧症があると言われたことはありますか？	□	□
2）安静時，日常の生活動作中，運動中に，胸の痛みを感じたことはありますか？	□	□
3）めまいを起こしてバランスを失ったことはありますか？ または過去12カ月間で意識を失ったことがありますか？（過呼吸によるものの場合はNo）	□	□
4）心疾患や高血圧症以外の慢性疾患を診断されたことがありますか？	□	□
5）現在，慢性的な症状に対して処方された薬を飲んでいますか？	□	□
6）現在もしくは過去12カ月間以内で，身体活動を増やすことによって悪化する可能性のある骨，関節，または筋肉，靭帯，腱の障がいがありますか？	□	□
7）医師から医学的管理下において運動を行うべきであると言われたことはありますか？	□	□

すべての質問が“いいえ”だった場合	1つでも“はい”があった場合
下記にサインをして運動を開始できます． ・軽い運動から始め，徐々に運動量を増やすこと． ・年齢や体力レベルにあった運動を実施すること． ・45歳以上の場合もしくは高強度運動を定期的に行っていない場合には，事前に運動の専門家に相談をすること． ・もしさらなる質問があれば，運動の専門家に連絡すること． ※注意点 ・風邪や発熱などの一時的な疾病がある場合は，回復を待ってから運動をしましょう． ・妊娠中，妊娠の可能性がある場合，詳細なチェックを行うこと，さらに（または）医師や運動の専門家に相談をしてください．	下記について補足チェックが必要となります． （1．関節炎・骨粗鬆症・腰痛，2．がん，3．心疾患，4．高血圧症，5．代謝疾患，6．精神的疾患，7．呼吸器疾患，8．脊髄損傷，9．脳卒中，10．その他の疾患） → これらすべてについて問題なしであれば，下記にサインをして運動を開始できます（左列参照）．

―運動開始宣言―
私は，この調査用紙の質問をよく読み理解したうえで自分の責任において回答しました．

名前　　　　　　　　　　　　　　日付

サイン　　　　　　　　　　　　　連帯署名人

保護者のサイン（運動実施者が未成年の場合には保護者が回答してください）

※この宣言書の有効期間は最大12カ月間

図1　身体活動のリスクに関するスクリーニングシート（PAR-Q＋）
Physical Activity Readiness Questionnaire．文献2より引用．

不安や抑うつを減少させ，幸福感を増加させるという報告もある[2)]．

2）運動のリスクとデメリット

健常者では，運動中の心血管障害のリスクはきわめて低いといわれているが，激しい運動をする場合は**心臓突然死**や**心筋梗塞のリスク**が一時的に高まる．したがって，心血管系のリスクがある人や激しい運動をする人には，前述のようなメディカルチェックが重要となる[2)]．また，健常者であっても運動開始前の十分なストレッチおよび準備運動と運動終了時の整理運動を

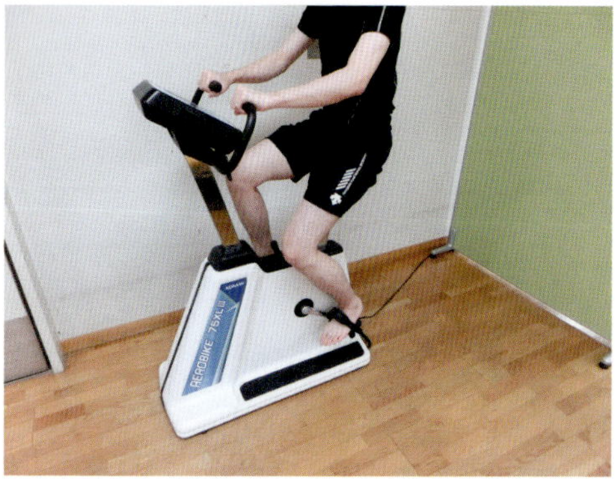

エルゴメーター

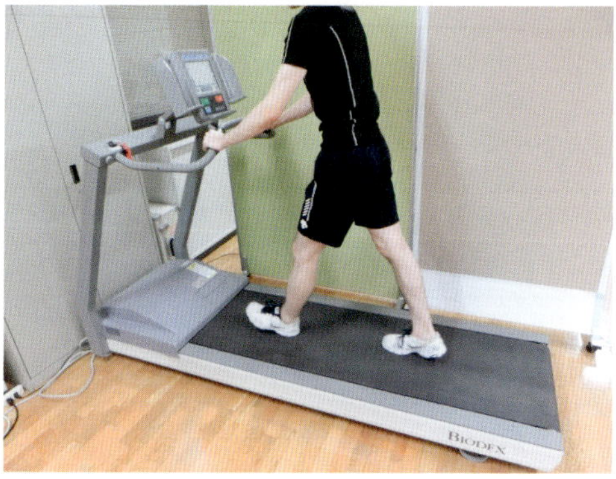

トレッドミル

図2　運動負荷試験に用いる器具（例）

文献4より転載．

表1　トレーニングの原理・原則

① これまで行っていた運動より難度や強度が高い運動を行うことでトレーニングに対する効果が得られる（過負荷・漸進性）．
② トレーニングを中断すると得られたトレーニング効果はもとに戻るのでトレーニングは継続的にくり返し行うことが重要である（可逆性・反復性）．
③ 鍛えている部位を意識し，目的に合ったトレーニングを選択することで高いトレーニング効果が得られる（意識性・特異性）．
④ 体力には個人差があるため個人の年齢・性別・体力水準に合わせたトレーニングを行うことが重要である（個別性）．

とり入れ，筋や関節などの運動器や循環系・代謝系などの内科的な事故の予防に努めることも大切である[3)]．

2 身体活動基準

厚生労働省が2013年に策定した「健康づくりのための身体活動基準」は，国民のためのライフステージ別運動処方ともいえるものである[6)]．身体活動を増加させることによって糖尿病や循環器疾患，がん，ロコモティブシンドローム，認知症のリスク低減も期待できるものとしている．

具体的には表2に示すように，18～64歳，65歳以上，すべての世代，メタボリックシンドロームもしくは生活習慣病患者などの4つの区分で身体活動の基準を示している．なお，**身体活動**には，運動と生活活動の2つの活動要素が含まれる．**運動**とは健康増進や体力向上，楽しみなどの意図をもって余暇時間に計画的に行われる活動を指し，**生活活動**とは日常生活を営むうえで必要な労働や家事に伴う活動を指す．

身体活動基準・指針では，**身体活動強度**をメッツ（Mets）という単位であらわし，**身体活動量**をメッツ・時（メッツ×時間）であらわす．なお，メッツ・時はエクササイズ（Ex）と表現される．1メッツとは単位時間当たりの安静時代謝量であり，身体活動による代謝量が安静時の3倍であれば3メッツ，3メッツの身体活動を1時間行った場合には3メッツ・時と表現する．

表2に示すように，18～64歳では3メッツ以上の強度の身体活動を毎日60分（＝23メッツ・時/週）を行うことを推奨している．

3 身体活動量が多い人の基本的な食事の考え方

A. 食事の量的基準

運動時に使われるエネルギー基質のうち特に重要なものは**糖質**と**脂質**である．安静状態では，糖質と脂質がおよそ50％ずつの割合で燃焼しているといわれているが，運動強度が高くなるほど糖質の燃焼割合が大きくなる．例えば，ある成人男性の体重が67 kgで体脂肪率が15％であれば，その体内にはおよそ10 kgの脂肪が貯蔵され，貯蔵エネルギー量にすると72,000 kcal（脂肪組織1 kg当たり7,200 kcal）となる．しかし，糖質の体内貯蔵量には限界があり1,800 kcal程度にしかならない[7)]．また，糖質が不足した状態で運動を続

表2 健康づくりのための身体活動基準2013の概要

<table>
<tr><th colspan="2">血糖・血圧・脂質に関する状況</th><th colspan="2">身体活動（生活活動・運動）※1</th><th colspan="2">運動</th><th>体力（うち全身持久力）</th></tr>
<tr><td rowspan="3">健診結果が基準範囲内</td><td>65歳以上</td><td>強度を問わず，身体活動を毎日40分（＝10メッツ・時/週）</td><td rowspan="3">今より少しでも増やす（例えば10分多く歩く）※4</td><td>－</td><td rowspan="3">運動習慣をもつようにする（30分以上・週2日以上）※4</td><td>－</td></tr>
<tr><td>18～64歳</td><td>3メッツ以上の強度の身体活動※2を毎日60分（＝23メッツ・時/週）</td><td>3メッツ以上の強度の運動※3を毎週60分（＝4メッツ・時/週）</td><td>性・年代別に示した強度での運動を約3分間継続可能</td></tr>
<tr><td>18歳未満</td><td>－</td><td>－</td><td>－</td></tr>
<tr><td colspan="2">血糖・血圧・脂質のいずれかが保健指導レベルの者</td><td colspan="5">医療機関にかかっておらず，「身体活動のリスクに関するスクリーニングシート」でリスクがないことを確認できれば，対象者が運動開始前・実施中に自ら体調確認ができるよう支援したうえで，保健指導の一環としての運動指導を積極的に行う．</td></tr>
<tr><td colspan="2">リスク重複者またはすぐ受診を要する者</td><td colspan="5">生活習慣病患者が積極的に運動をする際には，安全面での配慮がより特に重要になるので，まずかかりつけの医師に相談する．</td></tr>
</table>

※1「身体活動」は，「生活活動」と「運動」に分けられる．このうち，生活活動とは，日常生活における労働，家事，通勤・通学などの身体活動を指す．また，運動とは，スポーツなどの，特に体力の維持・向上を目的として計画的・意図的に実施し，継続性のある身体活動を指す．
※2「3メッツ以上の強度の身体活動」とは，歩行またはそれと同等以上の身体活動．
※3「3メッツ以上の強度の運動」とは，息が弾み汗をかく程度の運動．
※4 年齢別の基準とは別に，世代共通の方向性として示したもの．
文献6より引用．

表3 エネルギー補給と回復のために必要な日々の炭水化物（糖質）の量的基準

運動強度の目安	運動の状態	炭水化物（糖質）の1日の摂取目安量（体重1 kgあたり）
軽い	低強度あるいは技術トレーニング	3～5 g/kg/日
中等度	中等度の運動プログラム（1日に1時間までの運動）	5～7 g/kg/日
高い	持久的な運動プログラム（1日に1～3時間の中，高強度の運動）	6～10 g/kg/日
非常に高い	高強度・長時間運動（1日に4～5時間を超える中，高強度運動）	8～12 g/kg/日

文献8より引用．

けると，体タンパク質の分解が著しく亢進することが知られている．したがって，身体活動量が多い人は，体内の糖質が不足しないように十分な炭水化物を補給する必要がある．炭水化物（糖質）摂取量の量的基準は米国スポーツ医学会（ACSM）の最新のガイドラインによれば，3～12 g/kg/日である（表3）[8]．さらに個人が適切量を補給できているかを最も簡便に把握するためには身体組成のアセスメントと主観的な疲労感のチェックを定期的・継続的に行うことが大切である．特別な疾患がないにもかかわらず，著しく体脂肪量が増加するときはエネルギー過剰摂取を意味する．また，体脂肪だけではなく除脂肪量も減少するときは，エネルギー摂取不足を意味する．後者の場合は，疲労感を強く訴えることも多い．

また，エネルギー産生における補酵素の役割を果たしている**ビタミンB群**（B_1，B_2，ナイアシン）に属する栄養素は，エネルギー摂取の増加に応じて摂取量も増加させる必要がある．ビタミンB群を多く含む食品には，肉や魚，乳製品，卵などの動物性タンパク質食品があげられる．

一般成人に必要とされるタンパク質摂取量は，体重1 kgあたり約1 g/日であるが，運動強度が高く，運動時間が長くなるほどその必要量は増大し，1.2～2.0 g/kgになるとされている[8]．

B. 食事の質的基準

図3は，身体活動量が多い人のための食事のそろえ方を示したものである．すなわち，主食，主菜，副菜2皿以上，果物，乳製品を毎回の食事で意識的に揃えることで，栄養バランスが整えられるように構成されている．表4は，それぞれの皿を構成する主な食材と役割を示している[9]．

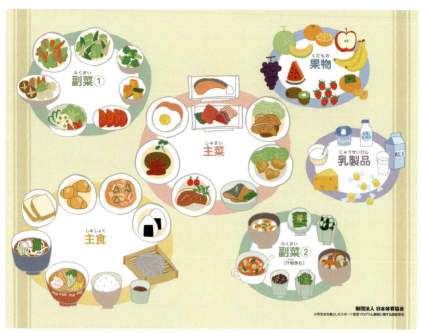

図3　スポーツ食育ランチョンマット
文献9より引用.

表4　運動をしている人の基本的な食事のそろえ方

皿	食品群，食品の種類	役割
主食	ごはん，パン類，麺類など	炭水化物（糖質）の供給源
主菜	肉，魚，卵，大豆製品など	タンパク質の供給源 動物性食品の肉，魚，卵類はビタミンB群，鉄分の供給源
副菜	野菜全般，海草類，いも類など	ビタミン（主にカロテノイド類，ビタミンC，葉酸）と，ミネラル（カリウム，カルシウム，鉄類など）類の供給源
果物	果物全般	ビタミン（主にビタミンC，カロテノイド類）と糖質の供給源
牛乳・乳製品	牛乳，チーズ，ヨーグルト	ミネラル（主にカルシウム）とタンパク質の供給源

文献9より引用.

4 身体活動量が多い人の栄養学的障害

A. 女子選手の三主徴（FAT）

2007年にACSMは，女子選手の健康管理上の問題点として，摂食障害の有無によらない**エネルギー有効性**（energy availability：EA）の低下，**運動性無月経**（視床下部性無月経），**骨粗鬆症**をあげ，これをFAT（female athlete triad）とした[10]．EAの低下とは，運動によるエネルギー消費量に対して食事などによるエネルギー摂取量が不足した状態をさす．運動性無月経は**続発性無月経**のうち運動が原因と考えられるものをいう．正常月経の女子選手に比べると続発性無月経の選手の方が骨障害のリスクが高く[11]，特に思春期の骨量が高まる時期に月経異常を伴うと生涯にわたる低骨密度が懸念される．

正常な生理機能と骨密度を維持するためには，除脂肪量あたり45 kcal以上のEAが必要であるといわれている．EAの低下は内分泌，代謝，心理，免疫，胃腸，成長・発達，心血管，血液などにも障害を引き起こすが，これらの障害は女性に限ったものではなく，男性にも重大な影響を及ぼすことから，運動における**相対的エネルギー不足**（relative energy deficiency in sport：RED-S）という新しい概念としてとりあげられるようになってきている[12]．

B. 熱中症

身体活動量の増加と気温・湿度上昇の条件が揃うときには熱中症が発生しやすい．暑熱環境下での運動時には，環境温度の指標として用いられるWBGT（気温，湿度，輻射熱の要素を組み入れた温度）を確認することや，適宜，飲水休憩を入れることが重要である．発汗が多いときに推奨される飲料は，0.1～0.2％の食塩を含み，5～15℃に冷えているものである．また，運動開始約30分前からコップ1杯程度の水分補給を行い，活動中の水分補給は発汗による体重減少の70～80％を補うことを目標とするとよい．気温が特に高いときには15～30分ごとに飲水休憩をとるとよい[13]．

C. 食物依存性運動誘発アナフィラキシー[14]

アレルゲン食品摂取後に運動することで生じるアナフィラキシーを食物依存性運動誘発アナフィラキシーという．アレルゲンとなりやすい食品は**小麦製品**と**甲殻類**，**果物**であり，多くの場合，これらの食品摂取後1時間以内に発症する．基本的にこのアナフィラキシーが出る人はアレルゲンとなる食品は食べない，さらに食事後4時間以内には運動しないなどの予防が必要となる．

文　献

1）「トレーニング科学ハンドブック」（トレーニング科学研究会/編），朝倉書店，1996
2）「ACSM's Guidelines for Exercise Testing and Prescription 10th Edition」（American College of Sports Medicine/ed），Wolters Kluwer, 2017
3）「健康運動実践指導者養成用テキスト」（青木純一郎，他/編），公益財団法人 健康・体力づくり事業財団，2014
4）「局所と全身からアプローチする 運動器の運動療法（PT・OTビジュアルテキスト）」（小柳磨毅，他/編），羊土社，2017
5）齋藤健治：名古屋学院大学論集 医学・健康科学・スポーツ科学篇，5：1-14，2016
6）「健康づくりのための身体活動基準2013」（http://www.mhlw.go.jp/stf/houdou/2r9852000002xple.html），厚生労働省
7）「スポーツ栄養学 科学の基礎から「なぜ？」にこたえる」（寺田 新/著），東京大学出版会，2017
8）Thomas DT, et al：Med Sci Sports Exerc, 48：543-568, 2016
9）「小・中学生のスポーツ栄養ガイド スポーツ食育プログラム」（財団法人日本体育協会，樋口 満/監，こばたてるみ，他/編），女子栄養大学出版部，2010
10）Nattiv A, et al：Med Sci Sports Exerc, 39：1867-1882, 2007
11）能瀬さやか，他：女性トップアスリートにおける無月経と疲労骨折の検討．日本臨床スポーツ医学会誌，22：67-74, 2014
12）Mountjoy M, et al：Br J Sports Med, 48：491-497, 2014
13）「スポーツ活動中の熱中症予防ガイドブック」（川原 貴，他/著），公益財団法人日本体育協会，2013
14）特殊型食物アレルギーの診療の手引き2015：厚生労働科学研究班「生命予後に関わる重篤な食物アレルギーの実態調査・新規治療法の開発および治療指針の策定」（https://shimane-u-dermatology.jp/theme/shimane-u-ac_dermatology/pdf/special_allergies.pdf），「特殊型食物アレルギーの診療の手引き2015」作成委員会
15）The World Anti-Doping Agency（http://www.wada-ama.org/）
16）日本アンチ・ドーピング機構（https://www.playtruejapan.org/）

Column

スポーツドーピングとサプリメント

スポーツドーピングはフェアプレイの精神に反するものであることはよく知られているが，予期しない陽性反応が出てニュースでとりあげられることがある．その例として，"うっかりドーピング" があげられる．すなわち，ドーピング禁止物質[15]が含まれているとは知らずに薬やサプリメントをうっかり飲んでしまったことによる違反で，たとえドーピングを意図して使用したわけではなくても，禁止物質が体内から検出されれば違反を疑われることになる．例えば，医療の現場でアスリートに対して病気やけがの治療目的で医薬品を処方する場合には，ドーピング禁止物質が含まれているかどうかを確認しておく必要がある．しかし，どうしても禁止物質を含んだ医薬品を処方しなければならないときには，「治療目的使用に係わる除外措置」を申請し許可を得る制度もある．ドーピング違反事例のなかにはインターネットなどを通じて購入した海外製のサプリメントに禁止物質が混入していた例も多いため，安易なサプリメントの使用に対しても十分な配慮を促す必要がある．ドーピングに関する詳細は，日本アンチ・ドーピング機構[16]を参照するとよい．

1 食品の三次機能と機能性食品

- 食品の一次機能（栄養），二次機能（嗜好・食感），三次機能（生体調節）を理解する
- 特定保健用食品（トクホ），栄養機能食品，機能性表示食品の違いを理解する
- 酸化ストレス，活性酸素種，抗酸化物質を理解する
- 飽和脂肪酸，一価不飽和脂肪酸，多価不飽和脂肪酸（n-6系とn-3系）を理解する
- 善玉菌をプロバイオティクスといい，善玉菌のエサになるものをプレバイオティクスという

1 食品がもつ3つの機能（図1）

A. 一次機能（栄養機能）

食品・食物において最も重要な機能は栄養機能である．食品の一次機能はヒトの生命維持に必要である栄養成分（五大栄養素）や水分を指す．

B. 二次機能（嗜好・食感機能）

一次機能が満たされた次の欲求としてヒトが求めるのは，嗜好・食感機能である．色・味・香り・歯ごたえ・舌触りなど個人差はあるが，食べたときに美味しさを感じさせるのが二次機能である．場合によっては二次機能より，一次機能・三次機能が優先されることもある．

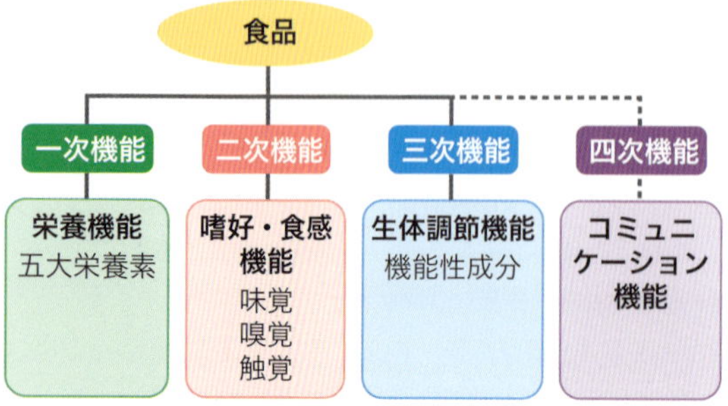

図1　食品がもつ3つの機能

C. 三次機能（生体調節機能）

一次機能や二次機能が満たされた次の欲求として，ヒトが求めるのは**機能性成分**である．三次機能を有する成分は野菜類・果物類に多く含まれ，自宅で調理して摂取する方法以外では，サプリメントや加工食品からの摂取となり，経済的負担が大きくなる．中食や外食を中心とする食生活やインスタント食品などでは機能性成分摂取量は減少しやすい．三次機能のメカニズムの解明は遺伝子レベルの解析など科学的に行われ，ヒトで有用性が実証された成分は特定保健用食品（**2**参照）などとして商品化されている．一次機能の栄養成分のなかにも機能性成分とよばれるものがある（ビタミンなど）．

D. 四次機能（コミュニケーション機能）

会社や部活動などのコミュニティで，「食事に行きましょう」などというのは，友人や家族などで円滑なコミュニケーションを保つための最もよい方法の1つとなる．食品の四次機能として，このようなコミュニケーション機能を追加することもある．

2 食品表示法における食品の分類

食品には，機能性を表示できない**一般食品**と，病者や乳児などの健康の保持・回復といった特別な用途に使用される**特別用途食品**，機能性を表示できる**保健機能食品**がある（図2）．

A. 特別用途食品

1952年に制定された栄養改善法によって特殊栄養食品として位置付けられたのがはじまりである．当時は国民の栄養失調状態を改善することが目的であった．以降，2009年に現行の特別用途食品制度へと改正が行われた．特別用途食品には，厚生労働省が認可した病者用食品，妊産婦・授乳用粉乳，高齢者用食品などがあり，乳幼児の発育，妊産婦や病者などの健康の保持・回復などといった，特別な配慮を必要とする場合に適した食品である．粉乳，低ナトリウム食，低エネルギー食，糖尿病食，腎臓病食，アレルゲン除去食品，咀嚼困難者用食などで，特別用途食品マークが付けられている．特定保健用食品（トクホ）も広義の特別用途食品に入る．

B. 保健機能食品

2015年度から機能性表示食品制度がはじまり，機能性を表示できる保健機能食品には**特定保健用食品**（トクホ），**栄養機能食品**，**機能性表示食品**の3種類がある．消費者にとって不利益となる表示は，薬事法や不当景品類及び不当表示防止法により禁止されている．

1）特定保健用食品（トクホ）

安全性・有効性について国の審査があり，審査に通れば「コレステロールへの吸収を抑える」といった，健康の維持・増進に役立つまたは適する旨の表示ができる．商品には許可マークがつく．個別許可型のトク

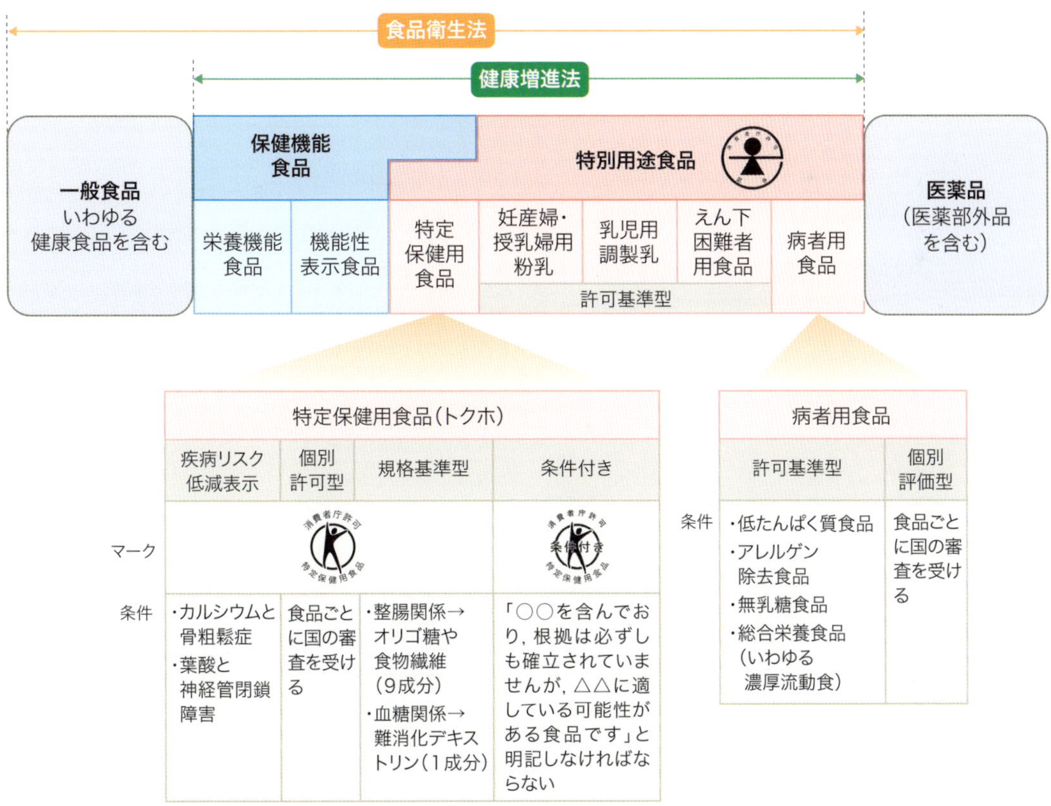

図2　特別用途食品と保健機能食品の種類と法律上の位置付け
文献1より引用．

ホは，有効性や安全性についてヒト臨床試験が必要で，申請承認のためには企業に多額の資金が必要となる．国への申請から審査・販売許可が下りるまでに2年程度かかり，対象商品は限られている（約60品目/年）．

2）栄養機能食品

ビタミン・ミネラルなどが対象で，含有量など国の規格基準を満たせばよく，審査や届出は必要ない．表示としては「カルシウムは，骨や歯の形成に必要な栄養素です」など，あらかじめ決められた表現だけが使用できる．栄養機能食品の栄養成分を表1に示す．

3）機能性表示食品

業者が販売60日前までに科学的根拠を示す論文などを添えて消費者庁に届け出ればよい（約200品目/年）．国の審査なしに，機能性を表示できるため，トクホよりも低いハードルで商品化ができる．例えば，「本品には食酢の主成分である酢酸が含まれます．酢酸には肥満気味の方の内臓脂肪を減少させる機能があることが報告されています．内臓脂肪が気になる方に適した食品です」といった表示がされている．ただし，科学的根拠の示し方やチェックの方法が曖昧である．表現内容が指針で定められているが，あくまで企業の自己責任で，国がお墨付きを与えるわけではない．また，対象は疾病に罹患していない者となっている．

すべての機能性表示食品の届出情報・検索更新・届出食品の科学的根拠などに関する基本情報は，消費者庁のホームページ[2)]で検索できる．

表1　栄養機能食品の栄養成分

分類		栄養成分	摂取目安量/日（下限値～上限値）	栄養機能表示
脂肪酸		n-3系脂肪酸	0.6～2.0 g	・皮膚の健康維持を助ける
ミネラル類		亜鉛（Zn）	2.64～15 mg	・味覚を正常に保つのに必要な栄養素 ・皮膚や粘膜の健康維持を助ける栄養素 ・たんぱく質・核酸の代謝に関与して，健康の維持に役立つ栄養素
		カリウム（K）	840～2,800 mg	・正常な血圧を保つのに必要な栄養素
		カルシウム（Ca）	204～600 mg	・骨や歯の形成に必要な栄養素
		鉄（Fe）	2.04～10 mg	・赤血球を作るのに必要な栄養素
		銅（Cu）	0.27～6.0 mg	・赤血球の形成を助ける ・多くの体内酵素の正常な働きと骨の形成を助ける
		マグネシウム（Mg）	96～300 mg	・骨や歯の形成に必要 ・多くの体内酵素の正常な働きとエネルギー産生を助けるとともに，血液循環を正常に保つのに必要
ビタミン類	水溶性ビタミン	ビタミンB_1	0.36～25 mg	・炭水化物からのエネルギー産生 ・皮膚や粘膜の健康維持を助ける
		ビタミンB_2	0.42～12 mg	・皮膚や粘膜の健康維持を助ける
		ナイアシン	3.9～60 mg	・皮膚や粘膜の健康維持を助ける
		パントテン酸	1.44～30 mg	・皮膚や粘膜の健康維持を助ける
		ビタミンB_6	0.39～10 mg	・たんぱく質からのエネルギーの産生と皮膚や粘膜の健康維持を助ける
		ビオチン	15～500 μg	・皮膚や粘膜の健康維持を助ける
		葉酸	72～200 μg	・赤血球の形成を助ける ・胎児の正常な発育に寄与する
		ビタミンB_{12}	0.72～60 μg	・赤血球の形成を助ける
		ビタミンC	30～1,000 mg	・皮膚や粘膜の健康維持を助けるとともに，抗酸化作用を持つ
	脂溶性ビタミン	ビタミンA	231～600 μg	・夜間の視力の維持を助ける ・皮膚や粘膜の健康維持を助ける
		ビタミンD	1.65～5.0 μg	・腸管でのカルシウムの吸収を促進し，骨の形成を助ける
		ビタミンE	1.89～150 mg	・抗酸化作用により，体内の脂質を酸化から守り，細胞の健康維持を助ける
		ビタミンK	45～150 μg	・正常な血液凝固能を維持する

3 酸化ストレス・抗酸化物質

A. 酸化ストレスと疾患

ラジカル連鎖反応で発生した過酸化脂質，過酸化脂質ラジカルは周囲の生体物質とさらに反応して細胞膜やタンパク質の変性，DNA切断を引き起こす．この生体反応を**酸化ストレス**といい，細胞損傷や細胞死の原因の一助となる．**抗酸化物質**は[3)]，不都合に発生した活性酸素種，ラジカル中間体と反応することで，システムから排除し酸素由来の有害反応を停止させる（図3，表2，3）．活性酸素種は細胞において過酸化水素（H_2O_2），ヒドロキシルラジカル（•OH），スーパーオキシドアニオン（O_2^-）のような**フリーラジカル**を形成する（表4）．ヒドロキシルラジカルは特に不安定であり，即座に非特異的に多くの生体分子との反応を起こす．これらの酸化物質は化学的連鎖反応を開始させることにより脂肪，DNA，タンパク質を酸化させ細胞

表2 活性酸素生成系と活性酸素消去系

活性酸素生成系	活性酸素消去系
・O_2^-生成系 ・Ubisemiquinone，NADH oxidase ・Aldehyde oxidase，NADPH-Cyt.c reductase ・P-450 ・Glutathione reductase ・Diamine oxidase ・Peroxidase/compound Ⅲ ・Indolamine酸素添加酵素 ・Cyt.bs ・NADPH oxidase ・Xtantine oxidase ・Oxyhemoglobin ・Oxymioglobin ・H_2O_2生成系 ・O_2^-不均化反応 ・O_2^-の還元反応 ・Amino acid oxidase ・HO・生成系 ・遷移金属イオンによる還元（Fe^{2+}，Cu^+によるFenton反応） ・放射線照射	・低分子抗酸化物質 ・Glutathione ・他のチオール化合物（システインなど） ・Vitamine C ・Vitamine E ・Uric acid ・Bilirubin ・防御系消去酵素 ・Superoxide dismutase（SOD） Cu/Zn型 Mn型 ・Extracelluar SOD ・Glutathione peroxidase（GPx） ・Glutathione reductase ・結合タンパク質 ・Albumin ・Ceruloprasmin ・Transferin ・Ferritin

活性酸素生成系と活性酸素消去系には種々のものがあり，臓器により量などが異なる．

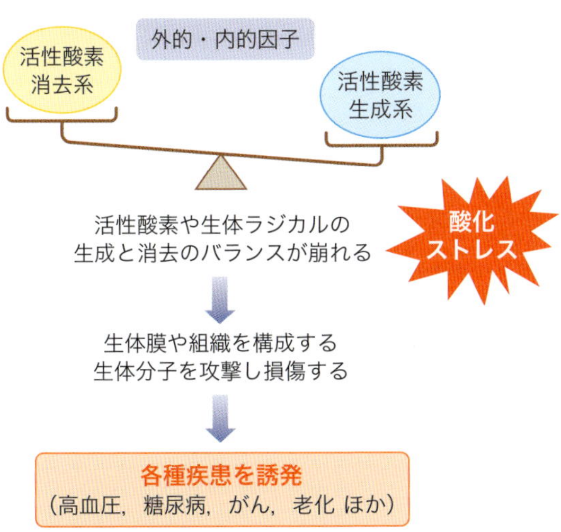

図3 酸化ストレス
活性酸素や生体ラジカルの生成と消去のバランスが崩れ酸化ストレスとなり組織を損傷する．

表3 各臓器における抗酸化酵素活性

	カタラーゼ（units/g）	銅・亜鉛スーパーオキシドディスムターゼ（mg/g）	マンガンスーパーオキシドディスムターゼ（mg/g）	グルタチオンペルオキシダーゼ（mg/g）
脳	1.6	12.2	14.6	1.2
肝臓	40.4	127.5	25.2	32.5
腎臓	14.5	71.4	15.0	16.3
心臓	－	38.8	32.6	10.0

脳は他臓器に比べて極端に少なく，酸化ストレス障害が起きやすい．
文献4をもとに作成．

表4　活性酸素，フリーラジカルの分類

ラジカル	非ラジカル
ヒドロキシルラジカル（HO•）	過酸化水素（H_2O_2）
スーパーオキシド（スーパーオキシドアニオンラジカル：O_2^-•）	一重項酸素（$^1O_2$）
一酸化窒素（NO•）	次亜塩素酸（HOCl）
アルコキシラジカル（LO•）	ペルオキシナイトライト（$ONOO^-$）
ペルオキシラジカル（LOO•）	

を損傷させ突然変異，がんの原因や酵素変性，タンパク質分解の原因となる．

酸化ストレスは，生活習慣病，動脈硬化，がん，Alzheimer型認知症，Parkinson病，糖尿病合併症，関節リウマチ，神経変性疾患など多種の疾患の発症や重症化に関係する．例えば低比重リポタンパク質（LDLコレステロール）の酸化がアテロームの発生を誘発し，最終的には虚血性心疾患，脳卒中となること，フリーラジカルがDNAを損傷し発がんすること，脳は酸化的損傷に非常に弱いこと，などがあげられる（表3）．活性酸素が増える原因には，加齢，紫外線，大気汚染，喫煙，インスタント食品，ストレスなどがある．低エネルギー食の摂食は多くの動物の平均寿命と最長寿命を延ばす．この効果は酸化ストレスの減少が関与していると考えられている．低エネルギー食は，細胞中でのDNA修復が増加した状態，休眠状態の維持，新陳代謝減少，ゲノムの不安定性減少，寿命延長をきたす．

B. 抗酸化物質

抗酸化物質は食品のみならず化粧品，工業製品の酸化防止剤や製品劣化防止剤としても利用される．例えば，植物油中の必須脂肪酸は分子状酸素のラジカル反応により，変色，固化しさらに毒性を示す酸敗を引き起こす．これによる品質劣化を防止する目的で，食物由来の食品添加物であるアスコルビン酸（ビタミンC），αトコフェロール（ビタミンE）などが利用されている．医薬品，栄養補助食品の分野でも健康維持・アンチエイジングや悪性腫瘍，冠状動脈性心臓病，脳卒中，動脈硬化症の予防・治療としてこれらが利用されている．抗酸化物質には，スーパーオキシドディスムターゼ※1，カタラーゼ，ペルオキシレドキシン類，グルタチオン系や，尿酸，アスコルビン酸（ビタミンC），ウロビリノーゲンなどがある（表2）．水溶性抗酸化物質（アスコルビン酸，グルタチオン，リポ酸，尿酸など）は細胞質基質と血漿中の酸化物質と反応し，抗酸化作用を発揮する．また，脂溶性抗酸化物質（ビリルビン，カロテン，αトコフェロール，ユビキノンなど）は細胞膜の脂質過酸化反応を防止している．それぞれの抗酸化物質はさまざまな濃度で体液や組織に存在し，グルタチオン，ユビキノンなどは主に細胞内に存在しているのに対し尿酸は血中を含む広範囲に分布している．抗酸化物質にはポリフェノール，レスベラトロール，βカロテン（プロビタミンA），ビタミンC，ビタミンE，セレン，または緑茶，アマチャヅルなど抗酸化物質を含むハーブがある．

健康のために抗酸化物質などは必要であるが，栄養補助食品として摂取する場合の有益性は確定していない．一方，抗酸化物質は細胞間シグナリング，受容体感受性，炎症性酵素活性，遺伝子調節など，抗酸化作用以外の機能ももっている可能性があり，新たに研究されている[2) 5)]．

Column

酸化ストレスと進化

活性酸素の発生部位として代表的なものにミトコンドリアおよび葉緑体があげられるが，酸化ストレス順応の化学進化はさまざまな生体内の抗酸化物質を生み出してきた．光合成時に発生する活性酸素種の障害に対する防御化学物質が多様化，精巧化し海洋生物から陸生生物への進化として，陸生植物はアスコルビン酸，ポリフェノール類，フラボノイド類，トコフェロール類のような海洋生物にはみられない抗酸化物質の産生をはじめた．

※1　**スーパーオキシドディスムターゼ**：SOD．スーパーオキシドを酸素と過酸化水素に分解する酵素群である．SODはほとんどすべての好気性細胞と細胞外液に存在する．酸素が存在することによって細胞内に形成される致死性のスーパーオキシドを変化させるSODやカタラーゼを欠くことにより，偏性嫌気性生物は酸素の存在下で死滅することとなる．SODはそのアイソザイムによって，銅，亜鉛，マンガン，鉄を補因子として含む．ヒトをはじめとした哺乳動物や多くの脊椎動物は，3種のSOD（SOD1～3）をもち，銅/亜鉛を含むSOD1，3はそれぞれ細胞質と細胞外空間に，マンガンを含むSOD2はミトコンドリアに存在する．ヒトは鉄を補因子としたSODはもたない．

活性酸素の種類の違いによって抗酸化物質の活性も異なるため抗酸化作用の測定方法は多様である．食品科学では，**酸素ラジカル吸収能**（ORAC）が食品，飲料および食品添加物の抗酸化物質濃度を評価する業界標準になっている．ただし，食物に含まれる抗酸化物質の強さが体内の抗酸化作用に関連しているという証拠がないなどの否定的な見解もある．

C. 代表的な抗酸化物質の性質

1）ポリフェノール

たくさん（ポリ）のフェノールという意味である．その名の通り分子内に複数のフェノール性ヒドロキシ基をもつ植物成分の総称で（図4），レスベラトロール，フラボノイドなどは抗酸化作用をもつ．フラボノイド類，カテキン（茶），アントシアニン（ブドウ），タンニン（茶），ルチン（ソバ），イソフラボン（大豆），ノビレチン（シークヮーサー）などが含まれる．

2）ビタミンE（トコフェロール類，トコトリエノール類）

植物油などに多く含まれ，抗酸化機能をもつ脂溶性ビタミンである（第1章-2参照）．ビタミンEのうちαトコフェロールは，脂質過酸化連鎖反応で生成する脂質ラジカルによる酸化から細胞膜を保護するため，最も重要な脂溶性抗酸化物質である．ビタミンEの他型の役割は抗酸化物質よりもシグナリング分子との関連が注目されている．

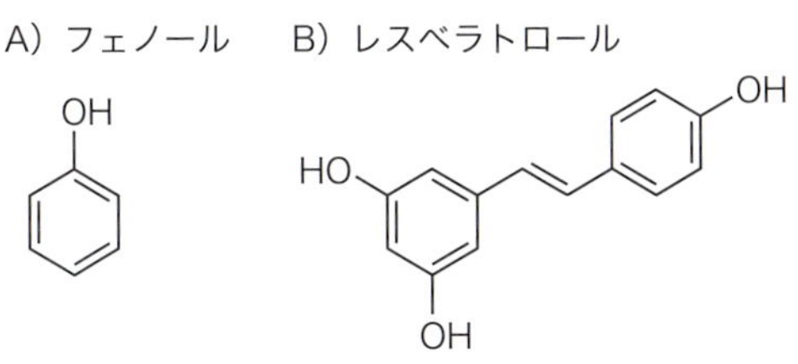

図4　フェノール，ポリフェノールの化学構造式

A）フェノールの化学構造式．ベンゼン環に水酸基（ヒドロキシ基，-OH）が結合している．

B）抗酸化物質であるポリフェノールの一種であるレスベラトロールの化学構造式．

4　飽和脂肪酸・不飽和脂肪酸

A. 飽和脂肪酸，一価不飽和脂肪酸，多価不飽和脂肪酸

脂肪酸は，炭素がすべて飽和結合で満たされた飽和脂肪酸と，一部に二重結合をもつ不飽和脂肪酸に分けられる．さらに不飽和脂肪酸は二重結合を1個だけもつ**一価不飽和脂肪酸**と，2個以上もつ**多価不飽和脂肪酸**がある（表5）．飽和脂肪酸は肉などの動物性の脂質に含まれ，不飽和脂肪酸は魚，植物に多く含まれる．一価不飽和脂肪酸は油脂や肉類に多く含まれ，多価不飽和脂肪酸はリノール酸，αリノレン酸，ドコサヘキサエン酸（docosahexaenoic acid：DHA，炭素数22：二重結合数6），エイコサペンタエン酸（eicosapentaenoic acid：EPA，炭素数20：二重結合数5）などがある．これらは人間の体内で生成することができないため，**必須脂肪酸**という．リノール酸は普段の食生活で十分摂取でき，不足になりやすいのはαリノレン酸，EPA，DHAである．多価不飽和脂肪酸は細胞膜を構成するリン脂質の一部で，細胞が分泌する生理活性物質の材料になる．

飽和脂肪酸，一価不飽和脂肪酸，多価不飽和脂肪酸

Column

あなたは皮むき派？ 丸かじり派？

日本では，リンゴ・ブドウなどを食べるときに皮をむいたり皮を取り除いたりして，皮を捨てるのが一般的である．一方，海外では皮ごと丸かじりするのが一般的である（果物の品種・種類などが日本と海外で異なるという側面もある）．

ワインやブドウジュースのレスベラトロール含有量を測定したことがある．液体を測定すると，表示されている量よりも極端に少なく，これは不当表示だと思った．瓶をみると，底や瓶にかすが付着している．この付着物を測定してみると，液体の数倍～数十倍の濃度であった．改めて，沈殿物や瓶付着物を液体に混入して全量を測定してみた．今度は表示量とほとんど同じであった．食品の二次機能（美味しさ）は個人差が大きいが，一次機能（栄養）と三次機能（機能性）を考えると丸かじり派に軍配を上げざるをえない．

第4章　食事・栄養療法に役立つ食品学

表5　主な脂肪酸の種類

脂肪酸名			化学式	融点(℃)	慣用記号	系列	含有食品など
飽和脂肪酸		酪酸（ブタン酸）	$CH_3(CH_2)_2COOH$	−7.9	$C_{4:0}$		バター，やし油
		ヘキサン酸	$CH_3(CH_2)_4COOH$	−3.4	$C_{6:0}$		〃
		オクタン酸	$CH_3(CH_2)_6COOH$	17	$C_{8:0}$		〃
		デカン酸	$CH_3(CH_2)_8COOH$	32	$C_{10:0}$		〃
		ラウリン酸	$CH_3(CH_2)_{10}COOH$	33	$C_{12:0}$		〃
		ミリスチン酸	$CH_3(CH_2)_{12}COOH$	54	$C_{14:0}$		バター，やし油，落花生油
		パルミチン酸	$CH_3(CH_2)_{14}COOH$	63	$C_{16:0}$		動植物油
		ステアリン酸	$CH_3(CH_2)_{16}COOH$	70	$C_{18:0}$		動植物油
		アラキジン酸	$CH_3(CH_2)_{18}COOH$	75	$C_{20:0}$		落花生油，綿実油
不飽和脂肪酸	一価	パルミトオレイン酸	$CH(CH_2)_5CH=CH(CH_2)_7COOH$	0.5	$C_{16:1}$		魚油，鯨油
		オレイン酸	$CH(CH_2)_7CH=CH(CH_2)_7COOH$	11	$C_{18:1}$	n-9	動植物油
	多価	リノール酸	$CH_3(CH_2)_3(CH_2CH=CH)_2(CH_2)_7COOH$	−5	$C_{18:2}$	n-6	コーン油，大豆油
		αリノレン酸	$CH_3(CH_2CH=CH)_3(CH_2)_7COOH$	−10	$C_{18:3}$	n-3	しそ油
		アラキドン酸	$CH_3(CH_2)_3(CH_2CH=CH)_4(CH_2)_3COOH$	−50	$C_{20:4}$	n-6	魚油，肝油
		(エ)イコサペンタエン酸(EPA)*	$CH_3(CH_2CH=CH)_5(CH_2)_3COOH$	−54	$C_{20:5}$	n-3	魚油
		ドコサヘキサエン酸(DHA)	$CH_3(CH_2CH=CH)_6(CH_2)_2COOH$	−44	$C_{22:6}$	n-3	魚油

＊ IUPACではイコサペンタエン酸（icosapentaenoic acid）の名称を採用している．文献6をもとに作成．

の望ましい1日摂取量の割合は，おおよそ1：1：1といわれている．最近の食習慣では，飽和脂肪酸を多く摂る傾向があり一価不飽和脂肪酸や多価不飽和脂肪酸を摂る機会が減っている．一価不飽和脂肪酸（オレイン酸）が豊富な食品は，ひまわり油，サフラワー油，オリーブオイル，マカダミアナッツ，ヘーゼルナッツなどがある．多価不飽和脂肪酸は種々の脂肪酸があり，αリノレン酸はアマニ油，くるみ，しそ油，ごま油，菜種油など，DHAはさば，まぐろ，あんこうのきもなど，EPAはさけ，さば，うなぎ，くじらなど，リノール酸はサフラワー油，ひまわり油，綿実油，大豆油，コーン油など，γリノレン酸は月見草の油や種子，母乳などに多く含まれる．熱に弱く，酸化しやすいので保存方法に注意が必要となる．

B. n-6系，n-3系多価不飽和脂肪酸

多価不飽和脂肪酸には，二重結合の位置によってn-6（ω6）系多価不飽和脂肪酸やn-3（ω3）系多価不飽和脂肪酸がある．n-6系にはリノール酸，γリノレン酸，アラキドン酸などがある．n-3系にはDHA，EPA，αリノレン酸などがある．n-6系とn-3系のバランスのよい摂取が大切である[4]．

5 腸内細菌と食品

A. 腸内細菌叢

ヒト腸管（主に大腸）には100種類以上，100兆個にも及ぶ腸内細菌が生息し腸内細菌叢を形成している（ほとんどが嫌気性菌）．ヒト腸内細菌は，善玉菌，悪玉菌，中間菌の3グループが互いに密接な関係でバランスをとっている．ヒトによって細菌の構成は大きく異なっていて双子でも同じではない．中間菌は日和見菌ともいわれ，善玉菌と悪玉菌の強い方の味方になる．

さまざまな種類の腸内細菌が住み着いていることが理想的だが，腸内細菌の種類が年々減少し50年前に比べて約30％も減少している．出産直後の新生児は大腸菌，腸球菌などの好気性菌が定着し，その後，嫌気性菌であるビフィズス菌※2が定着する．母乳には130種

※2　**ビフィズス菌**：乳酸菌の一種で，母乳栄養児の糞便に多く存在する．乳糖やオリゴ糖などを分解して乳酸や酢酸を産生して腸内のpHを顕著に低下させ，善玉菌として腸内の環境を整えるほか，花粉症などアレルギー症状や乳幼児に多いロタウイルスによる感染性腸炎を抑制する．

以上のガラクトオリゴ糖が含まれており，ビフィズス菌のエサとなることで新生児腸内にビフィズス菌が増殖・定着する．乳幼児期にビフィズス菌や乳酸菌が少ないと成人になってからメタボリックシンドロームや各疾患に罹患しやすくなる．また，一部の食品添加物は，腸内細菌の多様性を阻害することが報告されている．ちなみに食品添加物表示に**無添加**や**無塩せき**などがあるが，**無塩せき**とは添加物が使用されていないということではない（コラム参照）．

B. プロバイオティクスとプレバイオティクス（図5）

プロバイオティクス（Probiotics）は腸内細菌叢のバランスを整え宿主である人の健康に有利に働く生きた細菌や酵母である．乳酸菌，納豆菌，ビフィズス菌，酪酸菌のように強酸性の胃酸や胆汁酸で死滅せず，生きたまま腸に届く善玉菌やこれらを含んだ食品，サプリメントのことである．

プレバイオティクス（Prebiotics）は腸内の善玉菌の増殖を促して腸内細菌叢のバランスを整える難消化性の食品成分である．菌のなかでも強酸性の胃酸や胆汁酸で死滅する菌や善玉菌のエサになるオリゴ糖，食物繊維などで，腸内環境を改善するものをいう．

善玉菌が増えて活性化すれば，発がん物質や有毒ガスの産生が抑えられて腸内環境が整う．腸内環境が整うことで排便促進，ウイルス感染予防，抗アレルギー，抗動脈硬化，がん予防など，プロバイオティクスの人体への有用な働きが促進され腸内環境が好循環になる．

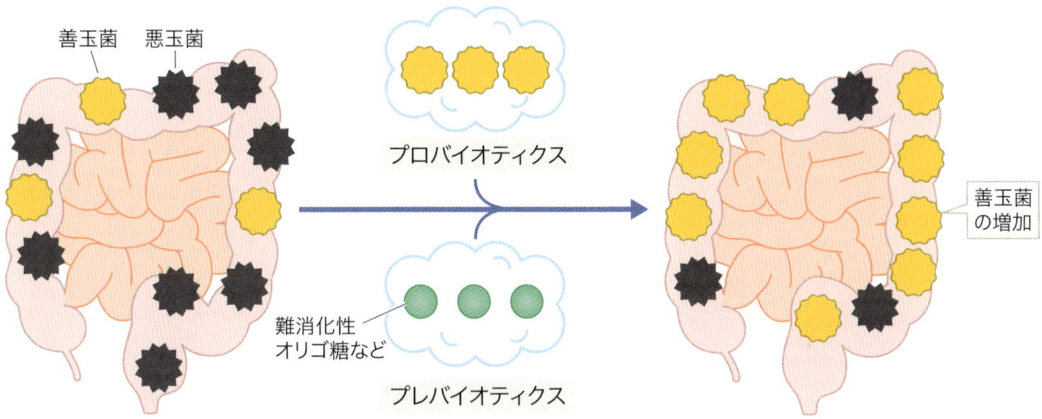

図5 プロバイオティクスとプレバイオティクス
文献1をもとに作成．

Column

塩せき，無塩せきって何？

一般的にソーセージ，ハム，ベーコンなどの食肉加工品の原材料表示には，豚肉，食塩，糖類，タンパク質，発色剤，着色料（コチニール色素，紅麹など），結着補強剤，乳化安定剤，酸化防止剤，保存料，化学調味料などが記載されている．無添加ハムがきれいなピンク色をしていないのは，見栄えをよくするための発色剤，着色料を使用していないためである．食肉加工品は，原料肉を発色剤，塩，香辛料などの液に漬け込む工程があり，これを塩せきという．したがって，塩せき肉では発色剤，保存料など由来の発疹などが出ることがある．無塩せきというのは，そういう液に漬け込まないことではなく，発色剤を使わずにつくったものをいう．誤解しやすいが，無塩せきでも結着補強剤や保存料などは添加されている．

パンダの赤ちゃんは可愛く動物園やぬいぐるみなどで人気者であるが，熊の一種である．一方，冬眠前には山里で熊が出没して，こちらは猟友会に射殺される．パンダもじつは獰猛でペットなどにはできないが，やはり見栄えが大事なのだろうか？ 毎日の食品選択には，誤解しやすい，見栄えがよい商品が多いが，もっと大事なものがたくさんある．

ビフィズス菌，乳酸菌などの善玉菌を増やすことがよいとされ，オリゴ糖や食物繊維を十分に摂って腸内細菌と協同して健康をつくることも大切である．タンパク質や脂質が中心の食事，不規則な生活，各種のストレス，便秘などで悪玉菌が腸内に増えてくる．腸内の善玉菌増量方法は，ヨーグルト，乳酸菌飲料，納豆，漬物などビフィズス菌や乳酸菌を含む食品を直接摂取する方法と，野菜類，果物類，豆類などに多く含まれているオリゴ糖，食物繊維を摂取する方法とがある．

6 その他代表的な機能性成分

A. GABA

GABA〔γ (gamma)-aminobutyricacid，ギャバ〕はアミノ酸の1つで，主に抑制性神経伝達物質として機能している物質である．アミノ酪酸はアミノ基のつく位置によりα－，β－，γ－の3種類の構造異性体が存在し，γ－についたものを指す．血液脳関門を通過しない物質で，体外からGABAを摂取しても神経伝達物質としてそのまま用いられることはない．体内で主に抑制系の神経伝達物質として脳内血流増加，酸素供給量増加，脳細胞代謝機能亢進や血圧を低下させる作用がある[7]．

GABAはもともと人間の体内に存在している成分であるが，漬物や味噌などの発酵食品，発芽玄米，野菜や果物（トマト，なす，アスパラガス，かぼちゃ，きゅうり，メロン，みかんなど），チョコレート，カカオなどに多く含まれている．食事・サプリメントなどでGABAを摂取するとストレス軽減や血圧低下などがみられる報告が多いが，そのメカニズムはよくわかっていない．

B. 大豆イソフラボン

大豆には，主要な成分タンパク質，炭水化物，脂質のほか，ミネラル，ビタミン，カルシウムなどが含まれている．また微量成分として，サポニン，レシチン，大豆イソフラボンなどが含まれている．大豆イソフラボンは，大豆胚芽に多く含まれている．大豆イソフラボン，イソフラボンアグリコン（糖がはずれた構造のもの）は女性ホルモン（エストロゲン）と分子構造が似ていることから，植物性エストロゲンともいう．大豆食品（豆腐，納豆，味噌など）は低脂肪，植物性タンパク質，豊富なカルシウムなど，日本人の長寿の要因となっていると考えられてきた．大豆イソフラボンは，更年期障害改善，骨粗鬆症予防効果，がん予防（乳がん，胃がん，前立腺がん，卵巣がん，結腸直腸がん，肺がん），月経随伴症状改善などの報告が多くみられるが，否定的な意見も多い．子どもや妊婦が日常的な食生活に上乗せして特定保健用食品などの大豆イソフラボンを摂取することは推奨されない．

C. クルクミン

クルクミンはポリフェノールの一種であり，ウコン（ショウガ科）の根茎に含まれる橙黄色色素である．カレーに使用される香辛料（ターメリック）として一般的に用いられている．また，抗酸化作用，抗炎症作用，抗腫瘍作用などがあり，天然の抗酸化物質のビタミンEよりも強力にスーパーオキシドやヒドロキシルラジカルを除去する[8]．

文　献

1）「食品学Ⅰ（栄養科学イラストレイテッド）」（水品善之，他/編），羊土社，2016
2）「機能性表示食品に関する情報」（http://www.caa.go.jp/foods/index23.html），消費者庁
3）Virgili F & Marino M：Free Radic Biol Med, 45：1205-1216, 2008
4）Tian L, et al：Free Radic Biol Med, 24：1477-1484, 1998
5）Mozaffarian D, et al：Circulation, 111：157-164, 2005
6）「健康・栄養科学シリーズ 基礎栄養学 改訂第4版」（国立研究開発法人 医薬基盤・健康・栄養研究所/監，奥恒行，柴田克己/編），南江堂，2012
7）Tanaka H, et al：J Clin Biochem Nutr, 45：93-100, 2009
8）Sreedhar R, et al：Drug Discov Today, 21：843-849, 2016

2 食品と薬物の相互作用

- 食品と薬物の相互作用には，食品が薬物に及ぼす影響と，薬物が食事・栄養に及ぼす影響があることを理解する
- 薬物の相互作用には，薬物動態学的相互作用と薬理学的（薬力学的）相互作用があることを理解する
- 薬物動態学的相互作用とは，薬の体内での動態学的な相互作用であることを理解する
- 薬理学的相互作用とは，作用部位での薬理作用に影響する相互作用であることを理解する

1 相互作用の２つの視点

薬物間における相互作用（薬物相互作用）とは，いわゆる薬の飲み合わせのことで，２種類以上の薬を服用した場合，それらの薬が互いに影響を及ぼし合って効果が減弱あるいは増強することである．このために，新たな副作用が出現することもあるので，薬物治療上注意を払わなければいけない．しかし，このような相互作用を及ぼし合うのは薬物同士ばかりではなく，薬物と食品（成分）の間でも生じる．

食品と薬物の相互作用には，大きく分けて２つの視点がある．

第一は，**食品（栄養素あるいは食品成分）が薬物（医薬品）の作用に影響**する視点で，同時に摂取した食品によって薬物の効果が変化する場合である．この場合，摂取した食品が薬物の効果（主作用）に負の影響（効果の減弱）を与えるものは疾病の増悪を招き，正の影響を与えるものは薬効を増強する．さらに，食品によっては，薬物の主作用には変化を示さないものの，副作用に大きく影響することがあり，予期しない副作用の出現や副作用そのものを増強・減弱させる場合がある．

第二は，**薬物が栄養素の利用や代謝などへ影響**する視点で，薬物の主作用や副作用が栄養素の消化吸収，代謝に影響を与える場合である．さらに，抗がん剤のように味覚や食欲に影響を与える場合や，嚥下咀嚼に対して影響する場合などがある．

第一の視点については，一部の食品と薬物の相互作用については，副作用を軽減する観点から効果的な薬物療法に向けた対応が確立されてきた．しかし，近年さまざまな健康食品（サプリメント）の利用が拡大されるにつれ，これまで問題視されなかった食品中の微量成分を，きわめて多量（濃縮状態）に摂取した結果，相互作用が顕在化して重篤な副作用などが懸念されるようになった．一方，第二の視点については，栄養療法を的確に進めるうえで重要となり，その実証的解明が進められている．

本項では，これら２つの視点から食品と薬物の相互作用について解説する．

2 食品が薬物に及ぼす影響

食品と薬物の相互作用を理解するうえで，薬物間の相互作用の考え方が参考になることから，まず薬物相互作用を解説する．

A. 薬物動態

薬物が身体に入ってから消失するまでの過程を，薬物の体内動態（薬物動態）という．経口投与された薬物は，消化管で吸収された後，腸管膜静脈から門脈に移行して肝臓に送られる．その一部は肝臓で代謝され，生物活性が大きく消失する（初回通過効果※1）．その後，心臓を経て全身に分布した後に腎臓から薬物が排泄される．このように内服薬は，**吸収**（Absorption：A），**分布**（Distribution：D），**代謝**（Metabolism：M）を経て作用部位（標的臓器・組織）に到達し治療効果を発揮する．その後，**排泄**（Excretion：E）により体内から消失する．

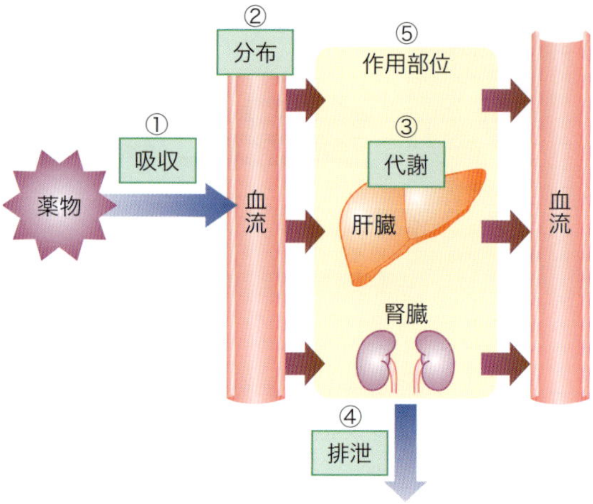

図1　薬物動態学的相互作用と薬理学的相互作用の概念
①〜④における相互作用を薬物動態学的相互作用，⑤における相互作用を薬理学的相互作用という．

B. 薬物相互作用

薬物相互作用とは，医薬品を併用することで薬の作用が増減したり，副作用が増強あるいは新規の副作用が出現して元の疾患が増悪することをいう．この相互作用は，**薬物動態学的相互作用**と**薬理学的**（薬力学的）**相互作用**の2つに分類できる．

1）薬物動態学的相互作用

薬物動態学的相互作用は，文字どおり薬の体内での動態学的な相互作用のことであり，薬の輸送と代謝に関係している．つまり，①薬の消化管での吸収（A）の変化，②薬の組織への分布（D）の変化，③薬の肝臓における代謝（M）の変化，④薬の腎排泄（E）の変化，の4つ（ADME）のいずれかあるいは2つ以上の変化のことである．これら相互作用の結果は，作用部位での薬物濃度の増減をもたらし，当然ながら単独の場合と比べて薬の作用（薬理作用：薬効）が変化する．そこで，薬の一方が食品となれば，この食品がADMEに対して影響を与える場合に，食品と薬物の相互作用が生じることになる（図1）．

2）薬物動態学的相互作用と食品

以下に①〜④の具体例を示す．

食事の有無や特定の食事によって薬物の吸収量や吸収パターンが変化する（図1①）

皮膚真菌症治療薬であるグリセオフルビンの場合，脂質の多い食事や食品（牛乳やバターなど）摂取後の服用で生物効力（バイオアベイラビリティ※2）が上昇する．

栄養状態の変化によって薬の体内分布が変化する（図1②/④）

患者の栄養不良や高齢者などで起こりやすい低栄養状態では，血中タンパク質濃度が低下するため遊離薬物濃度が上昇し，肝薬物解毒代謝活性が低下して，薬の効きすぎ状態を招く．

食品中の特定成分が薬物の代謝に影響を与える（図1①/③）

グレープフルーツジュース（GFJ）の同時摂取により，血圧降下薬であるジヒドロピリジン系カルシウム拮抗薬の血中濃度が上昇して，薬の効きすぎ状態になり低血圧症状を呈する．これは，GFJに含まれる苦味成分であるフラノクマリン誘導体（ベルガモチン・ジヒドロベルガモチン）が小腸粘膜上の薬物代謝酵素※3（CYP3A4）の活性を不可逆的かつ強力に阻害するため

※1　**初回通過効果**：First Pass Effect．薬物が投与部位から全身循環血に移行する過程で生じる分解や代謝のことを示し，その結果，薬物の移行量が減少する．経口投与（内服）の場合，小腸から吸収された薬物は門脈を通って肝臓を経て全身血へ移行するが，肝臓には多くの酵素が存在するため薬物によっては大半が代謝される（肝初回通過効果）．また，小腸にも代謝酵素が存在し，ここでの代謝も無視できない．内服では初回通過効果が大きく，薬効が期待できない薬物は，注射あるいは肝初回効果通過を受けない皮膚，鼻腔，直腸下部（坐剤）などを投与経路として用いる．

※2　**バイオアベイラビリティ**：Bioavailability，生物学的利用能．「循環血中に移行した薬物量の投与量に対する比率およびその速度」と定義され，人体に投与された薬物のうち，どれだけの量が全身に循環するかを示す指標である．薬物の吸収量と吸収速度に関連するパラメータが指標となり，血中濃度－時間曲線下面積（AUC）のほか，医薬品の最高血中濃度（C_{max}），最高血中濃度に達するまでの時間（T_{max}）などが用いられる．

に生じた事象である．同様に，セイヨウオトギリソウ〔St. John's wort（SJW）：セントジョーンズ・ワート〕は，薬物代謝酵素（CYP3A，CYP1A2など）を誘導させて酵素量が増加することで，基質となるさまざまな薬の血中濃度を低下させる．例えば，インジナビル（抗HIV薬），ジゴキシン（強心薬）などの代謝が促進されてその作用が減弱する．

食品による薬物の排泄に影響を与える（図1④）

主に腎臓において，糸球体ろ過速度，尿細管再吸収および尿細管分泌量に影響を及ぼす薬剤との併用により生じる．例えば，野菜や果物，海藻類はアルカリ性に，肉や魚介，卵は酸性を呈し食品が尿のpHを変動させて尿細管での薬物の再吸収を変化させる場合である．

3）薬理学的相互作用

作用部位での薬理作用が影響（図1⑤）

同一作用の薬剤の併用では協力して作用が増強し（**協力作用**：相加あるいは相乗作用），作用が相反する薬の併用では薬効が減弱する（**拮抗作用**）．この薬理学的な影響が食品による場合も，食品と薬物の相互作用となる．

4）薬理学的相互作用と食品

例えば，ビタミンKあるいはこれを多く含む食品（納豆，ブロッコリー，モロヘイヤなどの緑色野菜，クロレラなどの健康食品など）の摂取により抗血栓薬ワルファリンの効果が減弱する．ワルファリンの抗血栓効果は，一連の血液凝固反応において，ビタミンKの働きを阻害することによってもたらされる．通常の食事から摂取する納豆（納豆菌）には相互作用を生じさせるに十分量のビタミンKが含まれることから，その作用が顕在化する．当然，ビタミンKを含むサプリメントの摂取でも同様である．

3 薬物が食事・栄養に及ぼす影響

薬物のなかには栄養素の欠乏を招いたり，逆に栄養素の作用を増強して過剰状態をもたらすものがある（表1）．これには，以下4つの場合がある．

表1 栄養状態などに影響する薬物の例

影響	主な薬物
高血糖	麻薬性鎮痛薬，フェノチアジン，サイアザイド系利尿薬，プロベネシドなど
低血糖	スルホンアミド，アスピリン，フェナセチン，β遮断薬，モノアミンオキシダーゼ阻害薬，フェニルブタゾン，バルビツール酸誘導体など
血漿脂質減少	アスピリン，クロルテトラサイクリン，コルヒチン，デキストラン，グルカゴンなど
血漿脂質増加	経口避妊薬，副腎コルチコステロイド，クロルプロマジン，エタノール，チオウラシル，成長ホルモン，ビタミンDなど
タンパク質代謝低下	テトラサイクリン，クロラムフェニコール
食欲増大	アルコール，インスリン，ステロイド，甲状腺ホルモン，スルホニル尿素など
食欲減退	腸拡張性物質（メチルセルロース），グルカゴン，インドメタシン，モルヒネ，シクロフォスファミド，ジギタリスなど
吸収不良	ネオマイシン，カナマイシン，クロルテトラサイクリン，フェニンジオンなど
味覚異常	パクリタキセル，ペニシラミン，エバスチン，ベザフィブラート，カプトプリル，オメプラゾール，アモキシシリン，サキナビル，メトホルミンなど
嚥下障害	ハロペリドール，クロルプロマジン，カルバマゼピン，ドキシサイクリン塩酸塩，インドメタシン，ペニシラミンなど

文献1をもとに作成．

①薬物の薬理作用による栄養状態への影響

脂質異常症や糖尿病治療に用いる薬物は，栄養素としての脂質や糖質の体内動態，代謝，利用に影響を与えて，病態を改善する目的で使用される．これら栄養素は，生体内で適切な量が維持されることが重要となるが，この適正範囲を外れた場合に栄養状態に重大な影響を与える．

②薬物の副作用による栄養状態への影響

高血圧治療薬の栄養状態への影響では，高血圧治療薬のアンジオテンシン変換酵素（ACE）阻害薬やアンジオテンシン受容体拮抗薬（ARB）の投与で，ナトリウム利尿が促進される一方でカリウムが体内に貯留し，高カリウム血症の可能性が生じる．

一方，降圧利尿薬は腎臓の尿細管に作用してナトリウムとともに水の再吸収を抑制して尿排泄を促進する．利尿薬のなかには同時にカリウムの排泄も促進させる

※3 **薬物代謝酵素**：薬物を体外に排泄しやすい構造に変換するための重要な酵素であり，多くは肝臓に一部は小腸などに存在する．薬物代謝は，第1～3相に分類され，第1相（酸化，還元，加水分解）ではシトクロムP450（cytochrome P450：CYP）など多種類の酵素が作用するもので，生体内薬物代謝の80～90％に寄与している．このため，CYPの働きに影響を及ぼす食品の摂取は，薬物の血中ならびに組織内濃度の変動，それに伴う治療効果の変化や重篤な副作用の発現を引き起こす原因となる．

作用もあるため，低カリウム血症が生じて脱力感，倦怠感，腹部不快感などの症状が現れる．

③薬物が栄養素の吸収や生理作用に影響を与える場合

ビタミンB_{12}を補酵素とするメチオニンシンターゼの補助因子である葉酸は，フェニトインなどの塩基性薬物，さらには胃酸を減少させる制酸薬などの服用により吸収が低下する．また，葉酸自体がフェニトイン代謝の補助因子として働き，フェニトイン投与によって葉酸の消費が増加して欠乏状態となる．

④薬物の副作用により味覚や食欲の変化，嚥下障害の出現

薬物の副作用により，摂食に影響を及ぼし，間接的に栄養状態に影響を与える可能性がある．特に，味覚異常や食欲に影響する薬物，悪心・嘔吐，下痢などの消化器系の副作用を示す薬物の場合，さらには嚥下に影響する薬物は栄養状態に影響が大きい．

口腔乾燥症や亜鉛不足は味覚異常（無味覚症，味覚不全，味覚減退，幻味など）をきたし，口腔乾燥症や口渇を生じる抗コリン作用薬や薬物（カプトプリルやペニシラミンなど）との結合による薬物性の亜鉛欠乏が原因であり，これ以外にも多くの薬物により味覚異常をきたすことが明らかになっている．

食欲は，視床下部にある満腹中枢と摂食中枢の相互作用により調節されており，これらの働きに影響を及ぼす薬物（食欲増進：健胃薬，整腸薬，消化薬など，食欲減退：中枢興奮薬の一部，気管支拡張薬）によって影響を受ける．

嘔吐は延髄で生じる内臓反射であり，ジギタリスやアポモルヒネの投与により生じる．また，消化器系の副作用を生じる薬物は多く，薬物性の嚥下障害では向精神薬投与により生じ，また薬物の副作用としての食道炎や食道潰瘍，多発性筋炎などによっても嚥下障害が生じる．

4 おわりに

医薬品との相互作用が報告されている嗜好品，食品・食品成分については，健康食品の安全性にかかわる種々の情報を発信する書籍[2)〜4)]やウェブサイト[5)〜7)]でその詳細が閲覧できる．医療現場では，常に最新の情報を入手することが不可欠となり，医療従事者がセルフメディケーションに努める患者にも相互作用情報を積極的に提供していくことが重要になっている．

文　献

1）「やさしくわかりやすい食品と薬の相互作用 基礎と活用」（城西大学薬学部医療栄養学科/編著），カザン，2007
2）「最新版「トクホ」のことがよくわかる 保健機能食品・サプリメント 基礎と活用」（城西大学薬学部医療栄養学科/編著），カザン，2007
3）「食品–医薬品相互作用ハンドブック」（城西大学薬学部医療栄養学科/訳），丸善出版，2005
4）「患者さん目線から考えるがんの栄養・食事ガイドブック」（松浦成昭，左近賢人/監，矢野雅彦，飯島正平/編），メディカルレビュー社，2017
5）「健康食品」の安全性・有効性情報（素材情報データベース）（https://hfnet.nibiohn.go.jp/contents/indiv.html），国立研究開発法人 医薬基盤・健康・栄養研究所
6）ナチュラルメディシン・データベース（http://jahfic.or.jp/nmdb），一般社団法人 健康食品・サプリメント情報センター
7）食品–医薬品相互作用データベース（https://www.josai.ac.jp/education/pharmacy/fdin_db/index.html），城西大学薬学部

Column

グレープフルーツジュースと薬物

食品と薬物の相互作用で最も関心が高いものに，グレープフルーツ（GFJ）による薬物への影響がある．これは，GFJ中の成分（ベルガモチンなど）が，消化管粘膜中で主な薬物代謝酵素の一種であるCYP3A4を阻害するためと考えられている．GFJとの相互作用はCYP3A4との不可逆的な酵素阻害であることから，コップ1杯のGFJを飲むとその影響は新たな酵素が生体内で十分量生合成されるまでの4日間程度は持続することが報告されている．つまり，3日前に飲んだGFJの影響によっても，CYP3A4で代謝されるさまざまな薬物の吸収が無視できないほど増加する可能性を示している．一方，この相互作用は個人差が非常に大きく，またGFJの産地や品種によっても成分含量が異なることが明らかになっている．医療従事者が患者の安全を第一と考えるならば，GFJによって有害作用を発現する可能性のある薬を服用中の患者にGFJを避けるように指導する必要がある．さらに，栄養面に介入する医療従事者であれば，栄養・嗜好面から患者が満足できる食事の提案ができ，それがNSTが果たす役割の1つではないだろうか．

3 食品と遺伝子の相互作用

- 食品の三機能の発現には遺伝子がかかわることを理解する
- 栄養の恒常性維持には栄養素や代謝物を感知し遺伝子調節を行うメカニズムが重要な役割を果たすことを理解する
- タンパク質をコードしないRNAも代謝の調節に重要な役割を果たすことを理解する
- 食環境はエピジェネティック修飾を介して遺伝子発現に影響を与えることを理解する

1 食品の三機能と遺伝子

食品学では食品の機能を栄養，嗜好，生体調節の3つに分類している（図1，第4章-1参照）．作用する場所や時間の観点からいうと，一次の栄養機能は消化・吸収を経て代謝されることにより発揮されるが，二次の嗜好機能は口腔や消化管の化学感覚器官を介して中枢神経系に情報が伝達されることにより比較的短時間で効果をあらわす．三次機能については，一次・二次機能が栄養の恒常性を維持するために働くのに対して，恒常性から少し外れた領域で働くといえる．このような人体の恒常性を制御するメカニズムは古典的には生理学，生化学，酵素学などで記述されてきた．しかし，恒常性から少しずつ外れていく過程や，長期的あるいは次世代への蓄積効果を解析する場合，全遺伝子的な発現（**トランスクリプトーム**※1）を考慮する必要がある．

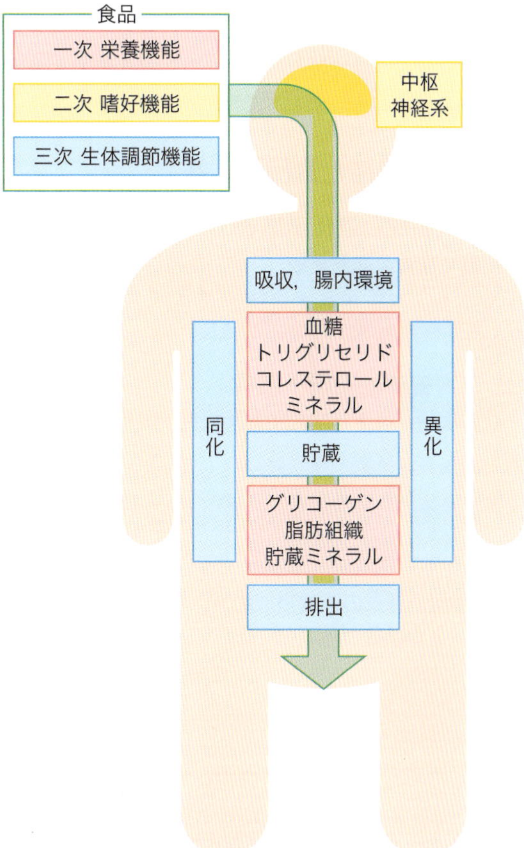

図1 食品の三機能
一次の栄養機能は体内に吸収されたのち働く．二次の嗜好機能は感覚系を介して中枢神経系に働きかける．三次の生体調節機能は，恒常性から少し離れはじめたときに，栄養素の吸収，腸内環境，代謝，排出などに対して働きかける．

※1 **トランスクリプトーム**：Transcriptome．転写物（transcript）と全体（ome）を合わせた造語．ゲノムとしてのDNAから転写されたRNAの総体．実験動物では体組織レベルで解析されることが多いが，細菌叢（meta-transcriptome）や1細胞（single cell transcriptome）も解析対象とされている．

2 食への遺伝子応答

A. 時計遺伝子と代謝

遺伝子発現は成長や身体の維持をしうる範囲の栄養条件においても常に制御を受け，恒常性の維持に重要な役割を担っている．ヒトの1日を例にとると，昼間は2～3回食を摂り，糖質を主なエネルギー源としている．夜間は体内の糖質の貯蔵が減少するに伴って脂質燃焼によるエネルギー消費が増える．マウスのような夜行性動物の場合はこの逆となる．

このような1日単位の代謝の変化は，脳視交叉上核や肝臓などの末梢臓器で日周期的に発現する**時計遺伝子**の発現と関係している．肝臓の解糖系，脂肪酸β酸化，胆汁酸合成などにかかわる遺伝子が時計遺伝子の影響を受け，日周期的に発現が変動している[1]．

しかし時計遺伝子自体も核内受容体（**4**）などを介して代謝からのフィードバックを受けており，完全に独立しているわけではない．例えば，高脂肪食が時計遺伝子のリズムを乱すという報告がなされている[2]．

B. 食品の機能と遺伝子応答

1）一次機能と遺伝子応答

脂質や糖質の過剰摂取は大きな社会問題であり，マウスやラットを用いた研究が数多く行われている（表1）．

2）二次機能と遺伝子応答

嗜好機能に対する遺伝子応答はほかの機能と重なる部分が多く，解釈が難しい．人工甘味料のカリウムアセサルフェームを最大嗜好濃度の1/5の飲料水中12.5 mMで40週マウスに与えた実験では，認知記憶機能の低下と海馬の神経生存にかかわる遺伝子の発現変化が報告されている[7]．

3）三次機能と遺伝子応答

三次機能成分については，マウスの肝臓において，メープルシロップ抽出物は高脂肪食による糖代謝や葉酸代謝の抑制を解除するという報告がある[8]．また，レスベラトロールはマウスのアルコール性脂肪肝を抑制し，肝臓の異物代謝，ニコチンアミド合成，S-アデノシルメチオニン合成を活性化するような遺伝子制御を行う[9]．プロバイオティクスについては，ある種の腸内細菌が痴呆モデルマウスの脳のトランスクリプトーム変動を抑制したという報告がある[10]．

3 食品機能マーカーとしての遺伝子

A. 身体の状態と遺伝子

ある表現型と遺伝子の発現が相関していた場合，仮にその遺伝子の機能が不明であっても，身体の状態を知るための有効な手段となりうる．特にヒトの血液診断における重要度は高い．例えば血管系や肝臓の炎症は白血球のトランスクリプトームの変化として捉えることができる．

また，血液中には血球以外に**エクソソーム**※2とよばれる小胞が存在し，その内部にはタンパク質をコードするmRNAに加えて，22塩基対程度のRNA（**マイクロRNA**）や比較的長鎖の**ノンコーディングRNA**が同

表1　脂質や糖質の過剰摂取についての研究

対象	飼育条件	詳細	文献
マウス	高脂肪/高コレステロール/高フルクトース食	30週間与えると肝臓線維化がみられ，ヒトの場合と同様にコラーゲンなどの肝臓遺伝子の発現変動がみられる	3
マウス	高脂肪食	24週まで解析，短期で血管疾患系に関連する遺伝子の発現が上昇し，長期で脂質合成に関連する遺伝子の発現が下降していた	4
マウス	高脂肪食，高コレステロール食，高血管系疾患食（高脂肪食から必須脂肪酸を減らしたもの），高フルクトース食，低必須脂肪酸食，低n-3不飽和脂肪酸食など	3週飼育したマウスの肝臓トランスクリプトームについては，高フルクトース食と低n-3不飽和脂肪酸食が類似し，高脂肪食と高血管系疾患，低必須脂肪酸食が類似していた	5
マウス	高脂肪食（カロリー比60％），不飽和脂肪酸を多く含む高脂肪食，低脂肪食（カロリー比10％）	高脂肪食（カロリー比60％），不飽和脂肪酸を多く含む高脂肪食，低脂肪食（カロリー比10％）で飼育したマウスの肝臓，骨格筋，白色脂肪組織，褐色脂肪細胞，骨髄細胞，脾臓のトランスクリプトームでは，炎症に関連する遺伝子応答が不飽和脂肪酸で抑制されていた	6

程度の量存在している[11]．マイクロRNAの種類は2千程度，長鎖ノンコーディングRNAの種類は6万程度といわれており，これらも身体の状態を知る有効な手段である．例えば，非アルコール性脂肪肝のヒトの血中ではmiR-122をはじめとする5種のマイクロRNAが変動し，そのうち2種は粥状動脈硬化のマーカーと一致することが報告されている[12]．

これらのマイクロ，ノンコーディングRNAは相補的な配列をもつRNAやDNAに働きかけると考えられており，データベースも存在する．しかし，実際の生体内での相互作用はより複雑であると予想される．

B. 遺伝子から食品機能を調べる

マーカーRNAは恒常性からのずれを検出するためだけでなく，食品三次機能を検討するためにも有用である．つまり，ある食品素材がマーカーRNAの変動を抑える働きがあった場合，三次機能素材として有望であるといえる．特にヒト試験などにおいて，このような食品三次機能の遺伝子面からの研究が増加していくことが予想される．

4 栄養と遺伝子を結びつけるメカニズム

栄養素や代謝物を感知し，細胞に情報として伝えるメカニズムが多く見出されている．直接的には，スクロース，グルコース，アミノ酸を感知する味覚受容体，AMP/ATP比の上昇で活性化されるキナーゼAMPKなどがあり，間接的には，グルコースを代謝的に感知しインスリンを分泌する経路，アミノ酸を感知するラパマイシン標的複合体などがある．これらの感知メカニズムは遺伝子への影響が間接的かつ多面的である．

対して，遺伝子への影響が直接的な転写因子に分類されるものも存在する．炭水化物応答領域結合タンパク質は解糖系代謝物により活性化され，肝臓の解糖系を制御するピルビン酸キナーゼや脂肪酸合成酵素の遺伝子発現を活性化する．ステロール応答領域結合タンパク質はコレステロール濃度の低下により活性化され，コレステロール合成や脂肪酸合成関連の遺伝子の発現を上昇させる．食品成分や代謝物に応答する転写制御因子のなかで最も大きな遺伝子ファミリーを構成するのが**核内受容体**である（表2）．特にNR1と2のファミリーは内在の代謝物のほかに，外来のビタミンやポ

Column

遺伝子解析の方法論

食環境に対する総体的な遺伝子発現の変動を記述することが可能になってきた背景には，遺伝子解析技術の大幅な進展がある．初期の栄養学的遺伝子研究では遺伝子のmRNAを逆転写PCRにより定量していた．1990年代の半ばに，特定の遺伝子配列に対応するオリゴDNAを高密度に配置したDNAマイクロアレイに対して全mRNA由来の蛍光プローブで検出を行うことにより遺伝子の発現状況を総体的に解析することが可能となった．タンパク質をコードするRNA約2万種やマイクロRNA約2千種をカバーしたDNAマイクロアレイが市販されている．2000年代の半ばには次世代シーケンサーが登場した．現在主流の機種では，全RNAからDNA増幅と読み取りのためのアダプター配列を含むcDNAライブラリーを作製し，アダプターと相補的なDNAを高密度に配置した固相上でDNA増幅と蛍光基質による伸張反応を行うことより，1反応レーンで億単位のDNA配列を読み取ることができる．DNAマイクロアレイと異なり，未知の転写産物も検出可能であり，遺伝子の発現量はその配列の出現頻度として得られる．出発材料として，バイサルファイト反応によりメチル化シトシン/ウラシル変異を行ったDNA，メチル化シトシンへの親和性精製を行ったDNA，ヒストン修飾に対する染色体免疫沈降を行ったDNAなどを用いることにより，エピジェネティックな解析にも用いられる．DNAマイクロアレイ，次世代シーケンサーともに複数のプログラムを用いた情報処理が必須であり，メタボロームやマイクロバイオームなどほかの大規模なデータの解析と合わせてバイオインフォーマティクスの一分野を成している．

※2 **エクソソーム**：Exosome．細胞に由来する30～100 nmの小胞．血液，間質液，唾液などに存在し，膜タンパク質，細胞内タンパク質，DNA，RNAを含んでいる．個体において組織間や臓器間の情報連絡に関与していると考えられている．

表2　食品成分で活性化される核内受容体

分類名	名前	略称	分子種	内在の活性化物質	外来の活性化物質
NR1ファミリー 10メンバー ・主に代謝物や外来物質を受容 ・RXRとのヘテロマー	甲状腺ホルモンレセプター	TR	α，β	甲状腺ホルモン	
	レチノイン酸レセプター	RAR	α，β，γ	レチノイン酸	プロビタミンA
	ペルオキシソーム増殖因子活性化レセプター	PPAR	α，β，γ	脂肪酸	ビタミンE，ビタミンK，フラボノイド，レスベラトロール
	Reverse erb	Rev-erb	α，β	還元ヘム	
	RAR類似オーファンレセプター	ROR	α，β，γ	コレステロール	
	肝臓Xレセプター	LXR	α，β	オキシステロール	
	ファルネソイドXレセプター	FXR	α	胆汁酸	エピカテキン
	ビタミンDレセプター	VDR		ビタミンD	プロビタミンD
	プレグナンXレセプター	PXR		胆汁酸，ビリルビン	生体異物，薬物，ビタミンK，フラボノイド，レスベラトロール
	構成的アンドロスタンレセプター	CAR			
NR2ファミリー	肝細胞核因子4	HNF4	α，β	脂肪酸CoA	
	レチノイドXレセプター	RXR	α，β，γ，1	レチノイン酸	プロビタミンA
	精巣レセプター，その他		6	不明	
NR3ファミリー 6メンバー ・ホルモンを受容 ・ホモマー	エストロゲンレセプター	ER	α，β	卵胞ホルモン	イソフラボン，リグナン
	エストロゲン類似レセプター	ERR	α，β，γ	ジエチルスチルベストロール	
	グルココルチコイドレセプター	GR		コルチゾール	
	ミネラルコルチコイドレセプター	MR		アルドステロン	
	プロゲステロンレセプター	PR		黄体ホルモン	
	アンドロゲンレセプター	AR		テストステロン	
NR0，4，5，6	NOR1，その他		8	多くは不明	
計			48		

リフェノールを受容し，ビタミン応答や異物代謝に関係する遺伝子を誘導する．食品の三次機能の一部はこれらの受容体が担っている可能性がある[13]．

5 食品とエピジェネティクス

エピジェネティクスとは塩基配列の変化を伴わない遺伝現象を対象とした学問領域である．疫学研究としては，第二次世界大戦中のオランダ飢餓の子孫に関する研究がよく知られている[14]．

実験動物を用いた栄養学研究では，親マウスの葉酸不足や高脂肪食摂取の次世代への影響が報告されている．このようなエピジェネティックな現象のメカニズムとしては，シトシンメチル化やヒストン修飾※3などの**エピジェネティック修飾**，ノンコーディングRNAなどの関与が示唆されている．一方，遺伝子のエピジェネティック修飾は遺伝子の転写制御においても中心的な役割を果たしていることが明らかになりつつある．例えば，遺伝子の転写制御領域におけるシトシンメチル化やヒストンメチル化は抑制的に働き，ヒストンアセチル化は活性化方向に働くといわれている．興味深いことに，このような修飾を行う酵素の多くが栄養状態を反映する代謝物を補因子としている（**表3**）．すなわち，**4**で述べたような転写因子群による遺伝子制御機構の基盤にはエピジェネティック修飾機構が存在し，栄養素や各種の代謝物に応答する重層的な制御がなされていることが予想される．短期間の栄養学的処方においてもこれらの代謝物は意識されるべきであろう．今後，個人とその子孫の健康維持におけるエピジェネティックな情報の重要性は高まっていくことが予想される．

※3　**ヒストン修飾**：Histone modification．ヌクレオソームを構成する各種ヒストン（H1，H2A，H2B，H3，H4）のリジンなどのアミノ酸残基にみられるアセチル化，メチル化，リン酸化，ポリADPリボシル化，ユビキチン化など．

表3 代謝物とエピジェネティック修飾酵素の関係

修飾酵素	補因子	修飾様式
DNAメチル転移酵素(DNMT)	SAM	シトシン5位のメチル化
DNA脱メチル酵素(TET)	αKG	シトシン5位の脱メチル化
ヒストンアセチル転移酵素(p300/CBP)	Ac-CoA	ヒストンH3k27などのアセチル化
ヒストン脱アセチル酵素(SIRT)	NAD	ヒストンH3k9などの脱アセチル化
ヒストンメチル転移酵素(KMT)	SAM	ヒストンH3k9などの脱アセチル化
ヒストン脱メチル酵素(KDM)	αKG	ヒストンH3k4などの脱メチル化
ヒストン脱メチル酵素(LSD)	FAD	ヒストンH3k4などの脱メチル化
ポリADPリボースポリメラーゼ(PARP)	NAD	ヒストンH1e3などのポリADPリボシル化

SAM:S-アデノシルメチオニン,αKG:αケトグルタル酸,Ac-CoA:アセチルCoA,NAD:ニコチンアミドアデニンジヌクレオチド,FAD:フラビンアデニンジヌクレオチド,k:リジン,e:グルタミン酸.

文 献

1) Rui L:Compr Physiol, 4:177-197, 2014
2) Ferrell JM & Chiang JY:Acta Pharm Sin B, 5:113-122, 2015
3) Clapper JR, et al:Am J Physiol Gastrointest Liver Physiol, 305:G483-495, 2013
4) Heo HS, et al:Mol Cells, 36:25-38, 2013
5) Renaud HJ, et al:PLoS One, 9:e88584, 2014
6) Svahn SL, et al:PLoS One, 11:e0155099, 2016
7) Cong WN, et al:PLoS One, 8:e70257, 2013
8) Kamei A, et al:Mol Nutr Food Res, 61, 2017
9) Yao R, et al:PLoS One, 9:e87142, 2014
10) Kobayashi Y, et al:Sci Rep, 7:13510, 2017
11) Jenjaroenpun P, et al:PeerJ, 1:e201, 2013
12) Pirola CJ, et al:Gut, 64:800-812, 2015
13) van der Knaap JA & Verrijzer CP:Genes Dev, 30:2345-2369, 2016
14) Painter RC, et al:Reprod Toxicol, 20:345-352, 2005

1 妊娠・授乳期

- 妊娠の各期に応じた栄養摂取の重要性を理解する
- 妊娠中の体重増加量の考え方を理解する
- 妊娠・授乳期のエネルギー，栄養素の付加量について理解する

1 妊娠期の生理と栄養

A. 妊娠期の概要

胎児は母体から代謝・栄養をはじめとする，さまざまな影響を受けて成長し，胎外生活可能な個体として誕生する．このため，母体は妊娠の維持，胎児の発育・発達と来るべき分娩や授乳に備えるため，代謝動態が大きく変化する．

1）妊娠各期の特徴

妊娠初期は，分割した胚が子宮内膜に着床し，各種器官が発生する時期である．**妊娠中期**は，母体と胎児の物質交換の場となる胎盤がほぼ完成し，胎児の各種器官の分化が進み，ヒトとしての基本構造と機能が整う時期である．**妊娠後期**は身体の各器官がより完全な機能が発揮できるようになり，出産後の胎外生活に適応するための機能が整う時期である．

2）平均出生体重児割合とその原因

人口動態統計によると，日本の平均出生体重は1975年頃の男児3.25 kg，女児3.10 kgをピークに減少傾向にあり，2000年には女児で3 kgを下回っている[1]．また，低出生体重児割合も1975年には男児4.7 %，女児5.5 %であったが，2016年には男児8.3 %，女児10.6 %となっている．この背景として，妊娠可能年齢女性に**やせ**の割合が高いこと[2]など，胎児発育に必要な栄養摂取が十分でない状況がみられる[1]．妊娠期の低栄養による胎児発育抑制は，児の成人後の肥満，循環器疾患，２型糖尿病などの生活習慣病発症リスクを高める可能性があることが指摘されている（developmental origin of health and disease：DOHaD仮説）[2]．よって，妊娠中の適切な栄養が児の将来の生活習慣病予防にも重要であると考えられる．

B. 妊娠前の体格と妊娠中の体重増加量

1）やせ，肥満によるリスク

やせ女性は切迫早産，早産，低出生体重児を分娩するリスクが高く，一方，**肥満女性**は妊娠高血圧症候群，妊娠糖尿病，帝王切開分娩，巨大児などのリスクが高まるとされている．

妊娠中の体重増加量が大きいほど児の出生体重は大きくなる傾向が認められるが，この傾向は妊娠前のBMIが大きくなるほど弱くなる．肥満妊婦の巨大児の発症には妊娠中の体重増加より**妊娠前の肥満度**の方が強く影響するとされる．

2）推奨体重増加量の指針

日本では，**妊娠中の推奨体重増加量**について複数の指針がある（表1）．日本産科婦人科学会周産期委員会による「妊娠中毒症の生活指導および栄養管理」では妊娠中毒症（現在の妊娠高血圧症候群とは診断基準が異なる）の予防を目的としている[3]．一方，厚生労働省による「妊産婦のための食生活指針」では若い女性のやせの増加や低出生体重児の増加といった状況を鑑み，適切な出生体重と各種分娩異常との関連から至適体重増加チャートが示されている[4]．現在，母子健康手帳ではこちらの値が記されている．

このように体格評価の基準や体重増加の推奨値に関

表1　妊娠中の体重増加の推奨値

妊娠中毒症の生活指導および栄養管理[3]	
体格区分	推奨体重増加量
BMI ＜18	10～12 kg
BMI 18～24	7～10 kg
BMI ＞24	5～7 kg
妊娠中の至適体重増加チャート[4]	
体格区分※1	推奨体重増加量
低体重（やせ）：BMI 18.5未満	9～12 kg
ふつう：BMI 18.5以上25.0未満	7～12 kg※2
肥満：BMI 25.0以上	個別対応※3

※1　体格区分は非妊娠時の体格による．
※2　体格区分が「ふつう」の場合，BMIが「低体重（やせ）」に近い場合には推奨体重増加量の上限に近い範囲を，「肥満」に近い場合には推奨体重増加量の下限に近い範囲を推奨することが望ましい．
※3　BMIが25.0をやや超える程度の場合は，おおよそ5 kgを目安とし，著しく超える場合には，ほかのリスクなどを考慮しながら，臨床的な状況を踏まえ，個別に対応していく．
文献3，4より転載．

しては統一見解がなく，介入研究もきわめて少ない．日本産科婦人科学会の「産婦人科診療ガイドライン産科編2017」では，「妊婦に栄養指導を行う場合には，バランスよく栄養素の摂取を促すことを基本として，体重はその評価項目の1つである点に留意すべきである」と述べている[5]．

C. 妊娠による母体の生理的変化とエネルギーおよび主な栄養素摂取について

1）エネルギー

妊娠に伴う変化として，胎児の発育，胎盤・羊水などの胎児付属物の増大，母体への脂肪の蓄積や循環血液量の増加などがあげられる．これらの変化に対応するため，必要なエネルギーと母体の基礎代謝量の増加を考慮し，「日本人の食事摂取基準（2015年版）」（概要は第3章-2参照）では，非妊婦の**推定エネルギー必要量**に対して，妊娠初期に50 kcal/日の付加量※1を，中期に250 kcal/日の付加量を，後期に450 kcalの付加量を必要であるとしている（表2）[6]．しかし，妊婦の3日間の食事記録より妊娠中の栄養摂取状況を調査したところ，妊娠初期，中期，後期でエネルギー摂取量にほとんど変化なく，約1,800 kcalであったとの報告もある[7]．

2）タンパク質

妊娠中のタンパク質の摂取は，胎児や胎盤の発育がさかんとなる**妊娠20週以降**に，特に重要となる．食事摂取基準では，推定平均必要量（40 g/日）に対する付加量は中期に＋5 g/日，後期に＋20 g/日，また，推奨量（50 g/日）に対する付加量は中期に＋10 g/日，後期に＋25 g/日とされている．

3）葉酸

葉酸はビタミンB群に属する水溶性ビタミンで，細胞の分化に重要な役割を果たしている．葉酸は消化・吸収を経て核酸合成の過程で重要な補酵素である5-メチルテトラヒドロ葉酸に変換される．このため，細胞の分化のさかんな胎児にとって，葉酸は必要不可欠である．

受胎前後に十分量の葉酸を摂ることで，**二分脊椎**や**無脳症**などの**神経管閉鎖障害**のリスクが低減できることが，多くの先行研究から明らかになっている．そのため，日本では，2000年12月に当時の厚生省児童家庭局母子保健課（現 厚生労働省雇用均等・児童家庭局母子保健課）より「神経管閉鎖障害の発症リスク低減のための妊娠可能な年齢の女性等に対する葉酸の摂取に係る適切な情報提供の推進について」という通知が出された．

妊娠を計画している女性は，神経管閉鎖障害の発症リスクを低減させるために，妊娠の1カ月以上前から妊娠3カ月までの間，食品からの葉酸摂取に加えて，いわゆる栄養補助食品から1日0.4 mg（400 μg）の葉酸の摂取が望ましいと考えられる．ただし，栄養補助食品はその簡便性などから過剰摂取につながりやすいことも踏まえ，高用量の葉酸摂取はビタミンB_{12}欠乏の診断を困難にするので，医師の管理下にある場合を除き，葉酸摂取量は1日当たり1 mgを超えるべきではないこととしている．また，神経管閉鎖障害児の妊娠歴のある女性については医師の管理下での葉酸摂取が必要であるとされ，1日4 mgの葉酸摂取により神経管閉鎖障害発症リスクを低減したという報告がある[8]．食事摂取基準では推定平均必要量400 μg/日，推奨量480 μg/日としているが，「平成28年国民健康・栄養調査」における妊婦の平均摂取量は232 μg/日（中央値220 μg/日）であり，低い値を示している．この背景

※1　**付加量**：妊娠・授乳に伴う栄養素などの必要量を満たすために，同じ年齢区分の非妊娠・非授乳女性の摂取指標の値に付加する量．

表2　妊婦・授乳婦の食事摂取基準における付加量

エネルギー		推定エネルギー必要量（kcal/日）	妊婦			授乳婦	非妊娠女性（30～49歳，月経なし）		
			初期	中期	後期		Ⅰ※	Ⅱ※	Ⅲ※
			＋50	＋250	＋450	＋350	1,750	2,000	2,300
タンパク質（g/日）		推定平均必要量 推奨量	＋0 ＋0	＋5 ＋10	＋20 ＋25	＋15 ＋20	40 50		
炭水化物	炭水化物（%エネルギー）		－	－	－	－	50～65		
	食物繊維（g/日）		－	－	－	－	18以上		
脂質	脂質（%エネルギー）		－	－	－	－	20～30		
	飽和脂肪酸（%エネルギー）		－	－	－	－	7以下		
	n-6系脂肪酸（g/日）	目安量	9			9	8		
	n-3系脂肪酸（g/日）	目安量	1.8			1.8	1.6		
脂溶性ビタミン	ビタミンA（μgRAE/日）	推定平均必要量 推奨量	＋0 ＋0	＋0 ＋0	＋60 ＋80	＋300 ＋450	500 700		
	ビタミンD（μg/日）	目安量	7.0			8.0	5.5		
	ビタミンE（mg/日）	目安量	6.5			7.0	6.0		
	ビタミンK（μg/日）	目安量	150			150	150		
水溶性ビタミン	ビタミンB_1（mg/日）	推定平均必要量 推奨量	＋0.2 ＋0.2			＋0.2 ＋0.2	0.9 1.1		
	ビタミンB_2（mg/日）	推定平均必要量 推奨量	＋0.2 ＋0.3			＋0.5 ＋0.6	1.0 1.2		
	ナイアシン（mg/日）	推定平均必要量 推奨量	－ －			＋3 ＋3	10 12		
	ビタミンB_6（mg/日）	推定平均必要量 推奨量	＋0.2 ＋0.2			＋0.3 ＋0.3	1.0 1.2		
	ビタミンB_{12}（μg/日）	推定平均必要量 推奨量	＋0.3 ＋0.4			＋0.7 ＋0.8	2.0 2.4		
	葉酸（μg/日）	推定平均必要量 推奨量	＋200 ＋240			＋80 ＋100	200 240		
	パントテン酸（mg/日）	目安量	5			5	4		
	ビオチン（μg/日）	目安量	50			50	50		
	ビタミンC（mg/日）	推定平均必要量 推奨量	＋10 ＋10			＋40 ＋45	85 100		
多量ミネラル	ナトリウム（mg/日）	推定平均必要量	－			－	600		
	（食塩相当量）（g/日）		－			－	7.0未満		
	カリウム（mg/日）	目安量	2,000			2,200	2,000		
	カルシウム（mg/日）	推定平均必要量 推奨量	－ －	－ －	－ －	－ －	550 650		
	マグネシウム（mg/日）	推定平均必要量 推奨量	＋30 ＋40			－ －	240 290		
	リン（mg/日）	目安量	800			800	800		
微量ミネラル	鉄（mg/日）	推定平均必要量 推奨量	＋2.0 ＋2.5	＋12.5 ＋15.0		＋2.0 ＋2.5	5.5 6.5		
	亜鉛（mg/日）	推定平均必要量 推奨量	＋1 ＋2			＋3 ＋3	6 8		
	銅（mg/日）	推定平均必要量 推奨量	＋0.1 ＋0.1			＋0.5 ＋0.5	0.6 0.8		
	マンガン（mg/日）	目安量	3.5			3.5	3.5		
	ヨウ素（μg/日）	推定平均必要量 推奨量	＋75 ＋110			＋100 ＋140	95 130		
	セレン（μg/日）	推定平均必要量 推奨量	＋5 ＋5			＋15 ＋20	20 25		
	クロム（μg/日）	目安量	10			10	10		
	モリブデン（μg/日）	推定平均必要量 推奨量	－ －			＋3 ＋3	20 25		

※身体活動レベル．「－」該当数値なし，「＋」該当年齢区分の非妊娠女性の値に対する付加量．文献6をもとに作成．

として，葉酸の主な供給源である野菜の摂取量が，妊娠可能年齢の女性で少ないことが考えられる．

4）鉄

妊娠中は，循環血液量が増大し妊娠28～32週で最大となる．このため，**妊娠中期以降**は胎児，胎盤の発育も加え鉄の必要量が増大する．妊娠中は貧血を呈しやすく，鉄を摂取するように勧められる．鉄には肉や魚に多いヘム鉄と野菜や海藻類，貝類，大豆製品に多い非ヘム鉄に分けられる．

ヘム鉄は体内で吸収されやすいが，レバーなどに多く含まれ，ヘム鉄と同時に摂取することが多い動物性ビタミンA（レチノール）は動物実験で妊娠初期に過剰に摂取すると催奇形性をもつと報告があり，注意が必要である．**非ヘム鉄**はビタミンCや動物性タンパク質とともに摂取すると吸収率が高まる．食事摂取基準では推定平均必要量（18～29歳：5.0 mg/日，30～49歳：5.5 mg/日）に対する付加量は妊娠初期で＋2.0 mg/日，中期・後期では＋12.5 mg/日とされている〔また，推奨量（18～29歳：6.0 mg/日，30～49歳：6.5 mg/日）に対する付加量は妊娠初期で＋2.5 mg/日，中期・後期では＋15.0 mg/日とされている〕．

5）カルシウム

母体から胎児へのカルシウム供給，蓄積は主に**妊娠後期**に起こる．妊娠中は母体の腸管からのカルシウム吸収率が非妊娠時に比べ著しく増加するため，食事摂取基準では付加量は必要ないとされている．しかし，「平成28年国民健康・栄養調査」における女性のカルシウム摂取状況をみると，20～29歳で396 mg/日，30～39歳女性で439 mg/日であり，ともに十分でない現状がみられる．乳製品や小魚などカルシウムを多く含む食品の摂取が勧められる．

2 授乳期の生理と栄養

A. 授乳期とは

産褥期は，妊娠・分娩により変化した母体が回復するための重要な期間であり，おおよそ分娩後6～8週をさす．分娩後は主として下垂体前葉のプロラクチンと視床下部・下垂体後葉系のオキシトシンの作用によって乳汁分泌をきたす．2007年に厚生労働省が発表した「授乳・離乳の支援ガイド」では，離乳の開始時期をおよそ生後5～6カ月ごろ，離乳の完了を12～18カ月ごろとしていることから，**出産後約1年**が授乳期に相当すると考えられる[9]．母乳育児は，児に対して感染症の発症予防および重症度の低下につながる．また母乳の成分組成はおおむね母親の栄養状態に影響を受けにくく一定であることが利点である（表3）．母体に対しては，排卵の抑制により出産後の母体の回復の促進につながること，また母子関係の良好な形成などの利点があげられる．

表3 泌乳期別母乳成分の比較（夏季）

成分＼泌乳期	初乳（分泌後3～5日）	移行乳（分泌後6～10日）	成乳（分泌後121～240日）
エネルギー（kcal/dL）	68.1	67.6	65.7
粗タンパク質（g/dL）	2.21	1.93	1.13
乳糖（g/dL）	5.24	5.56	6.33
脂肪（g/dL）	3.38	3.47	3.56
ナトリウム（mg/dL）	37.4	28.4	13.0
カリウム（mg/dL）	73.4	75.8	49.9
カルシウム（mg/dL）	28.4	29.9	26.0
リン（mg/dL）	16.0	18.4	13.6
鉄（μg/dL）	46.9	44.4	25.1

文献10より引用．

授乳婦の推定エネルギー必要量は，妊娠前の推定エネルギー必要量に授乳婦のエネルギー付加量を加えることで求められる．付加量は食事摂取基準では＋350 kcal/日とされている※2．

B.「妊産婦のための食事バランスガイド」について

「妊産婦のための食生活指針」では，食生活指針を具体的な行動に結びつけるものとして何を，どれだけ食べたらよいかをわかりやすくイラストで示した「妊産婦のための食事バランスガイド」が作成された（図1）．主食，副菜，主菜，牛乳・乳製品，果物の5つの料理区分を基本とし，1日に摂るおおよその量がコマの上

※2 母乳に含まれるエネルギー量は平均663 kcal/Lとし，泌乳量を1日0.78 Lとすると，母乳のエネルギー量は約517 kcal/日と推定される．一方，分娩後は体重減少に伴いエネルギーが得られると推定し，体重減少分のエネルギーを体重1 kg当たり6,500 kcal，体重減少量を0.8 kg/月と仮定すると，173 kcal/日となる．これにより授乳婦の付加量は1日350 kcalとなる．

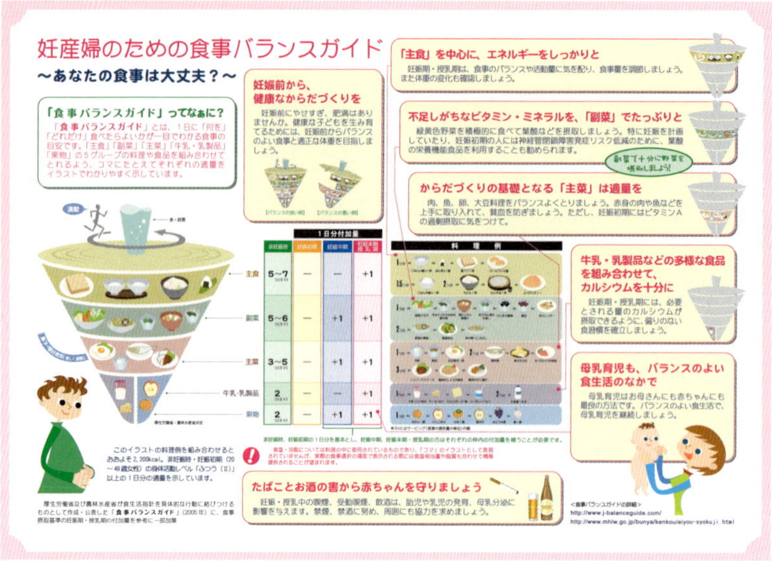

図1　厚生労働省「妊産婦のための食事バランスガイド」リーフレット
文献4より引用.

で料理として示されている．これは母子手帳にも収載されており，バランスのよい栄養摂取をめざすための**教育ツール**として活用することができる（「食事バランスガイド」について第3章-2参照）．

文　献

1）「平成28年（2016）人口動態統計（確定数）の概況」（https://www.mhlw.go.jp/toukei/saikin/hw/jinkou/kakutei16/index.html），厚生労働省
2）「平成28年国民健康・栄養調査報告」（https://www.mhlw.go.jp/bunya/kenkou/eiyou/h28-houkoku.html），厚生労働省
3）中林正雄：日産婦誌，51：507-510，1999
4）「妊産婦のための食生活指針」（https://www.mhlw.go.jp/houdou/2006/02/h0201-3a.html），厚生労働省
5）「産婦人科診療ガイドライン—産科編2017」（日本産科婦人科学会，日本産婦人科医会/編），日本産科婦人科学会，2017
6）「日本人の食事摂取基準（2015年版）策定検討会」報告書（http://www.mhlw.go.jp/stf/shingi/0000041824.html），厚生労働省
7）Takimoto H, et al：Eur J Nutr, 46：300-306, 2007
8）MRC Vitamin Study Research Group：Lancet, 338：131-137, 1991
9）「授乳・離乳の支援ガイド」（https://www.mhlw.go.jp/shingi/2007/03/s0314-17.html），厚生労働省
10）井戸田正：日本小児栄養消化器病学会雑誌，5：145-158，1991

Column

The first 1,000 days

受胎からの1,000日間（児がおよそ2歳になるまでの期間）は，児の発育・発達にとってたいへん重要な期間であり，この間の適切な栄養摂取は児の生涯にわたる健康に影響すると考えられる．WHOでは2013年に「Essential nutrition actions：improving maternal, newborn, infant and young child health and nutrition」と題した報告書を公表し，そのなかでどのような栄養介入が効果的かを具体的に示している．また，米国小児科学会では2018年1月に「Advocacy for Improving Nutrition in the First 1000 Days To Support Childhood Development and Adult Health」と題した声明で，最初の1,000日間の栄養状態の改善が，児の神経学的発達と成人期の健康に重要であると発表した．具体的な栄養素として，タンパク質，脂質（多価不飽和脂肪酸など），グルコース，銅・鉄・亜鉛・ヨウ素・セレンなどのミネラル，ビタミンB群・ビタミンA・ビタミンKなどのビタミン類があげられている．人生のスタート地点である妊娠・授乳期の栄養の重要性が，改めて確認されている．

2 乳幼児期

- 乳幼児期の栄養は，乳汁から離乳食へ移行する時期であり成人と異なる特徴をもつことを理解する
- エネルギーや栄養素の摂取量の評価には，成長曲線を用い身長や体重の変化を経時的にモニターする方法が用いられることを理解する
- 将来の生活習慣病を予防するためにも，この時期は食事を含めた基本的な生活習慣を確立する大切な時期であることを理解する

1 乳幼児の栄養の意義・特徴

乳幼児の栄養は，**生命の維持**とともに**成長・発達**に大きく寄与するという特性がある．そのうえで，この時期の栄養は以下のような特徴を有する．

①体重当たりの必要エネルギー，栄養素量は幼いほど多い
②幼いほど栄養素の蓄積は少なく，消化吸収して代謝する機能も弱い
③代謝活性の高い組織の割合が多いため代謝が亢進し，飢餓に対する耐容性が低い
④個人差が大きい

この時期の栄養障害は中枢神経障害（異常行動，注意力散漫，知能低下など）を呈する危険がある．また，味覚・食習慣の形成期でもある．一方，乳幼児は意思表示が十分にできないため摂食は受動的とならざるを得ず，養育環境の影響を大きく受けることとなる．

2 乳幼児の栄養の必要量

「日本人の食事摂取基準（2015年版）」では，ライフステージ別に示されている（巻末付録参照）[1]．

日本人の食事摂取基準は乳幼児の栄養管理計画を立てるうえで参考になるが，エネルギーや栄養素の摂取量が適切かどうかの評価には，**成長曲線**（**身体発育曲線**，図1）を用い身長や体重の変化を経時的にモニターすることが重要である．

A. 水分

小児の身体的特徴として，幼いほど身体の水分割合は多い（表1）．また，腎濃縮力に関しては幼いほど弱く1歳半～2歳頃になって成人と等しくなる．皮膚や肺から失われる不感蒸泄量は代謝熱量（小児では基礎代謝熱量が成人と比べて高い）に比例しているため，幼いほど多くなり，新生児期・乳児期では成人の倍以上となる．

これらのことを加味した小児の水分必要量は成人に比して著しく多く，乳児の水分必要量は体重当たり成人の3倍にもなる[4]．

B. エネルギー

乳児期のエネルギー必要量は生後5カ月（授乳期）までは110～120 kcal/kg/日，6～11カ月では100 kcal/kg/日（離乳期）が一般に用いられることが多い．

1歳以降では，身体活動に必要なエネルギーに加えて，組織合成に要するエネルギー（**エネルギー蓄積量**）を余分に摂取する必要がある．「日本人の食事摂取基準（2015年版）」では身体活動レベル，基礎代謝量，さらには成長に伴う組織増加を考慮したエネルギー蓄積量

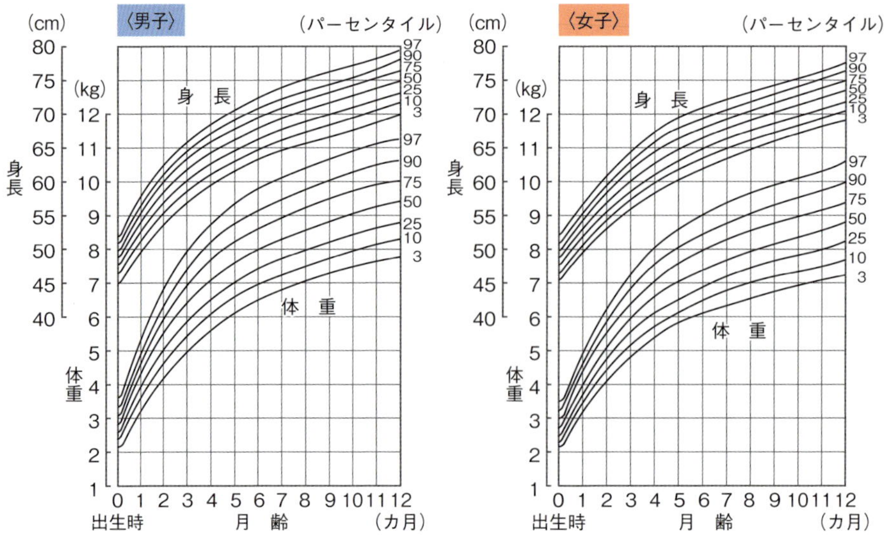

図1　乳幼児身体発育曲線

発育曲線の描き方：横軸の年齢ごとに，身長・体重の測定値と交差するところに点を打ち，その点を結んでいく．結んだ線が，発育曲線のカーブに沿って成長しているか確認を行う．乳幼児の身長・体重の発育曲線が，10パーセンタイル値以上〜90パーセンタイル値未満にあれば，発育上問題ないとされる．一方で，10パーセンタイル値未満および90パーセンタイル値以上の場合は経過観察を行う．特に，3パーセンタイル値未満および97パーセンタイル値以上の場合には，病的なことが多いため注意が必要となる．文献2より引用．

表1　成長に伴う体内の水分量

体重に占める割合 (%)	新生児	乳児	成人
全体水分量 (%)	75〜80	70	60
細胞外液 (%)	40	30	20

文献3より引用．

によって推定エネルギー必要量が策定されている（**巻末付録**参照）[1]．

C. タンパク質

乳児のタンパク質必要量は，成人のように窒素出納法（窒素出納を平衡に維持するために必要なタンパク質量）で求められない．このため，健康な乳児が摂取する母乳に含有されるタンパク質量から目安量が算定される．具体的には，0〜2カ月：3.0±0.2 g/kg/日，2〜5カ月：2.4±0.2 g/kg/日，5〜12カ月：2.8±0.2 g/kg/日である．

1歳以降の推定平均必要量は，タンパク質維持必要量と成長に伴い蓄積されるタンパク質蓄積量から要因加算法によって算出される（**巻末付録**参照）[1]．

D. 脂質

新生児期から乳児期にかけて膵リパーゼの活性が低く，また胆汁酸のプールが小さい[5]．しかしながら，母乳はエネルギーに比して約50％もの脂肪が含まれており，その大半が吸収される．これは，低い膵リパーゼ活性を**舌リパーゼ**と母乳中に含まれる**胆汁酸塩促進性リパーゼ**が代償しているためである．

脂質の食事摂取基準については，乳児は目安量として1歳以上は目標量として，総熱量所要量に対する割合が算定され，0〜5カ月は50％エネルギー，6〜11カ月は40％エネルギー，1歳以降は20〜30％エネルギーとされている（**巻末付録**参照）[1]．

E. ミネラル，微量元素，ビタミン

骨形成に必須である**カルシウム**の生体バランスは正に維持することが重要であるが，不足しやすい．乳児のおけるカルシウムの吸収率は母乳で約60％に対し[6]，人工栄養（**3 B**参照）は約27〜47％とやや低く報告されている[7]．

日本では乳幼児の**ビタミンD不足**によるくる病の報告が散見される[8]．完全母乳栄養，母親のビタミンD摂取不足，日光暴露不足，脂質吸収障害，ビタミンD活性化障害は，ビタミンD欠乏の危険因子である[9]．

新生児においては**ビタミンKの欠乏**に陥りやすい．これにより，出血性疾患（新生児メレナや頭蓋内出血など）の発症の危険がある．このため，出生直後，生後1週間，1カ月にビタミンKシロップの経口投与が行われている．

3 乳汁栄養

A. 母乳栄養

母乳栄養は乳児と母親にとって，可能な場合，推奨される栄養法である．また授乳を通した触れ合いにより良好な母子関係の確立にも役立つ．母乳育児の利点を表2に示す．

1）母乳の授乳法

① 授乳回数

乳児が欲したときに与える自律授乳が基本となる．一般的な生後1カ月は7～8回/日程度で授乳間隔は定まらず不規則のことが多い．2～3カ月は3～4時間おきの6～8回/日，それ以降は5～6回/日となり，夜間哺乳は次第になくなる．

② 授乳時間・哺乳量

1回の授乳時間は15分程度が適当である．1日の哺乳量の目安は，生後2週が500 mL，1カ月が650 mL，2カ月が800 mL，3～5カ月が900～1,000 mL程度である．授乳開始2～3分で全量の約半分を飲み，5分間で2/3を飲み，最後の5～10分で残りを徐々に飲む．したがって，授乳時間を延長しても哺乳量はほとんど変わらない．授乳時間が長すぎる場合は，母乳不足が疑われる．

表2　母乳育児の利点

乳児にとっての利点	母親にとっての利点
・免疫学的防御作用をもつ ・成分組成が乳児に最適であり，代謝負担が少ない ・顔全体の筋肉や顎を発達させる ・将来，2型糖尿病発生リスクが低い ・新鮮で衛生的である ・信頼関係をはぐくむ	・出産後の母体回復を早める ・プロラクチン（母性ホルモン）を分泌させる ・妊娠前の体重への回復を即す ・排卵を抑制する ・精神的安定をもたらす ・乳がん，卵巣がん，2型糖尿病の発生を抑制する ・手間がかからない ・経済的である

2）授乳の禁忌

以下にあてはまる場合，授乳は禁忌となる．

①母親がHIV，ヒトT細胞白血病ウイルス，活動性結核などに感染している場合

②母親が診断目的や治療目的に放射性同位元素を投与されている場合．また，抗精神病薬や抗痙攣薬，ステロイドなどを長期間服用している場合も注意が必要となる

③乳児がガラクトース血症の場合．そのほかの先天性代謝疾患の場合も哺乳量を中止，制限することがある

B. 人工栄養

現在，乳汁としては育児用ミルク（**調製粉乳**）が用いられるが，一般には牛乳を原料とする．母乳を目標にその栄養成分に近づけるよう工夫されているが，完全な母乳代替品というまでには至っていない．

砂糖などの添加は不要で，粉乳だけで調乳する．調乳濃度は，濃すぎればタンパク質や電解質が生理機能に過剰な代謝負担をかけ，薄すぎれば栄養上の安全度が低くなるので，指示の通りに調乳する．哺乳量は母乳栄養と同様，あらかじめ量を決めないで，乳児の食欲に合わせて自律哺乳させることが基本となる．

C. 混合栄養

母乳栄養の不足分，あるいは授乳できない時間帯の授乳を育児用ミルクで補う方法を混合栄養という．混合栄養には毎回母乳授乳に引き続いて不足分だけ育児用ミルクを与える方法と，母乳は母乳，育児用ミルクは育児用ミルクと別々に与える方法の2通りある．

4 離乳期の栄養

離乳とは，母乳または育児用ミルクなどの乳汁栄養から幼児食に移行する過程をいう．

この間に乳児の摂食機能は，乳汁を吸うことから，食物を噛みつぶして飲み込むことへと発達する．そして，摂食する食品は量や種類が多くなり，献立や調理形態も変化していく．また摂食行動は次第に自立へと向かっていく．

A. 離乳の必要性

離乳の必要性として以下の点があげられる．

①乳汁だけでは不足するエネルギーや栄養素の補給
②離乳食を与えることによる消化酵素の活性化など，消化機能の増強
③咀嚼・嚥下機能の発達
④離乳食による味覚，嗅覚，触覚，視覚などの刺激による精神発達の助長
⑤望ましい食習慣の確立

B. 離乳食の進め方

厚生労働省公表の「授乳・離乳の支援ガイド」に掲載されている離乳食の進め方の目安を示す（図2）[10]．食事量の過不足は，成長の経過で評価する．具体的には成長曲線を用い，身長や体重の変化が曲線に沿っているか確認する．

5 幼児期の栄養

体重や身長の伸び方は乳児期後半から緩やかになるが，幼児期以降と比較すると，幼児期の発育は乳児期に次いでさかんな時期である．成長・発達のために，エネルギーをはじめタンパク質，カルシウム，鉄は成人と比較して幼児では体重当たり2〜3倍必要である．

また，離乳を完了してはいるが，咀嚼能力や消化機能はまだ途上段階にある．

一方この時期は食事，睡眠など，基本的な生活習慣を確立する大切な時期である．それゆえ，将来の生活習慣病を予防する視点において，望ましい食習慣を身につけさせる必要がある．

離乳の開始 → 離乳の完了

		生後5，6カ月頃	7，8カ月頃	9〜11カ月頃	12〜18カ月頃
食べ方の目安		●子どもの様子をみながら，1日1回1さじずつ始める． ●母乳やミルクは飲みたいだけ与える．	●1日2回食で，食事のリズムをつけていく． ●いろいろな味や舌ざわりを楽しめるように食品の種類を増やしていく．	●食事のリズムを大切に，1日3回食に進めていく． ●家族一緒に楽しい食卓体験を．	●1日3回の食事のリズムを大切に，生活リズムを整える． ●自分で食べる楽しみを手づかみ食べから始める．
食事の目安 調理形態 （1回当たりの目安量）		なめらかにすりつぶした状態	舌でつぶせる固さ	歯ぐきでつぶせる固さ	歯ぐきで噛める固さ
I	穀類(g)	●つぶしがゆから始める． ●すりつぶした野菜なども試してみる． ●慣れてきたら，つぶした豆腐・白身魚などを試してみる．	全がゆ 50〜80	全がゆ 90〜 軟飯 80	軟飯 90〜 ご飯 80
II	野菜・果物(g)		20〜30	30〜40	40〜50
III	魚(g) または肉(g) または豆腐(g) または卵(個) または乳製品(g)		10〜15 10〜15 30〜40 卵黄 1〜全卵 1/3 50〜70	15 15 45 全卵 1/2 80	15〜20 15〜20 50〜55 全卵 1/2〜2/3 100
成長の目安		成長曲線のグラフに，体重や身長を記入して，成長曲線のカーブに沿っているかどうか確認する．			

図2　離乳食の進め方の目安
上記の量は，あくまでも目安であり，子どもの食欲や成長・発達の状況に応じて，食事の量を調整する．文献10をもとに作成．

文　献

1）「日本人の食事摂取基準（2015年版）策定検討会」報告書（http://www.mhlw.go.jp/stf/shingi/0000041824.html），厚生労働省

2）「乳幼児身体発育調査報告書」，厚生労働省，2011

3）Greenbaum LA：Pathophysiology of body fluids and fluid therapy.「Nelson Textbook of Pediatrics 17th ed」（Behrman RE et al eds），Saunders, 191-252, 2004

4）Holliday MA & Segar WE：Pediatrics, 19：823-832, 1957

5）「Seminars in neonatal nutrition and metabolism」（Abbott Laboratories Ross Products Division），Columbus, 1994

6）Preuss HG：Electrolytes：Sodium, Chloride, and Potassium.「Present Knowledge in Nutrition Volume 1, 9th edition」（Bowman BA & Russell RM/eds），pp409-421, Intl Life Science Inst, 2006

7）Rigo J, et al：Eur J Clin Nutr, 49 Suppl 1：S26-38, 1995

8）Matsuo K, et al：Pediatr Int, 51：559-562, 2009

9）「ビタミンD欠乏性くる病・低カルシウム血症の診断マニュアル」（http://jspe.umin.jp/pdf/vitaminFD_manual.pdf），日本小児内分泌学会

10）「授乳・離乳の支援ガイド：離乳編」（http://www.mhlw.go.jp/shingi/2007/03/dl/s0314-17c.pdf），厚生労働省

11）Franchetti Y & Ide H：BMC Public Health, 14：334, 2014

Column

adiposity reboundと生活習慣病予防

BMIは出生後から乳児期後半まで急速に増加し，その後は減少して通常6歳前後で最低値となり，再び成長が終了するまで増加する．このようにBMIが減少から増加に転ずる現象をAR（adiposity rebound）とよぶ．ARは成人期に向けて体脂肪の蓄積がはじまることを示す現象と考えられている．ARの開始時期が早いほど，若年成人での肥満，耐糖能障害，2型糖尿病のリスクが高いことが疫学調査から明らかになっている[11]．将来の生活習慣病予防のために乳幼児期から過剰な栄養摂取については注意する必要である．

3 成長期

- 成長期はエネルギー摂取量が増大する一方，カルシウム，鉄といったミネラルが不足しがちな時期であることを理解する
- 食事摂取量の過不足により，肥満とやせの2極化がみられる時期と理解する
- 体格評価として，成長曲線や肥満度，BMIが用いられるが，それぞれの特性を理解する
- 栄養に伴う諸問題を予防するために，食に関する正しい知識と食習慣を身につける時期であることを理解する

1 成長期の栄養の特徴

学童期から思春期にかけては身体的な成長・成熟の途上にあり，また精神活動も活発な時期である．それに伴い，成人と比較し，より多くのエネルギー・栄養素を必要とする．一方，家庭が主な生活の場であった乳幼児期から，学校や部活，交友関係など徐々に生活環境が広がる時期でもある．また，養育者から受動的に食事を与えられていた乳幼児から，自身の意思・嗜好による食行動をとれるようになる時期でもある．

以上の理由から食生活は自由度が増し，ややもすると栄養の偏りにより成長期は**肥満**や**やせ**（図1），**貧血**などの健康障害が顕性化しやすい．また，これらの障害は成人に移行しやすいことが知られている．

2 成長期の栄養の必要量

エネルギーおよび個々の栄養素の摂取基準は，「日本人の食事摂取基準（2015年版）」に年齢階級別で示さ

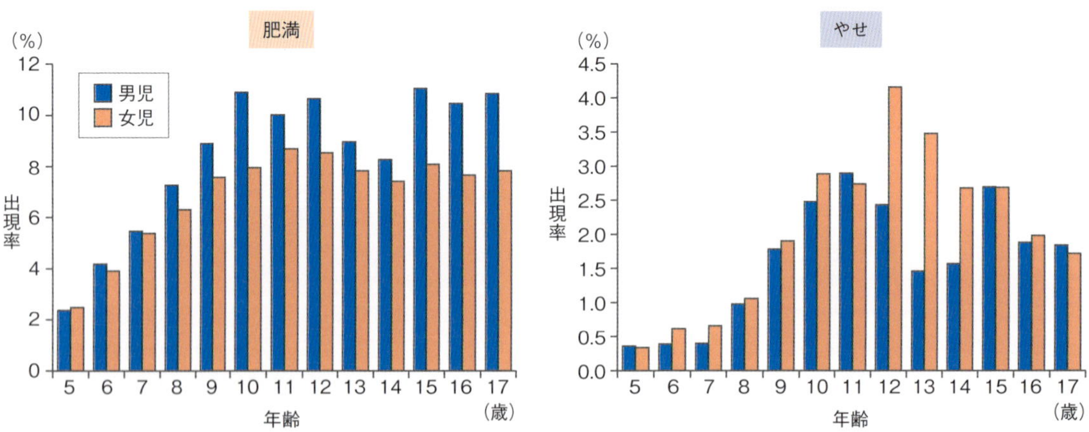

図1 肥満，痩身傾向児の出現率（男女）
文献1をもとに作成．

れている（巻末付録参照）[2]．成長期に特徴的な主なものを以下に解説する．

A. エネルギー

身体活動レベルを3段階（Ⅰ：低い，Ⅱ：普通，Ⅲ：高い）に分け，推定必要エネルギー量が算定されている．近年はゲーム機やスマートフォンなど多機能型携帯電話の普及，外遊びの減少など身体活動レベルが低下している．そのため過食により容易に肥満傾向となりやすい環境にある．身体活動レベルが低い場合は摂取エネルギーの適正化を考慮する必要があるが，健康の保持・増進の観点からは身体活動量を増加させることが望ましい．

B. タンパク質

成長期の推定平均必要量は，タンパク質維持必要量と成長に伴い蓄積されるタンパク質蓄積量から要因加算法によって算出される．

C. 食物繊維

成長期の食習慣がその後の食習慣および成人後の生活習慣病の発症に影響することより，6〜7歳から食物繊維の目標量が設定されている．

D. カルシウム

成人では蓄積量は0として推奨量は体内カルシウムの維持量をあらわしている．しかし，成長期，特に思春期は骨塩量増加に伴うカルシウム蓄積が生涯で最も増加する時期である．骨量が最も蓄積される時期は，男子では13〜16歳，女子では11〜14歳とされる．この時期に骨量を十分に増やすことは骨粗鬆症などの予防からも重要といえ，推奨量はほかの年代と比べて最も多く設定されている．

E. 鉄

鉄の必要量は，女子においては月経の有無によるため，食事摂取基準値に差異をつけている．一方，過剰摂取による健康障害を防止する目的で1歳以降は耐容上限量が定められている．

3 成長期の栄養アセスメント

身長計測，身体所見，生化学検査を含めた臨床検査，食事摂取状況から得たデータをもとに，栄養状態や病態を総合的に判断する．身体計測項目は身長，体重，腹囲があり，そのほか必要により皮下脂肪厚を測定する．身体計測値をもとに以下の指標を用い体格を評価する．その際，過去のデータを含めて経時的な変化を捉えることが大切である．

A. 成長曲線（身長体重標準曲線）

厚生労働省の乳幼児身体発育報告書[3]と文部科学省の学校保健統計報告書[4]のデータをもとに作成されている．視覚的に体格を評価ができ，経時的な情報を把握しやすい．学校保健や臨床の現場では最もよく用いられる．

B. 肥満度

肥満度とは，実測体重が標準体重に対して何％の増減にあたるか示す指数である．計算式は以下の通り．

肥満度＝{（実測体重－標準体重）/標準体重}×100（％）

なお，標準体重の算定は**性別身長別**と**性別年齢別身長別**の2法ある．

肥満度20％以上を**肥満**，－20％以下を**やせ**とする．肥満度の算出方法は煩雑ではあるが，成長期では同年

Column

食育基本法

近年，日本では子どもの栄養バランスの偏り，ファストフードの普及，朝食欠食などの食生活の乱れ，肥満，さらにはやせの増加などが社会問題化してきた．その対策として2005年に食育基本法が制定された[5]．ここでは，食育を生きるうえでの基本的な知識とし，知育，徳育，体育の基礎となるものと位置付けている．子どもたちが食に関する正しい知識と望ましい食習慣を身につけることができるよう，家庭，学校や保育所，地域で食育を推進することとしている．

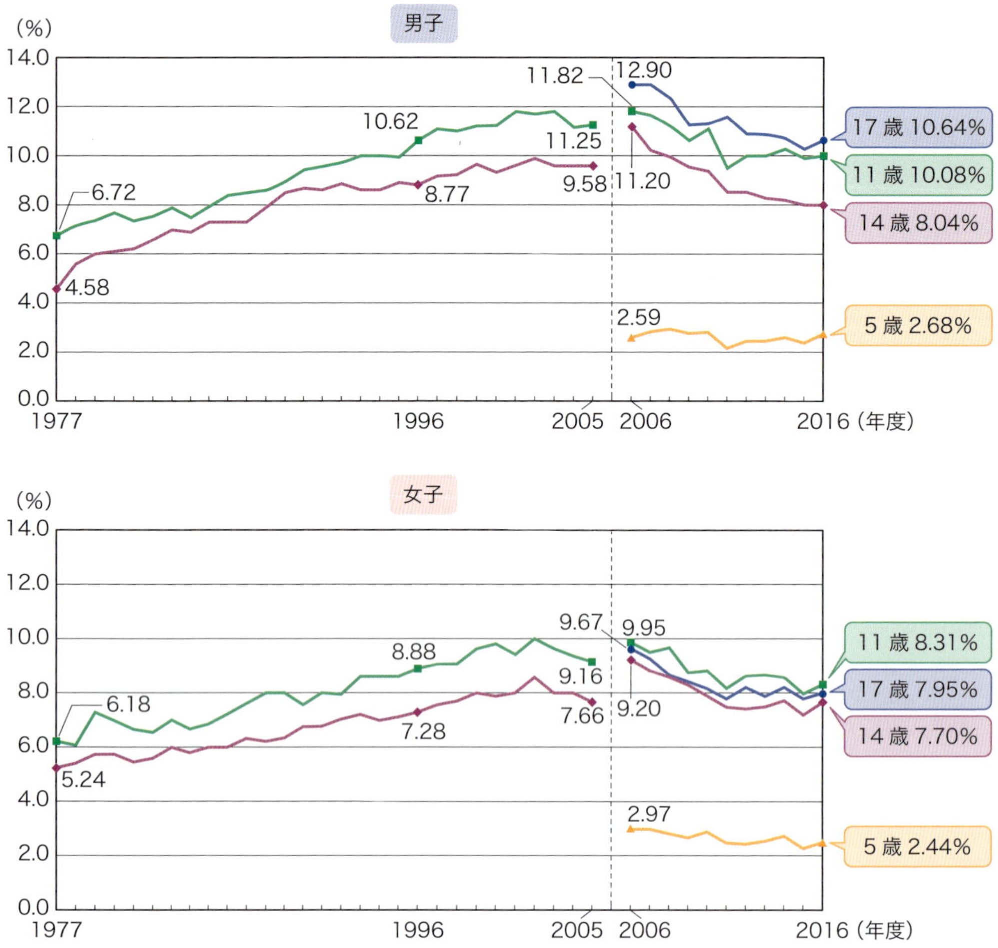

図2　肥満傾向児の出現率の推移
2006年から肥満度の算出方法を変更している．文献1をもとに作成．

齢であっても成長段階に個人差が大きい時期であること，個人の体格を縦断的に評価できることより，用いやすい．

C. BMI・BMIパーセンタイル値

成人で汎用されるBMIは，乳児期後半からより成人にかけて，通常6歳前後を最も低値として大きくU字カーブを描く（第5章-2 コラム参照）．また成長期は同性・同年齢において標準体格でも身長の高低でBMIに差が生じる．さらに，同性・同年齢においてBMIパーセンタイル値※1が同じでも，身長によって体格は大きく異なる．成長期に用いる際は，このような点に留意する必要がある．

日本小児内分泌学会のホームページより成長曲線やこれらの体格指標計算ソフトを無料でダウンロードできる[6)]．

4 子どもの肥満，やせの疫学的動向

文部科学省による学校保健統計調査を示す（図2, 3）[1)]．本調査では肥満度20％以上を**肥満傾向児**，肥満度－20％以下を**痩身傾向児**と定義している．なお2006年から肥満度の算出方法を変更している．

これによると，肥満傾向児は男女とも1970年代か

※1　**BMIパーセンタイル**：日本では，2000年の厚生労働省の乳幼児身体発育調査報告書（0～6歳）と，文部科学省の学術保健統計報告書（6～17歳）のデータをもとにLMS法を用いて作成された．海外では肥満の評価の指標として用いられることも多い．

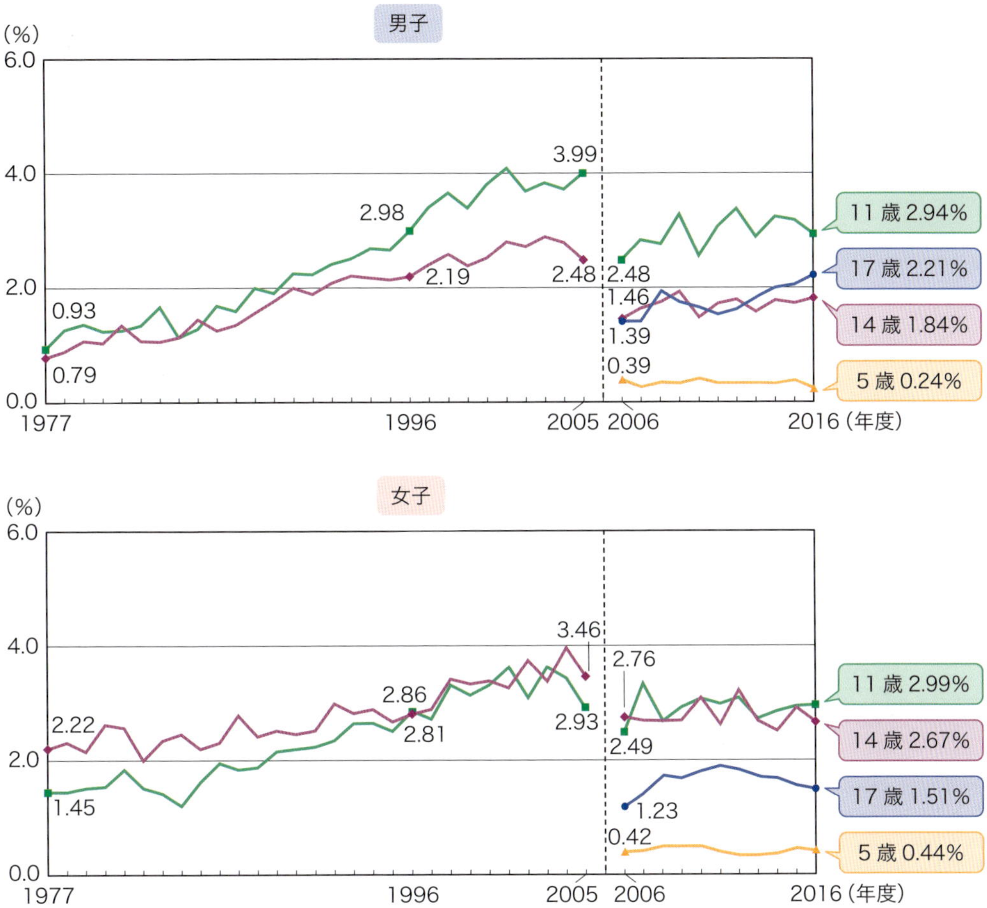

図3 痩身傾向児の出現率の推移
2006年から肥満度の算出方法を変更している．文献1をもとに作成．

ら明らかに増加傾向であったが，2000年に入る頃より増加傾向は収まり，近年は緩やかに減少傾向である．

痩身傾向児は男女とも1970年代から増加傾向を示し，近年はほぼ横ばいに推移している．

文　献

1）「学校保健統計調査」(http://www.mext.go.jp/b_menu/toukei/chousa05/hoken/1268826.htm)，文部科学省
2）「日本人の食事摂取基準（2015年版）策定検討会」報告書 (http://www.mhlw.go.jp/stf/shingi/0000041824.html)，厚生労働省
3） 平成12年乳幼児身体発育調査報告書（厚生労働省雇用均等・児童家庭局母子保健課/監，財団法人母子衛生研究会/編），母子保健事業団，2002
4） 平成12年度学校保健統計調査報告書，文部科学省生涯学習政策局調査企画課，2003
5）「食育基本法・食育推進基本計画等」(http://www.maff.go.jp/j/syokuiku/kannrennhou.html)，農林水産省
6）「日本人小児の体格の評価」(http://jspe.umin.jp/medical/taikaku.html)，一般社団法人日本小児内分泌学会

4 高齢期

- 高齢者の栄養障害の特徴を理解する
- 加齢に伴う身体の変化を踏まえた栄養評価を理解する
- 低栄養や食欲不振のある高齢者に対する多角的な原因検索と介入の方法を理解する
- 医療チーム内で話し合えるよう人工的水分・栄養補給の適応について理解する
- 高齢者診療におけるフレイルとサルコペニアの重要性を理解する

1 高齢者と栄養障害

高齢者では栄養障害の頻度が高く，入院患者では40～50％にものぼるとする報告がある．栄養障害は死亡，合併症などのリスク因子であり，早期発見と介入によりこれらの転帰を改善できる．したがって食事・栄養療法は高齢者でも青壮年者と同様に，もしくはそれ以上に重要である．

栄養障害は大きく3つに分けられる．過栄養（肥満），低栄養，特定栄養素の欠乏である．高齢者の栄養障害の大半は**低栄養**であり，青壮年者の栄養の問題の代表が肥満であることと対照的である．また，高齢者では過栄養よりも低栄養の方が生存率に悪影響を及ぼす．つまり高齢者においては低栄養が頻度が高くかつ重大な問題である．

以下**2** **3**より，高齢者の栄養評価，食事・栄養療法は青壮年者と大きく変わらない．一方で高齢者ならではの注意点があるため，本項ではその点を中心に解説する．

2 高齢者の栄養評価

高齢者ならではの注意点として栄養状態評価の基礎となる**体重**や**BMI**があげられる．特に加齢に伴い身長が短縮することから高齢者のBMIの解釈には注意を要する．高齢者ではBMIの絶対値やその変化よりも体重の変化を知る方が大切である．特に1カ月で5％以上，3カ月で7.5％以上，半年で10％以上のいずれかに該当する体重減少があれば重度の栄養障害と判定される（表1）．

表1　体重減少率の評価

期間	重症の体重減少
1週間	2％以上
1カ月	5％以上
3カ月	7.5％以上
6カ月	10％以上

外来では受診ごとに体重を測定したい．入院患者の場合にはもとの通院先やデイサービスに最近の体重を問い合わせるとよい．

3 高齢者の食事・栄養療法

A. タンパク質摂取と食事制限

一般的に高齢者には**積極的なタンパク質の摂取**を勧めるとよい（詳細は第6章-13参照）．

次に，各種の食事制限については，その要否を青壮年者より慎重に判断する必要がある．代表的な食事制限として塩分制限，タンパク質制限，カリウム制限，間食の制限などがあるが，高齢者の場合にはもともと摂取量が少ないことがある．また制限が増えるほど買い物や調理に手間がかかり，しかも味が落ちるため，全体的な食事の量が減り低栄養をきたすことがある．加えて，余命が限られている高齢者の場合には食事制限により得られる利益が小さい場合もある．

例えば中等度の腎機能障害に加え多数の併存疾患を有し余命が2～3年と想定される85歳男性について考える．タンパク質制限の主たる目的は透析導入や腎不全死の回避であるが，この利益を得るには長年にわたるタンパク質制限が必要である．この患者にはそれだけの余命がなく，タンパク質制限の有無にかかわらず透析導入や腎不全死には至らないと考えられる．

B. 食形態

高齢者に提供されることの多い特殊な形態の食事（きざみ食など）についても気をつけたい．まず見た目，味ともによいとはいえない．食形態が問題で食欲が出ないのであれば，少し無理をしてでも通常の食事に近いものを提供する方がよい場合もある．また，同じきざみ食という名前でも包丁で刻まれたようなものであったりペースト状のものであったりするように，これらの特殊な形態の食事は施設ごとに呼び名や内容が異なる．このため，例えば，入院前の施設できざみ食を食べていたという情報から入院後もきざみ食を提供したところ，嚥下できず食べられない，ということなどが起こりうる（入院前のきざみ食はペースト状，病院のきざみ食は比較的大きく刻まれた食事で，病院のきざみ食は高い咀嚼・嚥下の能力を要求したため）．

4 高齢者の食欲不振・栄養障害の原因検索と介入

A. 評価，介入すべき内容

栄養状態評価で栄養障害やそのリスクがあると判定した場合にはその原因を探る必要がある．また，より現実的な問題として，病棟ではたびたび疾病が治癒して嚥下機能もそれほど悪くないのに食べられない患者に出会う．この原因は患者ごとに異なり，通常は小さな要因が積み重なっている．地道な介入で食べられるようになることも多く経験するため，食べられない患者には人工栄養と単純に対応すべきではない．評価・介入すべき内容は多岐にわたるが（表2）[1]，このなかで特に重要，もしくは見逃しがちなのは，**口腔内の観察**（齲歯，歯肉炎，義歯不適合，口腔カンジダなど），**制限食**（前述），**食事中の様子**，**内服薬**，**カテーテル類**である．

1）食事の現場をみる

高齢者では聴取した食事歴と実際の食事量・内容とが異なることも珍しくなく，食事の現場をみるとよい．このときに食べ方やムセの有無を確認するのはもちろんだが，食べられないものがあれば，その理由も確かめると介入につながる（例えば歯が悪い，箸を上手に使えないなど）．

2）内服薬，カテーテルの要否

非常に多くの**薬剤**が，さまざまな機序で摂食量低下を招く（表3）[2]．加えて，入院中の患者では**カテーテル類**（点滴や尿道留置カテーテルなど）の要否を再検討すべきである．これらは不快感や疼痛の原因となり，離床の妨げにもなる．また，必要以上の非経口的水分・栄養投与をしていては食欲も出ない．

3）その他注意すべき点

このほか，ベッドからおりて机と椅子で食事をする，好みに合わせ病室で一人で食べてもらったり食堂のような環境で食べてもらったりするなど，食べる気持ちが湧く環境を整えるよう工夫する．認知機能障害がある場合には一皿ずつ目の前に配膳すると食べられることもある．

表2 栄養障害の原因検索において評価すべき内容

	例
自覚症状	食欲の変化，歯科口腔に関する症状，疼痛
身体所見	口腔内，嚥下機能，視力・聴力
食事歴	制限食，食嗜好，偏食，飲酒．食事の様子の観察
内服薬	表3
疾患	脱水症，便秘，尿閉，電解質異常，心不全，COPD，甲状腺機能低下症
精神状態	認知機能，抑うつ，せん妄
社会的状況	買い物や調理に不便な環境，孤独，孤食，貧困

文献1をもとに作成．

表3 摂食量低下の原因になりうる薬剤

・ベンゾジアゼピン	・ジギタリス製剤
・抗うつ薬〔三環系抗うつ薬，SSRI（selective serotonin reuptake inhibitor）〕	・テオフィリン
	・メトホルミン
	・スタチン
・抗精神病薬	・アロプリノール
・抗菌薬，抗真菌薬	・ビスホスホネート
・抗コリン薬	・鉄剤
・抗ヒスタミン薬	・カリウム
・アセチルコリンエステラーゼ阻害薬（ドネペジルなど）	・NSAIDs
	・ステロイド
・抗Parkinson薬	・オピオイド
・抗てんかん薬	・化学療法剤
・降圧薬	・点鼻薬
・利尿薬	・アルコール
・亜硝酸薬	・タバコ

機序はさまざまで，食欲抑制，口腔内乾燥，味覚・嗅覚障害，嚥下障害，悪心などがある．詳細は引用文献を参照されたい．いずれにせよ使用しているすべての薬剤を確認することが大切で，一見食欲とは関係なさそうな薬剤でも必要性が乏しければ中止してみるとよい．文献2をもとに作成．

B. 入院の原因である場合

食欲不振・体重減少が原因で入院した患者については，**ADL**（基本的ADLと手段的ADL）と**社会的状況**の把握が必須である．理由としては，買い物や調理に不便な環境，孤食も摂食量低下の原因になり，特にADL低下や認知機能障害，抑うつなどが重なると，栄養障害のリスクは非常に高くなるからである．食欲不振のため入院したにもかかわらず入院中は食べることができているという場合にはこのような問題が背景にある可能性が高い．外来通院中の食欲不振・体重減少の患者で，家族が準備したときや外食時には食べられるような場合も同様である．

食欲増進が期待される薬剤について，漢方薬の六君子湯，抗うつ薬のミルタザピンなどが，使用を支持する根拠は乏しいものの比較的よく用いられている．

5 人工的水分・栄養補給の適応※1

急性期の病態が落ち着いた後にも覚醒度や食欲，嚥下機能の問題で十分な経口摂取をできない場合には胃瘻などの**人工的水分・栄養補給**（artificial hydration and nutrition：AHN）を検討することになる．その適応を判断する際に重要な点がいくつかあるため，以下に解説する．ガイドラインなども参考になる[3) 4)]．

A. 長期生存を目的としたAHNを行うかどうか

話し合いで時間を割くべきなのは**胃瘻，経鼻胃管，中心静脈栄養のどれにするかではなく長期生存を目的としたAHNを行うのかどうか**である．胃瘻，経鼻胃管，中心静脈栄養はいずれも長期生存を目的としたAHNを行う場合の方法の選択肢にすぎず，AHNそのものを行うのかどうかの方が根本的で重大な課題である．長期生存を目的としたAHNを行う場合，基本的には胃瘻が推奨される（第2章-3参照）．

B. 余命の延長が望めるか

余命が数週間単位である場合を除き，程度の違いはあれAHNにより余命の延長は望めると推定されることが多い．ただし海外の複数の観察研究で高度認知症患者に対する胃瘻や経鼻胃管栄養の余命延長効果は確認されていない[5)]．ちなみに，それらの研究での患者の生存期間の中央値は2～8カ月であった．

C. 本人のよりよい人生に寄与するか

AHNを導入しても原疾患のため身体機能や生活機能は改善せず，維持すら難しい場合も多い．AHNは各種の苦痛が伴うが，特に進行した認知症患者には**将来のために今の苦痛に耐える**というのは難しい．このような場合には本人にとって心地よいそのときを過ごせるような配慮が優先される．一方でAHNにより状態が改善し，AHNから離脱できる患者がいることも事実である．

D. 本人の意向を確認するよう試みる

超高齢者や認知症患者においては医療従事者と家族だけで方針決定を行いがちだが，ある程度の認知症があっても噛み砕いた説明を行えば本人の意向も確認できる．それのみで決定するわけにはいかないが大いに参考にするべきであるし，重大で難しい決断を迫られた家族の負担感の軽減にもつながるだろう．

※1 以下**A**～**E**は『「すぐに使える高齢者総合診療ノート〈第2版〉」（大庭建三/編著），pp48-49，日本医事新報社，2017』より一部改変し転載．

E. 代諾者の主たる判断基準

「どうしてあげたいか」ではなく「本人であればどれを選択するか」「本人にとっての利益は何か」にしてもらうべきである．これは言葉にするのは簡単だが実践するのは難しい．家族の抱えている疑問や不安について話し合い，そして多くの場合，医療従事者は選択肢を提示するだけではなく医療の専門家として意見を添える方がよい．本人にとってよりよい選択をするため，そして難しい判断を迫られる家族のために，本人の元気な頃から，人生において重視することやAHNの希望などについて，医療従事者を交えて話し合っておくとよい（**アドバンスケアプランニング**とよばれる）．

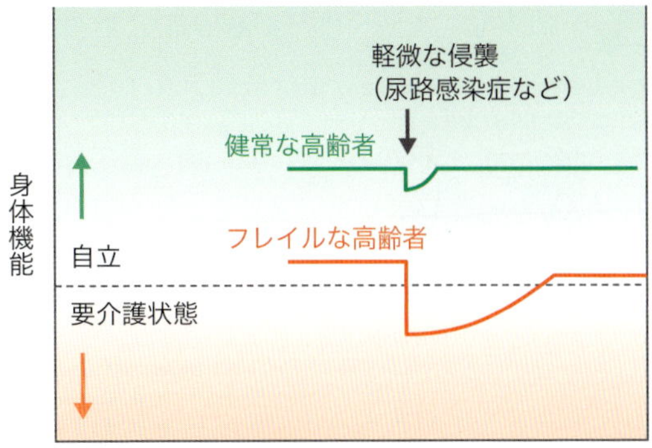

図1　フレイルの概念図
文献7より引用．健常な高齢者では，軽微な侵襲であれば身体機能の低下は小さく，すぐに回復する．これに対してフレイルな高齢者ではもともとの身体機能が低く，同じ軽微な侵襲でも身体機能の低下が大きく要介護状態に陥り，回復に時間がかかり，もとの身体機能まで戻らない．なお破線は自立と要介護状態の境界をあらわす．

6 フレイル，サルコペニアと栄養

ここまでは主に，栄養障害のある，もしくは十分な量を食べられない高齢者に出会った場合について述べてきた．しかし一見栄養に問題がなさそうな高齢者についても後述するフレイルや要介護状態の予防のため栄養の評価・介入は重要である．というのも，世の中には要介護となるリスクをもつ高齢者の方が多く，ここに介入する方が社会全体としては効果が大きいと考えられている．この際に重要な概念となるフレイルとサルコペニアについて少し触れる．

A. フレイルとは

フレイルは「多因子が関与し，体力・持久力の衰えや生理機能の低下を特徴とする，脆弱で要介護状態や死に至りやすい症候群」と定義され（図1）[6) 7)]，要介護状態に至る前段階であり，つまり要介護状態とは別のものである[※2]．

B. サルコペニアとは

フレイルと同時に記載されることの多い用語に**サルコペニア**がある．これは「筋量と筋力の進行性かつ全身性の減少に特徴づけられる症候群で，身体機能障害，QOL低下，死のリスクを伴うもの」と定義されている[8)]．フレイルの重要な要素の1つである[※3]．フレイルやサルコペニアの判定基準も存在するが，これは他章や参考文献を参照されたい（第6章-13参照）[8)9)]．

C. 要介護状態予防の鍵

世界的な高齢化が進むなか，フレイルやサルコペニアは内科，外科，研究，臨床においても，そして各国の政府からも最も注目されている分野の1つである．その理由は，有病率が高いこと以外に，大きく分けて2つある．まず，フレイルやサルコペニアのある患者では**死亡率**や**合併症発症率**などが高い．しかもその影響力はしばしばほかの一般的な疾患（高血圧症，糖尿病，心不全など）を上回る．言い換えると「高齢者の診療方針を考える際にはフレイルやサルコペニアの有無をよく考慮すべきである」ということになる．実際に近年，多くの疾患のガイドラインでフレイルの概念が組込まれつつある．注目されている理由の2つ目は，フレイルやサルコペニアは進行性であるものの介入により改善できる，または発症を予防できる可能性がある点である．食事・栄養療法はその介入の基本となる．適切な食事・栄養療法がフレイルやサルコペニアを予防・改善し，ひいては要介護状態を予防する鍵となる．

※2　**フレイルの典型例**：なんとか一人で生活している高齢女性を想像してほしい．ほどほどに元気ではあるが若い頃より体格は小さくなり，力も弱く，歩くのが遅くなり，なんとなく体もだるいとのことで出歩くのも億劫になっている．

※3　先の高齢女性の例では，「力も弱く，歩くのが遅くなり」がサルコペニアに該当する．

文 献

1）Bernstein M & Munoz N：J Acad Nutr Diet, 112：1255-1277, 2012
2）Alibhai SM, et al：CMAJ, 172：773-780, 2005
3）AHN導入に関する意思決定プロセスにおける留意点.「高齢者ケアの意思決定プロセスに関するガイドライン 人工的水分・栄養補給の導入を中心として 2012年版」（日本老年医学会/編），pp29-34，医学と看護社，2012
4）「高齢者ケアと人工栄養を考える 本人・家族のための意思決定プロセスノート」（清水哲郎，会田薫子/著），医学と看護社，2013
5）Sampson EL, et al：Cochrane Database Syst Rev：CD007209, 2009
6）Morley JE, et al：J Am Med Dir Assoc, 14：392-397, 2013
7）Clegg A, et al：Lancet, 381：752-762, 2013
8）Cruz-Jentoft AJ, et al：Age Ageing, 39：412-423, 2010
9）Fried LP, et al：J Gerontol A Biol Sci Med Sci, 56：M146-156, 2001

5 性差と栄養

- BMI 25以上の肥満者は成人男性は3割であり，成人女性の2割と比べ高いことを理解する
- 血清総コレステロールの平均値は女性の方が男性より高く，特に50歳代以降は顕著となることを理解する
- 「糖尿病が強く疑われる者」は，成人全体のうち12.1％の人が該当し，男性の方が女性より多いことを理解する
- 高血圧症有病者は，成人男性57.4％，成人女性42.1％の人が該当する．男女とも加齢とともにこの割合は増加することを理解する

1 肥満と食事指導

A. 肥満の性差

男女ともに中高年以降になると食習慣と栄養素の消化・吸収，各種の代謝に大きな変化が現れ，内臓脂肪量が増加することが報告されている[1]．肥満は，内臓脂肪を含む体脂肪が正常の範囲を超えた状態であり，エネルギー消費量に比べエネルギー摂取量が増大した状態が長期に続き，生体内の余剰エネルギーが体脂肪として合成が亢進したときに起こる．日本肥満学会の定義では，BMIが25以上を肥満と判定している（詳細は第6章-1参照）．

平成28年度国民健康・栄養調査[1]によると，BMI 25以上の肥満者の割合は，男性は3割であり，女性の2割と比べ高い．男性は40～50歳代でその割合がピークとなるが，女性は，30歳代から60歳代にかけて徐々に増加する（図1）．

B. 食事指導

男性の場合は肥満の要因として**飲酒**と**喫煙習慣**が多いことが考えられる．週5日以上の飲酒習慣のある者は女性の10.8％に対して男性は37.1％と多い．男性の喫煙習慣者は30～50歳代は約40％であり，女性の約13％と比べて高い．また禁煙は体重増加と大きく関係するが，30歳男性の禁煙者は10％未満であるのに対し，40～50歳代では15％より高くなる．

女性の肥満の要因は，**生理的変化**の影響が大きいと予想される[2]．中高年の女性では，基礎代謝量および運動量の減少によって消費エネルギーが少なくなっていることが多く，活動量を増大させると同時にエネルギー摂取量を減少させることが必要である．

減量プラン例として，1日のエネルギー消費量から－500 kcal程度の食事量，具体的には女性では1日に1,200～1,600 kcalとすると，月に1～2 kgの減量が可能となる[3]．減少させるのはエネルギーだけであり，ほかのすべての栄養素は必要量を満たさなければならない．特にビタミンや，ミネラルのような微量元素が不足しないように指導することも重要である[4]．このため，○○ダイエットやご飯抜き，油抜きなどの偏った食品選択をしないように指導する必要がある．

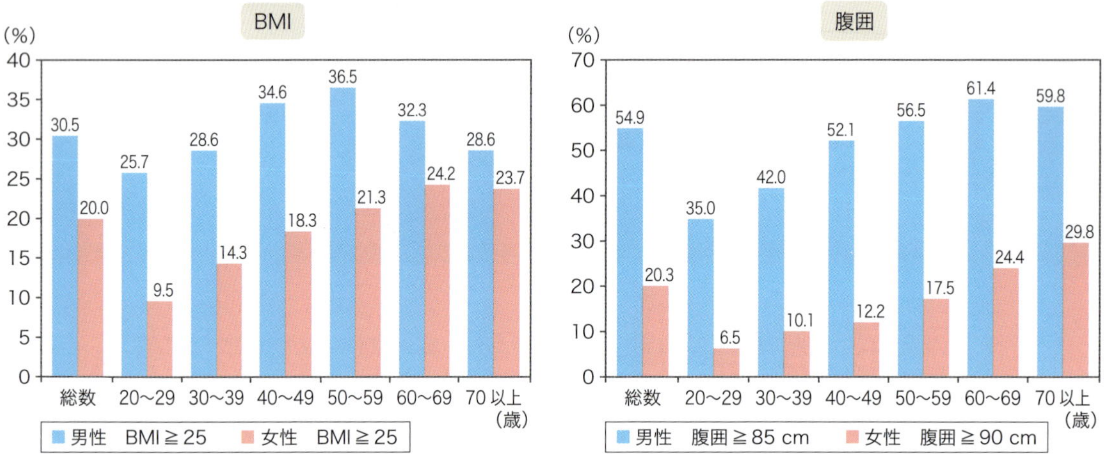

図1　年齢別にみたBMIおよび腹囲による肥満者の割合
文献1をもとに作成.

2 脂質異常症と食事指導

A. 脂質異常症の性差

日本人の脂質異常症は，男性では**高トリグリセリド血症**，女性は**高コレステロール血症**を示すことが多い．血清総コレステロール値は，加齢とともに上昇する．年齢別では，血清総コレステロール値は30～40歳代では女性の方が男性より低く，50歳代以降になると女性の平均値は急上昇する．これは女性の閉経が関係しており，50歳代以降は男性より20 mg/dL程度高くなる（図2）[1]．LDLコレステロールも同様で，40歳代までは男性が高いが，50歳代以降は男女が逆転する．トリグリセリドも加齢とともに上昇するが，70歳代までは男性よりも低値である[5]．

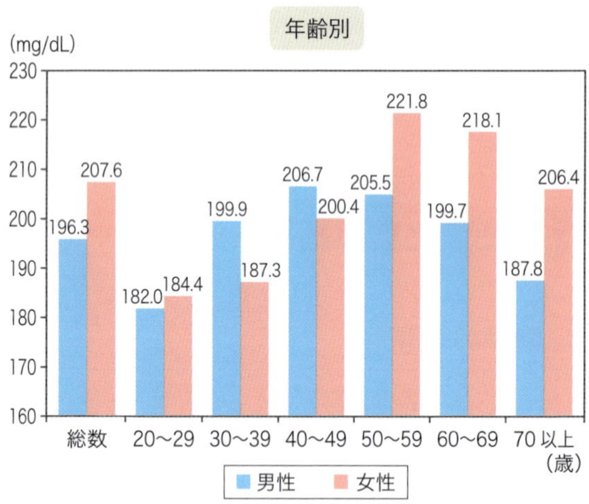

図2　血清総コレステロールの年齢別の平均値
文献1をもとに作成.

B. 食事指導

高LDLコレステロール血症に対する食事は，総エネルギー摂取量を適正に管理し，LDLコレステロールを上昇させる飽和脂肪酸，コレステロール，トランス脂肪酸の摂取を減らすこと，またコレステロールの摂取量を1日に200 mg未満に制限する一方で，緑黄色野菜を含めた野菜および大豆・大豆製品の摂取を積極的に進める．**高トリグリセリド血症**の場合は，適正体重を維持すること，炭水化物エネルギー比率をやや低めとすること，アルコールの過剰摂取の制限，果糖や果糖含有加工食品の過剰摂取はトリグリセリドを上昇させる可能性があるので注意が必要である[6]．

3 糖尿病と食事指導

A. 糖尿病の性差

糖尿病は，主に遺伝的成因をもつ**1型糖尿病**と，遺伝的成因に合わせて環境要因が強く影響し発症する**2型糖尿病**に大別できる．日本糖尿病学会の調査によると，1型糖尿病の多くが小児期に発症し，その発症率は約1.5/10万人，性差は男児1.2/10万人，女児1.8/10万人と**女児での発症**が高いことを報告している[7]．

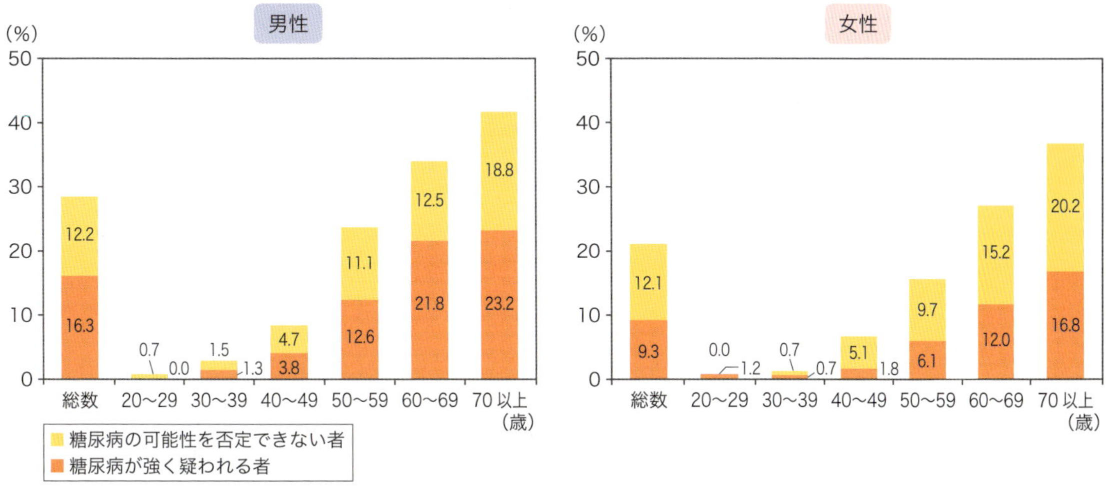

図3　年齢別にみた「糖尿病が強く疑われる者」,「糖尿病の可能性を否定できない者」の割合
文献1をもとに作成.

平成28年度国民健康・栄養調査によると,「糖尿病が強く疑われる者」は,全体の12.1％であり,男性16.3％で女性9.3％より割合が高い.性・年齢別にみると,「糖尿病が強く疑われる者」の割合は,男女ともに50歳代以降で増加する(図3).男性は**肥満**,女性は**閉経**に伴う**エストロゲン欠乏**がインスリン抵抗性と関係しているのではないかといわれている.

B. 食事指導

2型糖尿病の治療のためには,**総エネルギー摂取量の適正化**によって肥満を解消することが重要である.エネルギー摂取が過剰になるとインスリン必要量が増大し,同時に余分な脂肪が蓄積してインスリン抵抗性の増加につながるからである.女性の場合,閉経を契機として**心血管イベント発症**の危険度が増大する.糖尿病は肥満などのメタボリックシンドロームの要素とは独立した強力な心血管イベントのリスクであることも報告されており,血糖コントロール以外にも喫煙,高血圧,脂質異常症といった**生活習慣病リスク管理**が併せて重要となる.

4 高血圧症と食事指導

A. 高血圧症の性差

平成28年度国民健康・栄養調査では,平均の**収縮期血圧**は男性の方が女性と比べて高く,高血圧症有病者の割合は全体では男性は57.4％,女性では42.1％と報告されている.男性と女性では,高血圧症の割合が年齢ごとに異なっている.男性では30歳代からその頻度が高くなり,60歳代まで段階的に上昇する.一方,女性についてみると40歳代までは頻度が少ないが,50歳代より急に上昇する.これらの差は,女性では**エストロゲン**が,男性では**アンドロゲン**が関与しているとされているが,高血圧症発症にどのように作用しているかはまだ十分に解明されていない(図4).

1日の食塩摂取量は,過去10年間の推移で減少傾向がみられ,2016年度は平均が9.9 gであり,性別ごとでは男性の方が女性よりも1.5 g程度摂取量が多い.年齢別の**平均食塩摂取量**は,男女ともに20～40歳代でほかの年代よりも少なくなっている(図5)[1].

B. 食事指導

実際に食塩摂取は高血圧症発症に密接な関連があり,食塩制限により降圧薬の使用量を少なくできることから,**減塩食**は高血圧の食事指導として推奨されている.女性では,**妊娠高血圧症候群**や**更年期の高血圧**といった男性とは異なる高血圧症を認める.更年期では,エストロゲンの分泌低下だけでなく体重増加や精神面の不安定さなど血圧が上昇する要素は多い.男性の場合は,生活習慣と深く関連する肥満,飲酒および喫煙が血圧上昇の要因となり,**減量**,**節酒**,**禁煙**が高血圧症の治療に効果的である[8].

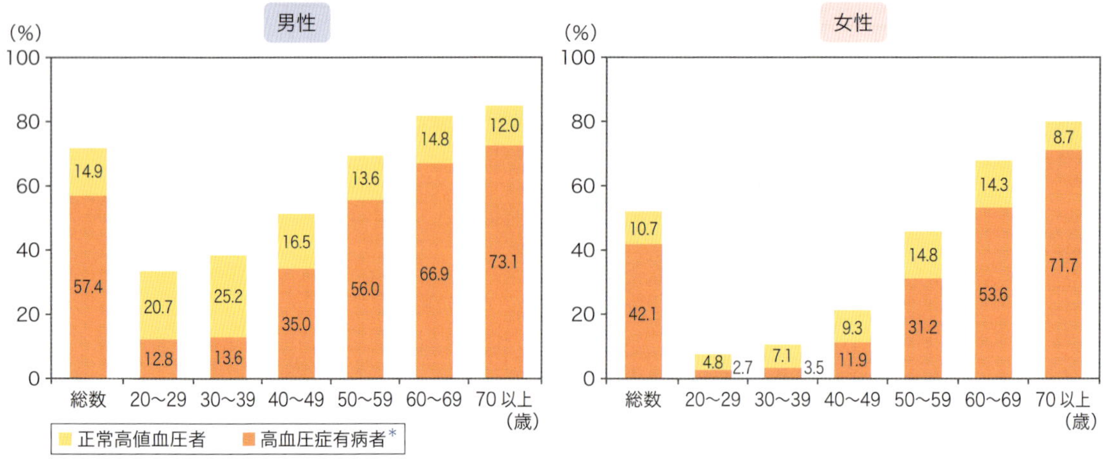

図4 年齢別にみた収縮期（最高）血圧の平均値

*高血圧症有病者：収縮期血圧140 mmHg以上，または拡張期血圧90 mmHg以上，もしくは血圧を下げる薬を服用している者．文献1をもとに作成．

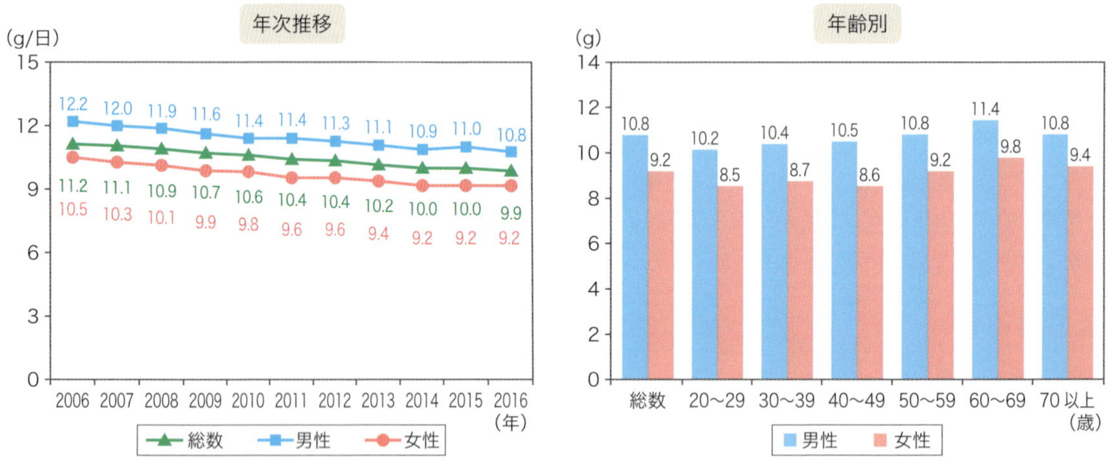

図5 年次推移および年齢別にみた食塩摂取量の平均値

文献1をもとに作成．

文 献

1）「平成28年国民健康・栄養調査報告」（http://www.mhlw.go.jp/bunya/kenkou/eiyou/h28-houkoku.html），厚生労働省
2）中村丁次：産婦人科の世界，47：489-494，1995
3）中村丁次：産婦人科治療，76：688-691，1998
4）中村丁次：日本内科学会雑誌，84：1273-1278，1995
5）Arai H, et al：J Atheroscler Thromb, 12：98-106, 2005
6）「動脈硬化性疾患予防ガイドライン2017年版」（日本動脈硬化学会/編），ナナオ企画，2017
7）Kida K, et al：Diabet Med, 17：59-63, 2000
8）「高血圧治療ガイドライン2014」（日本高血圧学会高血圧治療ガイドライン作成委員会/編），ライフサイエンス出版，2014

1 肥満

- 肥満に健康障害が加わると肥満症と診断され，減量指導を要することを理解する
- 肥満治療の基本は食事・栄養療法であり，健康的な食事・栄養療法を実行することで肥満に伴う健康障害の改善が期待できることを理解する
- 減量体重を維持することが重要と理解する
- 減量の目標は現体重の５％とするが，３％の減量でも効果が得られることを理解する
- 減量を成功させるには肥満者の食行動を理解し，サポートすることが重要と理解する
- リバウンドは休日よりはじまる．リバウンド予防のためには体重測定や運動の習慣化，継続可能で健康的な食事が鍵となることを理解する

1 アセスメント

A. 肥満と肥満症

肥満とは，摂取エネルギーと消費エネルギーのアンバランスを特徴としたエネルギー代謝異常であり，過剰エネルギーが白色脂肪組織などにトリグリセリドとして蓄積された状態で，さまざまな健康障害を引き起こす（図1）．特に，内臓周囲の脂肪に蓄積した内臓脂肪が代謝異常の原因となりやすい．肝臓，膵臓，骨格筋など脂肪組織以外の場所に蓄積することもある．これを**異所性脂肪**という．日本においてはBMIが25以上で肥満と判定され，肥満に健康障害※1が加わると**肥満症**と診断し，医学的な治療の対象となる．

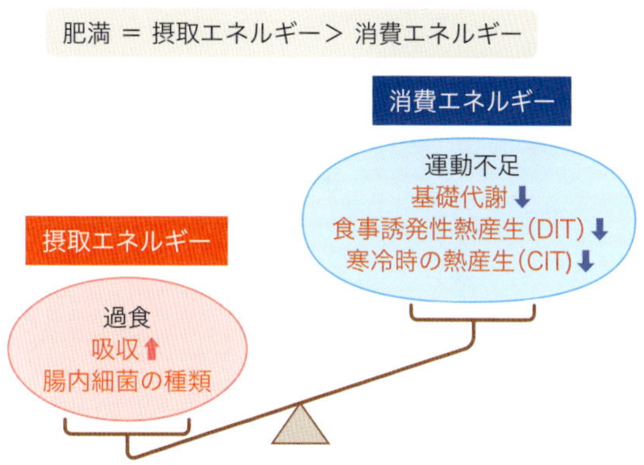

図1　肥満はエネルギー代謝異常

B. 体重歴と食事パターン

体重歴は重要で，まず「20歳から体重がどのくらい増えましたか？」と20歳からの体重変化を尋ねるとよい．10 kg以上の体重増加は２型糖尿病発症のリスクが高くなる．総摂取エネルギーだけでなく，食事の質や時間帯についても尋ねておく．同じエネルギーの食事であったとしても遅い時間帯に食事を摂取すると，体脂肪が蓄積しやすく，血糖も上昇しやすい[1]．また，平日だけでなく，休日の食事内容やパターンを尋ねておくことが，減量指導に役立つ．

※1　**健康障害**：肥満が引き起こす健康障害として，２型糖尿病や脂質異常症，高血圧，高尿酸血症・痛風に加え，冠動脈疾患，脳梗塞，脂肪肝，月経異常・妊娠合併症，睡眠時無呼吸症候群，変形性関節症など整形外科的疾患，肥満関連腎臓病などがある．肥満症は体重を減らすことで予防・改善が可能で，肥満に伴う健康障害の多くを改善できることが明らかになっている．

C. 食行動

肥満者には早食いなど**特徴的な食行動**がみられる[2]．目の前に美味しそうなものがあると空腹でないのに手を出すなど刺激に弱く（**外発的摂食**），「つい食べてしまう」などの言動がみられる（図2）．菓子類を目のつくところに置かないなどの**刺激統制法**を用いるとよい．なかには，夜中に摂食する食行動がみられる者もいる[3]．肥満者ではうつ病などの精神的な疾患を抱える場合も多く，「寂しいと食べたくなる」など**情動的摂食**がみられる．空腹で帰宅すると暴食する者もいる（**抑制的摂食**）．ある食品の1回当たりの摂取量をポーションサイズというが，肥満者では，このポーションサイズが大きい．「小さいものを選ぶようにしている」などの意識的減食がみられると減量が進む．ポーションコントロール[4) 5)]を行うことで，自分の適正量を知ることができる（図3）．

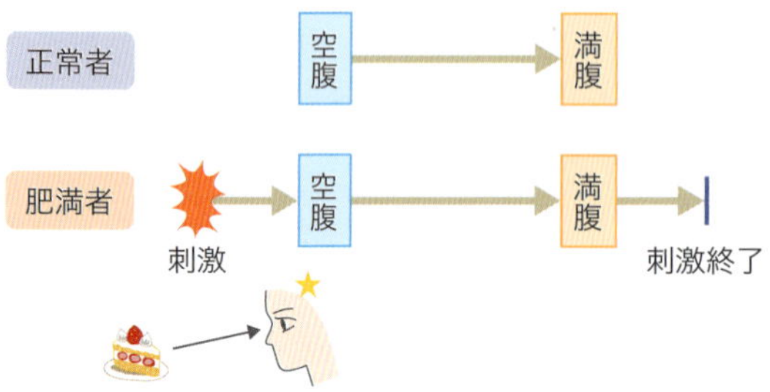

図2 肥満者の心理

→は食事の開始から終了までを示す．脳科学でショートケーキなどの視覚情報は視覚で認知され，前頭前野にシグナルを送る．肥満者ではそのシグナルが大きい．

2 減量指導

A. 減量目標

肥満治療の基本は食事・栄養療法であり，健康的な食事・栄養療法を実践することで皮下脂肪だけでなく内臓脂肪の減少もみられる．肥満症では25 kcal/kg標準体重以下を目安に摂取エネルギーを算定し，現在の体重から5％以上の減少をめざす（表1）．60 kgの人なら5％で3 kg，80 kgの人なら4 kg，100 kgの人なら5 kgとなる．ただし，3～5％の持続的な体重減少により，心血管リスク因子（血圧，脂質異常，血糖）の改善は認められる[7]．

表1 肥満症治療食の種類

分類	摂取エネルギー（1日当たり）	
低エネルギー食	25 ≦ BMI < 35	25 kcal/kg標準体重 以下
	35 ≦ BMI	20～25 kcal/kg標準体重 以下
超低エネルギー食	≦600 kcal	

文献6より引用．

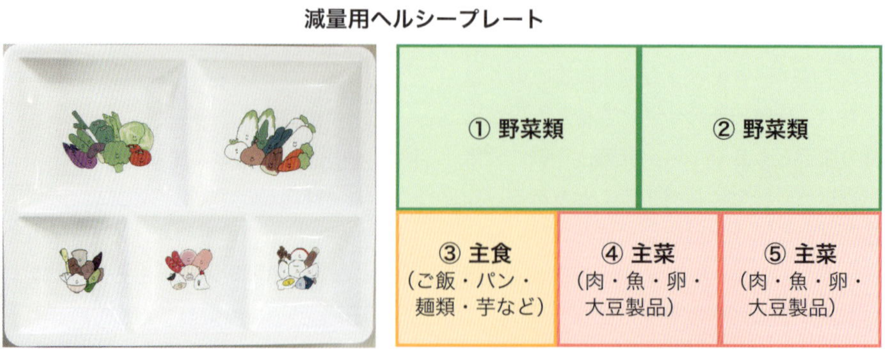
減量用ヘルシープレート
① 野菜類
② 野菜類
③ 主食（ご飯・パン・麺類・芋など）
④ 主菜（肉・魚・卵・大豆製品）
⑤ 主菜（肉・魚・卵・大豆製品）

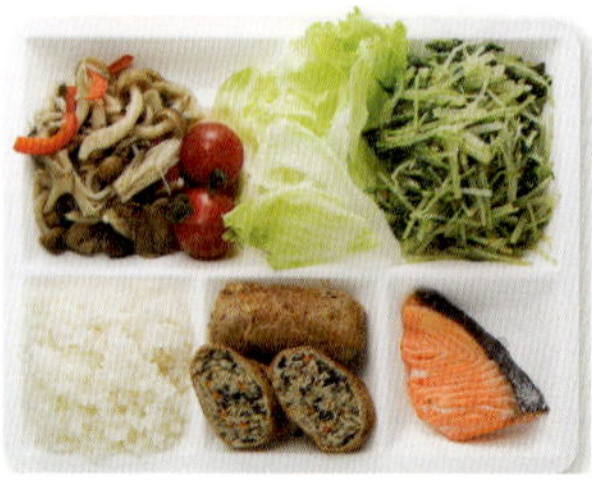

盛り付け例

図3 ポーションコントロールダイエット

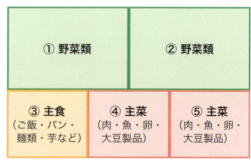

B. 基本はエネルギー制限

体重減少のためには摂取エネルギーの制限が必要となるが，肥満者では3食以外の過剰なエネルギー摂取が多い．まずは，3食の工夫よりも余分なものを食べない工夫をしてもらう方が減量効果は高い．

C. 効果のある食事・栄養療法の選択

巷では減量に関する健康情報が氾濫している．従来の低脂肪食を基本とした**エネルギー制限食**に加え，**低炭水化物食**や**地中海食**※2なども患者の嗜好に合わせて用いられることも多くなってきた．いろいろな食事・栄養療法の減量効果を比較した研究では，特定の食事・栄養療法よりも続けられる食事・栄養療法，すなわち，食事・栄養療法のアドヒアランスが高いことの方が減量効果は高かった．どのような食事・栄養療法が目の前の患者に適しているのかを探すのが医師の役目であると考えられる．

D. 栄養素

成功する減量は，糖質と脂質を減じ，タンパク質，ビタミンやミネラルが充足している状態である（図4）．特に，カルシウムやビタミンDはエネルギー産生と関連しており，減量時の熱産生低下を防ぐ働きがあるため，乳製品やきのこ類などの摂取を推奨しておくとよい．

3 減量速度とリバウンド予防

A. エネルギー制限による体重変化

脂肪1 gが約7 kcalを有し，1日当たり500 kcalを減じると，計算上は1年後には26 kgの体重減少になるが，実際にはそうはならない．体重減少に応じて，基礎代謝などのエネルギー消費量が減少するため，体重の減少速度はだんだんゆっくりとなり，ある点において体重は減少しなくなり，そのまま維持される（**適応現象**）．

それでは，体重が初期に急激に減少する理由は何だろうか？ それでは，実際に体重が減っている人がいるのはどうしてだろうか？ それは，減量をはじめると，肝臓のグリコーゲンが消費されるだけでなく，全体の食事量が減り，減塩にもなっているため，身体のむくみがとれる．次に，食事量が減っているため，腸内の滞留物が減る．そのため，体重が急激に減少するようにみえる．減量を継続すると，停滞期に陥る．「頑張っても，体重が全然減らない」と嘆く者に対しては，食事制限に伴う基礎代謝の低下を予防するために，良質なタンパク質の摂取，カルシウムやビタミンDの積極的な摂取を勧めておくことが大切である．

B. リバウンド予防

肥満を伴う生活習慣病患者にとって，減量体重を維持することが目標となる．しかし，減量に成功した後に，徐々に体重が増加することがある（**体重再増加**，

Column

やせる食事・栄養療法は自分で選んじゃいけない？

食事・栄養療法は患者に合わせて個別化する必要があるが，それを患者自身に選んでもらえばいいのであろうか．それを検証した興味深い研究がある．低炭水化物食と低脂肪食を研究チームが割付ける群と被験者に選んでもらう群に無作為に分けた．当初，研究チームは被験者が選んだ食事・栄養療法群が減量効果は高いのではないかと推測したが，結果はその逆であった．研究チームが食事・栄養療法を割付けた群の方が減量効果は高かったのだ[8]．その理由として，好きな食事・栄養療法は食べ過ぎる傾向があることが考えられる．確かに，被験者が選んだ食事・栄養療法は普段の食事・栄養療法に近いものだった（例えば，脂肪を好む人は低炭水化物を選ぶ傾向）．今までと異なる新しい健康的な食事・栄養療法をアドバイスするのも一法かもしれない．

※2 **地中海食**：イタリア，スペイン，ギリシャなど地中海で食されていた伝統食．オリーブオイル，全粒穀物，野菜，果物，豆，ナッツが豊富で，チーズ，ヨーグルト，魚が頻繁に食べられ，肉，家禽，卵と菓子の消費は控えめで，赤ワインも大量ではなく適度に飲まれる．

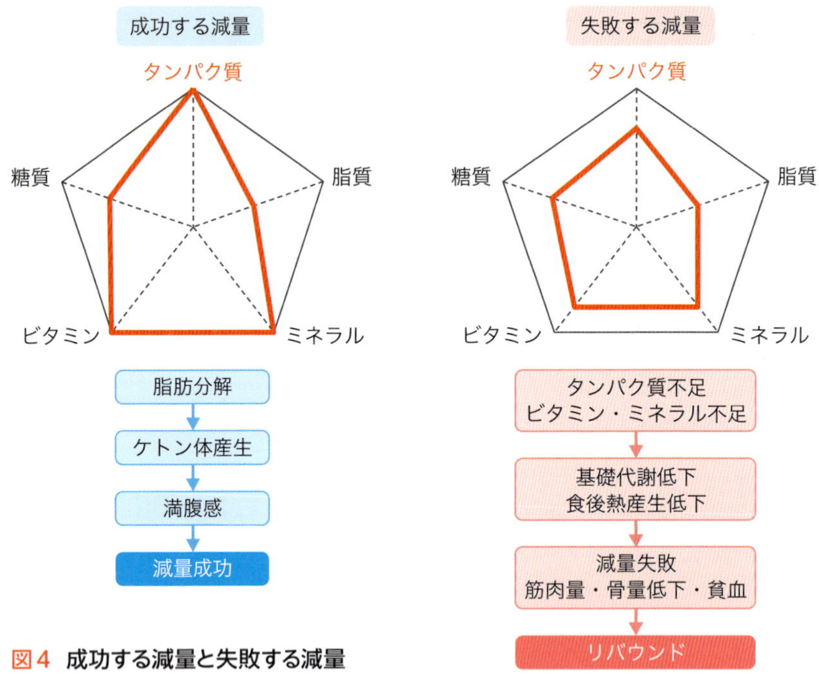

図4　成功する減量と失敗する減量

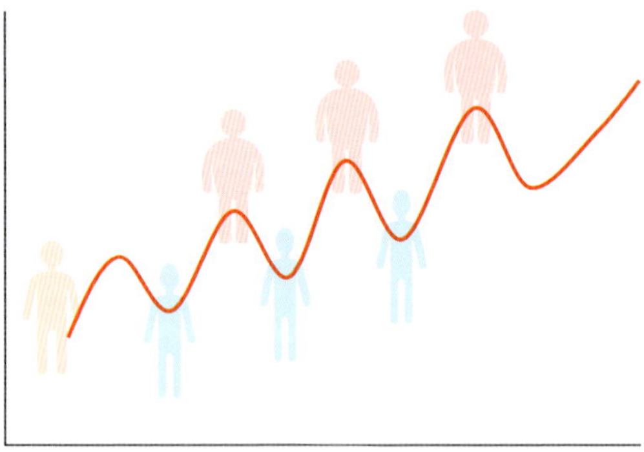

図5　体重のヨーヨー現象

リバウンド）．減量と体重増加をくり返すのが，体重の**ヨーヨー現象**や**ウェイトサイクリング**などとよばれ，体脂肪増加の原因[10]となる（図5）．リバウンドの定義は，1年以上少なくとも5％以上の減量を維持できない[11]，1年以上少なくとも10％の減量を維持できない[12]など研究者によって異なる．リバウンドする理由も人それぞれであるが，もとの生活パターンに戻る，モチベーションが低下する，空腹感の増強，心理的ストレス，肥満しやすい環境への曝露（異動など）などがあげられる．夏休みや正月など，リバウンドしやすい危険な状況を事前に予測して対策を立てておくこと

Column

食前に水を飲むことを勧めると減量に効果的？

「水を飲んでも太る」という患者に「水にはカロリーはない．水を飲んで太るはずはない」「水を飲んで体重が増えるのは，むくんでいるだけだ！」「水を飲んで大きくなるのは植物だけだ！」といいたいところだが，そこを少し我慢して患者の気持ちを考えてみる．患者自身も「水にはカロリーがない」ことはわかっているはず．「水を飲んでも太る（気がする）」「食べ過ぎていないのになぜかやせない」という気持ちが潜んでいる．

欧米の肥満者に対する減量指導では，「食前に水を飲む」ことが推奨されている[9]．それも500 ccとかなり量が多い．食前に水を飲むことを勧める理由の1つは，食前に水を飲むことで，胃が膨らみ，食事量が減ることが考えられている．もう1つの理由として，水誘発性熱産生がある．飲んだ水は体温まで温めるために身体からエネルギーが奪われる．ただし，筋肉量が少ない人は水で身体が冷えて代謝が鈍ることもあるので，運動療法は必須となる．これらのエビデンスを知っておいて，「減量を助ける水の飲み方がありますよ！」と回答しては，どうだろう．

が大切である．特に，運動習慣の獲得と体重測定の習慣化はリバウンドを予防することが知られている．

文　献

1）「糖尿病ストップ大作戦」（坂根直樹/編著），東京法規出版，2016
2）「質問力でみがく保健指導」（坂根直樹，佐野喜子/編著），中央法規出版，2008
3）Stunkard AJ, et al：Compr Psychiatry, 50：391-399, 2009
4）「ポーションコントロールダイエット」（坂根直樹，山内恵子/編著），東京法規出版，2017
5）Yamauchi K, et al：Nutr J, 13：108, 2014
6）「臨床栄養学　疾患別編　改訂第2版（栄養科学イラストレイテッド）」（本田佳子，他/編），羊土社，2016
7）Jensen MD, et al：Circulation, 129：S102-138, 2014
8）Yancy WS Jr, et al：Ann Intern Med, 162：805-814, 2015
9）「クイズでわかる保健指導のエビデンス50」（坂根直樹/著），中央法規出版，2013
10）Mackie GM, et al：Obes Res Clin Pract, 11：131-139, 2017
11）Stern JS, et al：Obes Res, 3：591-604, 1995
12）Wing RR & Hill JO：Annu Rev Nutr, 21：323-341, 2001

2 心因性の摂食障害

- 摂食障害の診断と病態について理解する
- 摂食障害の入院栄養療法の適応について理解する
- 低栄養・るいそう（やせ）を伴う摂食障害の食事・栄養療法における注意点を理解する

1 はじめに

心因性の摂食障害と一口にいっても，含まれる疾患は多岐にわたることから，本項では近年思春期女性に増加傾向にある神経性やせ症や神経性過食症などのいわゆる摂食障害について述べるとともに，その食事・栄養療法について概説する．

2 摂食障害の診断と病態

摂食障害の食事・栄養療法を行ううえで，その病態を理解しておくことはきわめて重要である．

摂食障害の診断は，米国精神医学会の診断分類体系であるDSM（Diagnostic and Statistical Manual of Mental Disorders）の診断基準が用いられることが多い．

DSM–5において摂食障害は食行動障害および摂食障害群と分類され，神経性やせ症，神経性過食症，過食性障害，回避制限性食物摂取症などが含まれる[1]．とりわけ，**神経性やせ症**は思春期に発症することが多く，著明な低体重・低栄養状態を呈することから，早期の治療と適切な栄養改善が重要となる．**回避制限性食物摂取症**も低体重・低栄養を呈する点で神経性やせ症と同様であるが，体重増加を妨げるような持続的な行動はなく，むしろ食事を摂ることで生じる嫌悪的経験を避けるために食事摂取が低下しているという特徴がある．

DSM–5における神経性やせ症の診断基準を表1に示す．簡単にまとめると，神経性やせ症は，極端な低体重を認め，体重の増加への強い恐怖や非常にやせていても太っていると思うなどの認知の歪みを伴う疾患である．また，食べるのが少ない**摂食制限型**とたくさん食べて嘔吐するなどのやせるための代償行為を認める**過食・排出型**に下位分類される．

3 摂食障害に対する食事・栄養療法

A. 食事・栄養療法の適応

摂食障害はやせの程度により，活動制限や入院による食事・栄養療法を適応することが推奨されている[2]．表2にやせの程度による身体状況と活動制限の目安を示す．このように標準体重の55～65％（身長155 cmの人で29.1～34.4 kg）になると入院による食事・栄養療法が望ましい．また，BMI 14を下回ると緊急入院の率が高まるとの報告もあり，このBMIを下回る場合は外来での治療は注意が必要である[3]．

B. 導入時に留意すべき点

摂食障害の食事・栄養療法を導入するうえで，必ずしもすべての患者が率先して食事・栄養療法を受けたいとは思っていないという点に留意する必要がある．

表1　神経性やせ症の診断基準（DSM-5）

A. 必要量と比べてカロリー摂取を制限し，年齢，性別，成長曲線，身体的健康状態に対する有意に低い体重に至る．有意に低い体重とは，正常の下限を下回る体重で，子どもまたは青年の場合は，期待される最低体重を下回ると定義される．

B. 有意に低い体重であるにもかかわらず，体重増加または肥満になることに対する強い恐怖，または体重増加を妨げる持続した行動がある．

C. 自分の体重または体型の体験の仕方における障害，自己評価に対する体重や体型の不相応な影響，または現在の低体重の深刻さに対する認識の持続的欠如

コードするときの注：神経性やせ症はICD-9-CMでは病型にかかわらず307.1にコードされる．ICD-10-CMコードは下位分類（下記参照）による．

▶いずれかを特定せよ

（F50.01）摂食制限型：過去3カ月間，過食または排出行動（つまり，自己誘発性嘔吐，または緩下剤・利尿薬，または浣腸の乱用）の反復的なエピソードがないこと．この下位分類では，主にダイエット，断食，および/または過剰な運動によってもたらされる体重減少についての病態を記載している．

（F50.02）過食・排出型：過去3カ月間，過食または排出行動（つまり，自己誘発性嘔吐，または緩下剤・利尿薬，または浣腸の乱用）の反復的なエピソードがあること

▶該当すれば特定せよ

部分寛解：かつて神経症やせ症の診断基準をすべて満たしたことがあり，現在は，基準A（低体重）については一定期間満たしていないが，基準B（体重増加または肥満になることへの強い恐怖，または体重増加を回避する行動）と基準C（体重および体型に関する自己認識の障害）のいずれかは満たしている．

完全寛解：かつて神経性やせ症の診断基準をすべて満たしていたが，現在は一定期間診断基準を満たしていない．

▶現在の重症度を特定せよ

重症度の最低限の値は，成人の場合，現在の体格指数（BMI：Body Mass Index）（下記参照）に，子どもおよび青年の場合，BMIパーセント値に基づいている．下に示した各範囲は，世界保健機関の成人のやせの分類による．子どもと青年については，それぞれに対応したBMIパーセント値を使用するべきである．重症度は，臨床症状，能力低下の程度，および管理の必要性によって上がることもある．

軽度：BMI ≧ 17 kg/m²
中等度：BMI 16〜16.99 kg/m²
重度：BMI 15〜15.99 kg/m²
最重度：BMI < 15 kg/m²

「DSM-5 精神疾患の診断・統計マニュアル」（日本精神神経学会/日本語版用語監修，髙橋三郎・大野 裕/監訳），pp332-333，医学書院，2014より転載．

表2　やせの程度による身体状況と活動制限の目安

%標準体重	身体状況	活動制限
55未満	内科的合併症の頻度が高い	入院による栄養療法の絶対適応
55〜65	最低限の日常生活にも支障がある	入院による栄養療法が適切
65〜70	軽労作の日常生活にも支障がある	自宅療法が望ましい
70〜75	軽労作の日常生活は可能	制限つき就学・就労の許可
75以上	通常の日常生活は可能	就学・就労の許可

15歳以上の症例の臨床経過の解析結果に基づく．文献2より引用．

神経性やせ症患者にとって栄養状態が改善するということは，患者本人が最も嫌悪する体重増加につながるからであり，回避制限性食物摂取症患者においては，食事摂取に強い恐怖を感じているからである．したがって，まずはこうした辛さに治療者が寄り添い理解する姿勢を示し，治療関係を構築することが最初のステップとして重要である．

C. 食事・栄養療法のポイント

ほかの飢餓状態同様，栄養改善には**リフィーディング症候群**（第2章-2参照）の発症に十分に留意する必要がある．リフィーディング症候群のリスク因子については表3に示す．このうち1つでもあてはまる場合は入院治療で再栄養を行うことを検討する[4]．

リフィーディング症候群の予防に低エネルギー（5〜10 kcal/kg/日）から開始することが推奨されてきたが，近年では，入院治療の厳重な監視下で比較的高いエネルギー（1,600 kcal）から再栄養を開始し，速いペースでエネルギーを増量するという方法が採用される傾向にある．この際，血清電解質（ナトリウム，カリウム，リン，マグネシウム）とグルコースを頻回に

Column

摂食障害の歴史

17世紀の後半にイギリスの内科医リチャード・モートンは18歳発症のやせ細った少女の症例をNervous consumption（神経性消耗）と題して報告した．現在の神経性やせ症に相当する症例のはじめての報告である．日本に目を向けてみるとどうであろうか．じつは江戸時代に香川修徳が「不食病」の名称で，麦飯や豆腐屑を好んで食す奇病として紹介している．江戸時代の日本にも，現在の神経性やせ症に相当すると思われる患者が存在していたというのは驚きである．Anorexia nervosa（神経性やせ症の外国語名）という名称は19世紀後半にガルにより命名され，現在の神経性やせ症の英語名として残っている．

表3　リフィーディング症候群のリスク因子

・初診時の栄養不良の程度（思春期の場合はBMI中央値の70％を下回ること，成人の場合はBMIが15を下回ることが最もリスクが高い）
・慢性的な栄養不良で，10日以上にわたり，ほとんどエネルギーを摂取していない
・過去にリフィーディング症候群になったことがある
・現在の体重にかかわりなく，著しい体重減少の量や速さ（直近3～6カ月で体重の10～15％を上回る減少率）
・過量飲酒歴がある（これらの患者は再栄養時にWernicke脳症を発症するリスクもあるため，再栄養開始前にチアミンおよび葉酸の補給が必要である
・肥満外科治療後に著しい低体重がある（吸収不良によって電解質の値が低下すると，リスクが増大するため）
・利尿剤，下剤，もしくはインスリンの不適切な使用歴がある
・再栄養開始前に電解質異常がみられる

文献4より引用．

確認することが必要である．これらの値は再栄養開始前には正常かもしれないが，栄養回復後3～7日後にリンが最低値まで低下することがあり[4]，注意が必要である．電解質異常については異常がみられた場合，積極的に補充療法を行う．経口摂取が不可能な場合は経腸的あるいは経静脈的に補充を行う．また，摂食障害には嘔吐が伴う場合もあることから，経口的補充では不十分な場合もある．

D. 食事・栄養療法の実際

例として九州大学病院心療内科では，BMI 14未満の重症神経性やせ症に対し，総エネルギー1,200 kcal程度から食事・栄養療法を開始し，2週間おきに200 kcalずつ増量する方法をとっている．患者が摂取可能な量から経口食を開始し，不十分なエネルギーは経鼻経管栄養で補充する．血液検査は栄養開始当初はほぼ毎日行い，電解質などをモニタリングしている．また，予防的にリンなどを多く含む栄養補助剤を併用し，リフィーディング症候群の発症なく，食事・栄養療法を行うことが可能となっている[5]．

心理的には，低体重・低栄養による弊害や栄養摂取の重要性について教育を行うことからはじめ，行動療法的枠組みを用いて食事の摂取と体重増加を促している．経過のなかで生じる肥満恐怖や対人関係の問題などを週に2回のカウンセリングで十分に取り扱う．ここで特に重要なのは，不安や問題を食事を減らしたり過食・嘔吐することで解消しようとするのではなく，食事をしっかりと摂取しながら適切に対処する力を身につけていけるように援助することである．

なお，摂食障害の食事・栄養療法は経口的・経腸的に行うことが最優先され，中心静脈栄養は腸管機能を維持するうえでも必要最低限の使用にとどめるべきである．

文　献

1）「DSM-5 精神疾患の診断・統計マニュアル」（American Psychiatric Association/原著，日本精神神経学会/監，高橋三郎，大野 裕/監訳，染矢俊幸，他/訳），医学書院，2014
2）「神経性食欲不振症のプライマリケアのプライマリケアのためのガイドライン（2007年）」（http://www.edportal.jp/pro/pdf/primary_care_2007.pdf），厚生労働省難治性疾患克服研究事業「中枢性摂食異常症に関する調査研究班」
3）Kawai K, et al：Biopsychosoc Med, 8：20, 2014
4）「摂食障害 医学的ケアのためのガイド第3版〈日本語版〉」（http://www.jsed.org/AEDGuide_JP.pdf），日本摂食障害学会
5）山下さきの，他：静脈経腸栄養，29：1379-1383，2014

3 摂食嚥下障害

- 摂食嚥下障害の原因を理解する
- 摂食嚥下障害の評価方法を理解する
- 摂食嚥下障害の対応方法を理解する

1 摂食嚥下障害の原因疾患

摂食嚥下障害の原因は機能的，器質的，心理的の3つに分けられる．**機能的障害**とは，口腔・咽喉頭の麻痺や筋力低下による障害を指す．脳血管疾患，Parkinson病などの神経筋疾患，認知症，加齢による変化などが含まれる．**器質的障害**とは，頭頸部腫瘍や食道の変形，狭窄などによる口腔から食道の構造の変化による障害を指す．**心理的障害**とは神経性食思不振症，咽頭異常感症，ヒステリーなど精神的な要因によるものである（第6章-2参照）．

2 摂食嚥下障害のスクリーニング

摂食嚥下障害の症状は多様であり，本人や家族も障害があることに気がつかないことがある．その症状を捉えるための質問紙が2002年に大熊ら[1]，2008年にBelafskyら[2]（図1）により開発されている．

摂食嚥下障害の疑いがある場合に，スクリーニング検査を行う．簡便でだれでも行える検査であるが，むせない誤嚥（**不顕性誤嚥**）は診断できないことを常に念頭におく必要があり，複数の検査結果と愁訴および全身状態から総合的に判断することが重要である．

3 摂食嚥下障害の評価

A. 栄養状態と筋肉量

現在のBMI，体重減少の有無を確認し，血液検査でアルブミン，総リンパ球数，総コレステロールを確認する．筋肉量の評価として**上腕筋面積**（arm muscle area：**AMA**）は全身骨格筋量を反映する有用な指標である．

$$AMA = 〔上腕周囲長(cm) − 上腕三頭筋皮下脂肪厚(cm) \times 3.14〕^2 / (4 \times 3.14)$$

また嚥下関連筋の筋力の指標として**舌圧**が用いられるようになってきており，舌圧測定器を用いた健常者における最大舌圧の年齢別基準値が報告されている[4]．

B. 合併症

最も注意が必要な合併症は**誤嚥性肺炎**である．肺炎になってはじめて摂食嚥下障害に気づくこともある．発熱，痰の増量，血液検査で白血球，CRPの上昇，胸部X線写真やCTによる肺炎像の評価により，肺炎を早期発見し重症化を防ぐことが重要である．

C. 嚥下機能検査

嚥下関連器官の運動や食物の流れを見えるようにし，その障害への対策を立てるための検査方法として，**嚥下造影検査**（videofluoroscopic examination of swallowing：VF）と**嚥下内視鏡検査**（videoendoscopic examination of swallowing：VE）がある．VFは口腔から胃までを観察できるが，被曝の問題を伴う．VEは咽頭内を直接観察し，唾液貯留の有無や食物残留の位置を把握することに優れるが，嚥下中は咽頭収縮により視野が確保できない．

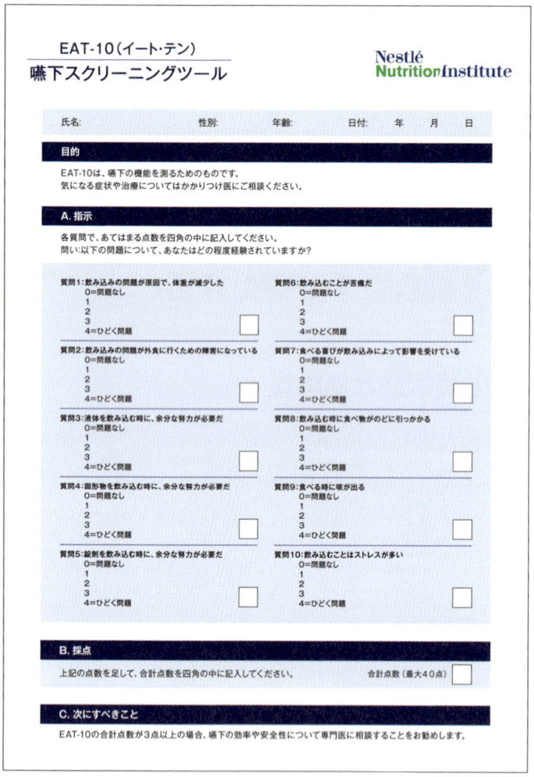

EAT-10（イート・テン）
嚥下スクリーニングツール

Nestlé Nutrition Institute

氏名:　性別:　年齢:　日付:　年　月　日

目的

EAT-10は、嚥下の機能を測るためのものです。
気になる症状や治療についてはかかりつけ医にご相談ください。

A. 指示

各質問で、あてはまる点数を四角の中に記入してください。
問い:以下の問題について、あなたはどの程度経験されていますか?

質問1:飲み込みの問題が原因で、体重が減少した
0=問題なし
1
2
3
4=ひどく問題

質問2:飲み込みの問題が外食に行くための障害になっている
0=問題なし
1
2
3
4=ひどく問題

質問3:液体を飲み込む時に、余分な努力が必要だ
0=問題なし
1
2
3
4=ひどく問題

質問4:固形物を飲み込む時に、余分な努力が必要だ
0=問題なし
1
2
3
4=ひどく問題

質問5:錠剤を飲み込む時に、余分な努力が必要だ
0=問題なし
1
2
3
4=ひどく問題

質問6:飲み込むことが苦痛だ
0=問題なし
1
2
3
4=ひどく問題

質問7:食べる喜びが飲み込みによって影響を受けている
0=問題なし
1
2
3
4=ひどく問題

質問8:飲み込む時に食べ物がのどに引っかかる
0=問題なし
1
2
3
4=ひどく問題

質問9:食べる時に咳が出る
0=問題なし
1
2
3
4=ひどく問題

質問10:飲み込むことはストレスが多い
0=問題なし
1
2
3
4=ひどく問題

B. 採点

上記の点数を足して、合計点数を四角の中に記入してください。　合計点数（最大40点）

C. 次にすべきこと

EAT-10の合計点数が3点以上の場合、嚥下の効率や安全性について専門医に相談することをお勧めします。

図1 EAT-10
ネスレ日本株式会社，http://www.maff.go.jp/j/shokusan/seizo/kaigo/pdf/eat-10.pdf より転載．日本語版の信頼性と妥当性が若林ら[3]により検証されている．

4 摂食嚥下障害の対応（図2）

A. 間接訓練

食物を用いずに行う訓練である．主に舌，前頸部の筋，咽頭収縮筋などの**筋力増強訓練**と，誤嚥や咽頭残留を防ぐために飲み込み方を変える方法として**嚥下手技**を練習する．

B. 直接訓練

食物を使って行う訓練である．嚥下機能を高めるには，嚥下そのものをくり返し行うことが効果的である．その際の誤嚥を防ぎ，安全性を確保する手段として姿勢と食物による調整がある．

1）姿勢調整

リクライニング位，頭部屈曲，頸部屈曲，頭部回旋，体幹回旋などの手法が用いられる．口腔・咽頭の機能を考慮して，最も誤嚥を回避できる姿勢をVF，VEで確認し，直接訓練に導入する（図3）．

2）食物による調整

液体に増粘剤を加え粘性を調整する方法，食物物性（かたさ，付着性，凝集性）を調整する方法がある．とろみの段階，嚥下調整食の分類が日本摂食嚥下リハビリテーション学会から提唱されている（表1）[7]．食物物性と一口量，丸呑みするか，咀嚼して食べるかなどを考慮して誤嚥を防ぎながら直接訓練を進める．

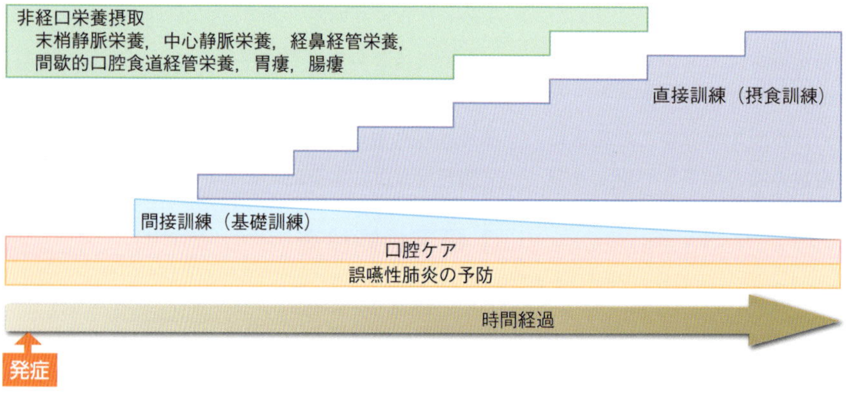

図2 段階的訓練の模式図
文献5をもとに作成．

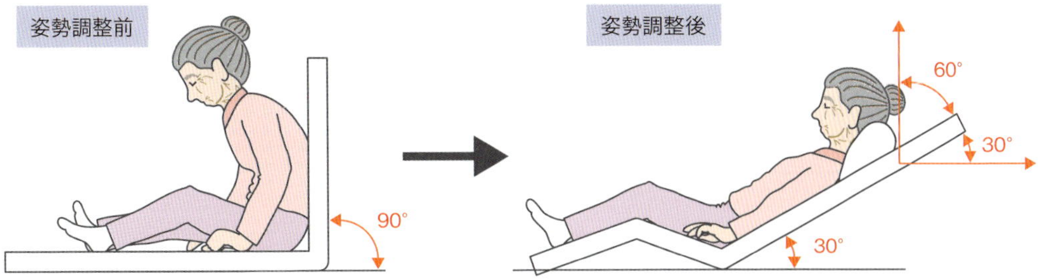

図3 摂取時の姿勢の変更例

文献6をもとに作成.

表1 学会分類2013（食事）早見表

コード【I-8項】		名称	形態	目的・特色	主食の例	必要な咀嚼能力【I-10項】
0	j	嚥下訓練食品0j	均質で，付着性・凝集性・かたさに配慮したゼリー 離水が少なく，スライス状にすくうことが可能なもの	重度の症例に対する評価・訓練用 少量をすくってそのまま丸呑み可能 残留した場合にも吸引が容易 タンパク質含有量が少ない		（若干の送り込み能力）
0	t	嚥下訓練食品0t	均質で，付着性・凝集性・かたさに配慮したとろみ水 （原則的には，中間のとろみあるいは濃いとろみ*のどちらかが適している）	重度の症例に対する評価・訓練用 少量ずつ飲むことを想定 ゼリー丸呑みで誤嚥したりゼリーが口中で溶けてしまう場合 タンパク質含有量が少ない		（若干の送り込み能力）
1	j	嚥下調整食1j	均質で，付着性，凝集性，かたさ，離水に配慮したゼリー・プリン・ムース状のもの	口腔外ですでに適切な食塊状となっている（少量をすくってそのまま丸呑み可能） 送り込む際に多少意識して口蓋に舌を押しつける必要がある 0jに比し表面のざらつきあり	おもゆゼリー，ミキサー粥のゼリー　など	（若干の食塊保持と送り込み能力）
2	1	嚥下調整食2-1	ピューレ・ペースト・ミキサー食など，均質でなめらかで，べたつかず，まとまりやすいもの スプーンですくって食べることが可能なもの	口腔内の簡単な操作で食塊状となるもの（咽頭では残留，誤嚥をしにくいように配慮したもの）	粒がなく，付着性の低いペースト状のおもゆや粥	（下顎と舌の運動による食塊形成能力および食塊保持能力）
2	2	嚥下調整食2-2	ピューレ・ペースト・ミキサー食などで，べたつかず，まとまりやすいもので不均質なものも含む スプーンですくって食べることが可能なもの	口腔内の簡単な操作で食塊状となるもの（咽頭では残留，誤嚥をしにくいように配慮したもの）	やや不均質（粒がある）でもやわらかく，離水もなく付着性も低い粥類	（下顎と舌の運動による食塊形成能力および食塊保持能力）
3		嚥下調整食3	形はあるが，押しつぶしが容易，食塊形成や移送が容易，咽頭でばらけず嚥下しやすいように配慮されたもの 多量の離水がない	舌と口蓋間で押しつぶしが可能なもの 押しつぶしや送り込みの口腔操作を要し（あるいそれらの機能を賦活し），かつ誤嚥のリスク軽減に配慮がなされているもの	離水に配慮した粥　など	舌と口蓋間の押しつぶし能力以外
4		嚥下調整食4	かたさ・ばらけやすさ・貼りつきやすさなどのないもの 箸やスプーンで切れるやわらかさ	誤嚥と窒息のリスクを配慮して素材と調理方法を選んだもの 歯がなくても対応可能だが，上下の歯槽提間で押しつぶすあるいはすりつぶすことが必要で舌と口蓋間で押しつぶすことは困難	軟飯・全粥　など	上下の歯槽提間の押しつぶし能力　以上

学会分類2013は，概説・総論，学会分類2013（食事），学会分類2013（とろみ）から成り，それぞれの分類には早見表を作成した.
本表は学会分類2013（食事）の早見表である．本表を使用するにあたっては必ず「嚥下調整食学会分類2013」の本文を熟読されたい.
なお，本表中の【　】表示は，本文中の該当箇所を指す.
*上記0tの「中間のとろみ・濃いとろみ」については，学会分類2013（とろみ）を参照されたい.
本表に該当する食事において，汁物を含む水分には原則とろみを付ける.【I-9項】
ただし，個別に水分の嚥下評価を行ってとろみ付けが不要と判断された場合には，その原則は解除できる.
他の分類との対応については，学会分類2013との整合性や相互の対応が完全に一致するわけではない.【I-7項】
文献7より引用.

表2　間歇的口腔食道経管栄養法（Intermittent oral catheterization：IOC）

概要	栄養注入のたびに口からチューブを挿入し，注入終了後はチューブを抜去する方法. 摂食嚥下訓練の過程で，経口摂取量の不足分を注入するときの補助栄養に効果的.
利点	直接訓練の際に，チューブが咽頭に留置されないため，嚥下運動がチューブにより阻害されない. 食事のたびに口からチューブを飲み込むこと自体が嚥下訓練になる. 食道から栄養を注入することで食道の蠕動運動を起こし，より生理的な食塊の流れに近づくため，消化管の働きが活発になり，下痢や胃食道逆流の減少が期待できる.
適応外	意識障害がある. 絞扼反射が強く，チューブの挿入が困難. チューブの自己抜去や噛み切るなどの危険性がある. 食道蠕動が不良で食道内注入では逆流の危険性がある. 注入中に吃逆や咳き込みで嘔吐の危険性がある. 食道および胃の手術歴があり，食道および胃への栄養の注入が不適切である.
挿入時の注意	事前にVFで適切なチューブ先端位置を決めておく（食道逆流の有無）. 一旦チューブを胃内まで挿入し，適切に挿入できているかの確認のため以下を行う. ・発声してもらい清明な声であることを確認する. ・聴診器を胃部に当て，空気注入時の気泡音を確認する. ・胃液の吸引があるかを確認する. 食道内注入の場合は，VFで確認した位置までチューブを引き抜き，頬にテープで固定する.
食道内からの注入速度	はじめはゆっくりから開始. 逆流，嘔吐，下痢の問題がなければ50 mL/分程度にすることが可能.
チューブの選択	12～16 Fr ・チューブのコシがあり，挿入が容易で，患者自身も飲み込んだ感触がわかりやすい. ・挿入後の発声や呼吸状態の変化の有無が確認しやすい. ・短時間で栄養を注入できる（半固形化栄養法の導入も可能）.
その他のポイント	あらかじめ嚥下造影を行い逆流の有無や適切なチューブ挿入の長さを確認する. 口腔内を清潔にする. チューブは氷水に浸しておくことで滑りをよくするとともに冷たい刺激が嚥下反射の促しにもなる. 絞扼反射が強い場合は鼻腔からの挿入を検討してもよい. 注入中に唾液の分泌が増加する場合があるが，積極的に嚥下してもらい食道蠕動を起こす. 胃食道逆流の予防には，注入中および注入後に最低30分，場合によっては2時間以上上半身を起こしておく.

文献8をもとに作成.

C. 代替栄養

経口摂取だけでは安全に十分な栄養が確保できない場合に，代替栄養を併用する．期間が短い場合は経鼻経管栄養が選択されるが，嚥下中の咽頭収縮，喉頭蓋の反転を阻害しないように10 Fr以下の細い管の使用が推奨される．長期間となる場合は，本人・家族で実施可能であれば，**間歇的口腔食道経管栄養法**[8]が推奨となる（表2）．そのほかに胃瘻，十二指腸瘻，CVポートからの中心静脈栄養などがある．

文　献

1）大熊るり，他：日摂食嚥下リハ会誌，6：3-8，2002
2）Belafsky PC, et al：Ann Otol Rhinol Laryngol, 117：919-924, 2008
3）若林秀隆，栢下 淳：静脈経腸栄養，29：871-876，2014
4）Utanohara Y, et al：Dysphagia, 23：286-290, 2008
5）「摂食・嚥下障害ベストナーシング」（向井美恵，他/編著），p63，学研メディカル秀潤社，2010
6）「臨床栄養学　疾患別編　改訂第2版（栄養科学イラストレイテッド）」（本田佳子，他/編），羊土社，2016
7）日本摂食嚥下リハビリテーション学会 医療検討委員会：日摂食嚥下リハ会誌，17：255-267，2013
8）日本摂食嚥下リハビリテーション学会 医療検討委員会：日摂食嚥下リハ会誌，19：234-238，2015

4 糖尿病

- 食事療法がコントロールの根幹であるが，一律的な食事療法を実施・継続することは困難であり，患者ごとにテーラーメイド化された食事療法が必要と理解する
- 年齢，糖尿病罹患期間，合併症の進行度などを踏まえ，患者ごとに食事療法の目標を設定することを理解する
- 総エネルギーの適正化を行い，栄養素の比率に関しては包括的な視点が重要と理解する
- 薬剤を処方する際には食事の内容を把握する必要があることを理解する

1 日本人の食生活の変化と糖尿病患者の推移

国民健康・栄養調査によると，炭水化物エネルギー比は1975年の69％から2015年には55％まで減少している一方で，タンパク質エネルギー比，および脂質エネルギー比は，それぞれ10％から18％，21％から27％に増加した[1]．また食事に対する価値観，食品，食習慣，食環境は日々多様化してきており，食事指導においても，より柔軟な対応が求められるようになった．

2017年厚生労働省の全国調査では，糖尿病が強く疑われる者は約1,000万人，糖尿病の可能性が否定できない者は約1,000万人と推定され，両者で約2,000万人にのぼる．**食事療法**は糖尿病の治療の根幹であることから，病態，併存症など数多くの患者の背景を踏まえて実施する必要がある．

2 患者ごとにテーラーメイド化された食事療法の必要性

近年，**血糖管理**は年齢，糖尿病罹患期間，現在の血糖管理状況，合併症など，さまざまな指標を総合的に判断し，患者個々に合わせて行う必要性がある（図1）ことが大規模臨床試験で明らかとなった．実際に2012年のADA（American Diabetes Association）/EASD（European Association for the Study of Diabetes）のポジションステートメント（基本方針）からは，治療の個別化を柱とした**患者中心の糖尿病医療**（patient centered approach）が提唱された[3]．ADAのポジションステートメントでは，すべての患者に適した食事パターンはなく，食文化などを考慮し，患者ごとにさまざまな食事パターンを取り入れることが重要であることが強調されている[4]．また，それぞれの栄養素よりも，健康によい食事パターンの重要性が強調されている[4]．日本人の糖尿病の食事療法に関する日本糖尿病学会の提言においても，「食に対する価値観や食品・食習慣・食環境は，日々多様化してきており，食事指導においても，より柔軟に患者の病態や嗜好性などに対応することが必要となってきている」と記されている[5]．つまり，一律的な食事療法を実施・継続することは困難であり，患者ごとに**テーラーメイド化された食事療法**が必要であるという考えにシフトしてきている．

	コントロール目標値[注4]		
目標	血糖正常化を目指す際の目標[注1]	合併症予防のための目標[注2]	治療強化が困難な際の目標[注3]
HbA1c（%）	6.0未満	7.0未満	8.0未満

図1 血糖コントロール目標（65歳以上の高齢者については「高齢者糖尿病の血糖コントロール目標」を参照）

治療目標は年齢，罹病期間，臓器障害，低血糖の危険性，サポート体制などを考慮して個別に設定する

注1：適切な食事療法や運動療法だけで達成可能な場合，または薬物療法中でも低血糖などの副作用なく達成可能な場合の目標とする

注2：合併症予防の観点からHbA1cの目標値を7％未満とする．対応する血糖値としては，空腹時血糖値130 mg/dL未満，食後2時間血糖値180 mg/dL未満をおおよその目安とする

注3：低血糖などの副作用，その他の理由で治療の強化が難しい場合の目標とする

注4：いずれも成人に対しての目標値であり，また妊娠例は除くものとする

文献2より転載．

3 総エネルギーの考え方

2型糖尿病における食事療法は，総エネルギー摂取量の適正化により肥満を解消し，**インスリン作用**を改善することが目標となる．またインスリン作用が改善することで，同時に脂質代謝の改善につながることが期待できる．目安とするエネルギー摂取量は，標準体重と労作量に基づき算出される（表1）．肥満を伴う糖尿病患者の体重管理に関して，ADAのポジションステートメントでは5％の体重減少をめざし[4]，日本においては3～5％減少が目標とされている[6]．一方，肥満を伴わない糖尿病患者の総エネルギー摂取量に関しては明確なエビデンスはなく，さらに高齢者においては，後述するように**サルコペニア**，**フレイル**に留意した総エネルギー摂取量の設定が必要である（7参照）．

表1 標準体重と労作量に基づき算出される目安とするエネルギー摂取量

軽労作（デスクワークが多い職業など）	25～30 kcal/kg標準体重
普通の労作（立ち仕事が多い職業など）	30～35 kcal/kg標準体重
重い労作（力仕事が多い職業など）	35～ kcal/kg標準体重

4 栄養素比率の考え方

表2に2型糖尿病患者の**推奨栄養素摂取量**とその比率を示す[7]．諸外国では2型糖尿病患者の**推奨栄養素摂取比率**（エネルギー比）は，炭水化物45～60％，タンパク質15～20％，脂質20～35％とされることが多い．また脂質に関しては，その質も重要とされている．例えば飽和脂肪酸摂取は糖尿病発症のリスクとなるのに対し，多価不飽和脂肪酸摂取が糖尿病発症リスク軽減と関連することが報告されている[8)～10]．日本人の食事摂取基準では，脂質摂取率を20～30％，飽和脂肪酸摂取比率7％以下を推奨しているが[11]，糖尿病患者における食事療法では，動脈硬化進行の抑制の側面から，脂質摂取比率が25％を超えるケースで飽和脂肪酸を調節するなど，工夫が必要である[12]．

タンパク質摂取量は，体重1 kg当たり1.0～1.2 g（50～80 g）とされ，植物性タンパク質摂取を増やし，動物性タンパク質摂取を控えることが勧められてきた．実際に，動物性タンパク質摂取の増加は糖尿病発症を増加させることが報告されている[13) 14]．また科学的エビデンスは乏しいものの，タンパク質摂取量増加による糖尿病腎症への安全性が確立されていないことから，現時点ではタンパク質摂取比率は20％が妥当とされている．ただし，上記はあくまで目安であることを留意する必要がある．実際の患者教育では食品交換表を用いて栄養指導することが多いが（第3章-2参照）[15]，患者の理解が不十分な場合は，実際の食品やフードモデルなどを用いて指導を行うことが望ましい．

また多価不飽和脂肪酸や食物繊維を先に摂取するなど，食事の順序により食後血糖が改善することが報告されている[16]．

表2　2型糖尿病患者の推奨栄養素摂取量と比率

		国民健康・栄養調査平均値（2015）	JDCS（2000）	日本糖尿病学会	欧米における推奨値
エネルギー	kcal	1,889 kcal	男性 1,819 女性 1,643		
炭水化物	（kcal or %エネルギー）	1,032 kcal	男性 53％ 女性 54％	50～60％	45～60％
	（g）	258 kcal	男性 240 g 女性 220 g		
タンパク質	（%エネルギー）	344 kcal	男性 15％ 女性 16％	20％未満	15～20％
	（g）	69 kcal	男性 70 g 女性 67 g		
脂質	（%エネルギー）	513 kcal	男性 27％ 女性 29％		35％以下
	（g）	57 kcal	男性 54 g 女性 53 g		

5 糖尿病患者における糖質制限の考え方

主に肥満者の減量を目的とした食事療法による糖質制限においては，歴史的に議論が継続している．炭水化物摂取量と血糖，心血管疾患発症リスクに関する研究のレビューにおいては，炭水化物摂取量の制限には有効性があるものの，糖尿病状態では多くの交絡があり，特定の栄養素を検討することが困難であることが指摘されている[17]．また欧米でこれまでに行われてきた臨床試験では，日本の肥満（2度）にあたるBMI 30 kg/m^{2}以上が対象となっており，肥満を伴わない2型糖尿病患者における有効性や安全性には注意しなければならない．また糖質制限を長期間検討した報告では，低炭水化物・高タンパク質食により心血管疾患発症のリスクが経年的に増加することも示されており[16]，主に一般集団を対象としたメタ解析においても低炭水化物と死亡リスクの関連が示されている[18]．日常臨床に適応するにあたっては，今後，さらにエビデンスの集積が必要と考えられる．

6 各薬剤と食事療法・食事内容の関連

αグルコシダーゼ阻害薬は上部小腸からの炭水化物の吸収を遅らせ，食後血糖値の上昇を抑制する作用をもち，**ナトリウム依存性グルコース輸送体**（sodium-glucose contransporter：**SGLT**）**2阻害薬**は尿糖排出促進作用がある．食事療法は，食事療法とともに糖尿病治療の一角を担っている薬物療法に影響を与える．つまり，それぞれの薬剤がより奏効する食事療法を把握し，効果的な糖尿病治療に結びつける必要があると考えられる．一方で，SGLT2阻害薬内服中に過度に糖質制限を行った症例において，**糖尿病性ケトアシドーシス**をきたした症例が報告されている[19]．SGLT2阻害薬による糖尿病性ケトアシドーシスでは，血糖が正常に近くてもケトアシドーシスを生じる**正常血糖糖尿病ケトアシドーシス**を起こすことがあることに注意する必要がある[20]．

7 高齢者の食事療法の注意点

高齢者では，加齢に伴い筋量・筋力が低下する点に注意する必要がある．またタンパク質摂取量の低下が筋力の低下と関連することも報告されており，サルコペニア予防の観点からも，タンパク質摂取が重要となり，実際に，タンパク質摂取による介入試験においても除脂肪体重と筋量の増加が示されている[21]．日本人の食事摂取基準では70歳以上の高齢者のタンパク質推定必要量は1日当たり0.85 g/kgとされている．腎機能障害を有する症例のタンパク質摂取量に関しては結論が出ておらず，今後の検討課題である．

8 おわりに

患者ごとにテーラーメイド化された食事療法が必要であり，年齢，糖尿病罹患期間，合併症の進行度や認知症の有無，職種や家族の協力などの生活環境などを踏まえ，患者ごとに食事療法の目標を設定する必要がある．現時点では，総エネルギーの適正化を行い，栄養素の比率に関しては包括的に健康によい食事パターンを意識した指導が重要となる．

文　献

1）「平成27年国民健康・栄養調査」(http://www.mhlw.go.jp/bunya/kenkou/eiyou/h27-houkoku.html)，厚生労働省
2）「糖尿病治療ガイド2018-2019」（日本糖尿病学会/編・著），p29，文光堂，2018
3）Inzucchi SE, et al：Diabetes Care, 35：1364-1379, 2012
4）American Diabetes Association：Diabetes Care, 40：S33-43, 2017
5）「日本人の糖尿病の食事療法に関する日本糖尿病学会の提言」(http://www.jds.or.jp/modules/important/index.php?page=article&storyid=40)，日本糖尿病学会
6）「肥満症診療ガイドライン2016」（日本肥満学会/編），ライフサイエンス出版，2016
7）Horikawa C, et al：J Diabetes Investig, 5：176-187, 2014
8）Hodge AM, et al：Am J Clin Nutr, 86：189-197, 2007
9）Wang L, et al：Am J Clin Nutr, 78：91-98, 2003
10）Harding AH, et al：Am J Epidemiol, 159：73-82, 2004
11）「日本人の食事摂取基準（2015年版）策定検討会」報告書(http://www.mhlw.go.jp/file/05-Shingikai-10901000-Kenkoukyoku-Soumuka/0000114399.pdf)，厚生労働省
12）「糖尿病診療ガイドライン2016」（日本糖尿病学会/編著），南江堂，2016
13）Sluijs I, et al：Diabetes Care, 33：43-48, 2010
14）Song Y, et al：Diabetes Care, 27：2108-2115, 2004
15）「糖尿病食事療法のための食品交換表第7版」（日本糖尿病学会/編著），文光堂，2013
16）Lagiou P, et al：BMJ, 344：e4026, 2012
17）Wheeler ML, et al：Diabetes Care, 35：434-445, 2012
18）Noto H, et al：PLoS One, 8：e55030, 2013
19）Hayami T, et al：J Diabetes Investig, 6：587-590, 2015
20）Peters AL, et al：Diabetes Care, 38：1687-1693, 2015
21）Børsheim E, et al：Clin Nutr, 27：189-195, 2008

5 脂質異常症・動脈硬化性疾患

- 脂質異常症は動脈硬化性疾患の危険因子であり，生活習慣の改善を中心とした食事・栄養療法が基本となることを理解する
- 総エネルギー摂取量と身体活動量を見直し，適正体重を維持することが重要と理解する
- 食事は減塩に留意した伝統的日本食パターンを心掛け，アルコールの過剰摂取を控えることが重要と理解する

1 脂質異常症の概要

血中脂質のうち，低密度リポタンパク質コレステロール（LDL-C）やトリグリセリドが高い状態，もしくは高密度リポタンパク質コレステロール（HDL-C）が低い状態をいい，動脈硬化性疾患の危険因子となる．脂質異常症は，リポタンパク質の合成亢進や代謝障害によるものであり，一次性（**原発性**），二次性（**続発性**）ともに食習慣が関与していることが多く，食事・栄養療法が重要となる．

リポタンパク質は構成する脂質の含有量によりその比重が異なることから，大きく5種類に分けられる（表1）．

2 脂質異常症診断の留意点

脂質異常症の診断基準では，**空腹時採血**を条件としている（表2）．ここでいう空腹時とは，10時間以上の絶食（ただし水やお茶などカロリーのない水分の摂取は可）を指す．日常診療では食後（随時）採血を行う場合も多く，脂質異常症を発見した場合は，空腹時採血の条件下であるかどうかを確認したうえで診断する．なお，トリグリセリドが400 mg/dL以上や食後採血の場合は**non-HDL-C**（＝総コレステロール－HDL-C，ただしトリグリセリド＞600 mg/dLの場合は正確性が担保されていない）か，**LDL-C直接法**（ただしトリグリセリド＞1,000 mg/dLの場合は正確性が担保されていない）を使用する．

表1　リポタンパク質の組成と種類

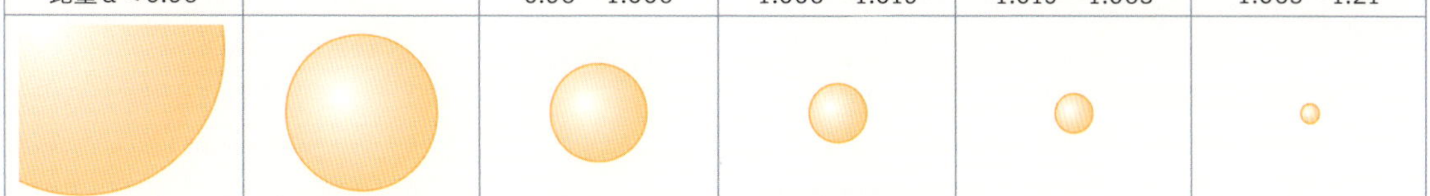

径75～1,000 nm		30～80	25～35	18～25	7.5～10
比重d＜0.96		0.96～1.006	1.006～1.019	1.019～1.063	1.063～1.21
CM	CMレムナント（CM-R）	VLDL	VLDLレムナント IDL	LDL	HDL
食事由来 ←→ ApoB-48系		コレステロール転送系 ←→ ApoB-100系			コレステロール逆転送系 ←→ ApoA-Ⅰ系
ApoB-48, A, C, E	ApoB-48, C, E	ApoB-100, C, E	ApoB-100, E	ApoB-100	ApoA-Ⅰ, A-Ⅱ, C, E

表2　脂質異常症診断基準（空腹時採血）*

LDLコレステロール	140 mg/dL以上	高LDLコレステロール血症
	120〜139 mg/dL	境界域高LDLコレステロール血症**
HDLコレステロール	40 mg/dL未満	低HDLコレステロール血症
トリグリセリド	150 mg/dL以上	高トリグリセリド血症
non-HDLコレステロール	170 mg/dL以上	高non-HDLコレステロール血症
	150〜169 mg/dL	境界域高non-HDLコレステロール血症**

*10時間以上の絶食を「空腹時」とする．ただし水やお茶などカロリーのない水分の摂取は可とする．
**スクリーニングで境界域高LDL-C血症，境界域高non-HDL-C血症を示した場合は，高リスク病態がないか検討し，治療の必要性を考慮する．
・LDL-CはFriedewald式（TC－HDL-C－TG/5）または直接法で求める．
・TGが400 mg/dL以上や食後採血の場合はnon-HDL-C（TC－HDL-C）かLDL-C直接法を使用する．ただしスクリーニング時に高TG血症を伴わない場合はLDL-Cとの差が＋30 mg/dLより小さくなる可能性を念頭においてリスクを評価する．
文献1より引用．

3 生活習慣改善の概要

動脈硬化性疾患は，**遺伝素因**に過食，身体活動不足をはじめとする**生活習慣関連因子**が加わり発症する[1)]．過食と身体活動不足はメタボリックシンドロームの主な原因となり，内臓脂肪蓄積，糖代謝異常，血圧上昇，トリグリセリドの上昇およびHDL-Cの低下をきたす[1)]．したがって，動脈硬化性疾患予防の基本のうち，食生活については，①総エネルギー摂取量と身体活動量を見直し，適正な体重を維持すること，②減塩に留意した伝統的日本食パターンの食事を心掛けること，③アルコールの過剰摂取を控えること，などがあげられる．そのほか，改善すべき生活習慣の詳細を表3に示す．

脂質異常症は，リポタンパク質の代謝異常によるものであり，減量（肥満の改善）を目的としたエネルギー摂取量や栄養バランスの適正化といった共通性はあるが，実際にどのリポタンパク質が増加しているのかによって食事療法のアプローチは異なる．

4 食事・栄養療法の実際

ここでは脂質異常症の診断と想定されるリポタンパク質代謝異常，動脈硬化性疾患予防ガイドライン[1)]（以下，ガイドラインとする）における動脈硬化性疾患予防のための食事指導（表4）について，そのメカニズムと食事療法のエビデンスをまとめる．

表3　動脈硬化性疾患予防のための生活習慣の改善

- 禁煙し，受動喫煙を回避する
- 過食と身体活動不足に注意し，適正な体重を維持する
- 肉の脂身，動物脂，鶏卵，果糖を含む加工食品の大量摂取を控える
- 魚，緑黄色野菜を含めた野菜，海藻，大豆製品，未精製穀類の摂取量を増やす
- 糖質含有量の少ない果物を適度に摂取する
- アルコールの過剰摂取を控える
- 中等度以上の有酸素運動を，毎日合計30分以上を目標に実施する

文献1より引用．

A. 高LDL-C血症（≧140 mg/dL）を認める場合

高LDL-C血症は動脈硬化の主要な危険因子であり，治療の意義が確立されている．高LDL-C血症を呈する場合，リポタンパク質としてはLDLの増加を反映しており，LDLの異化障害および肝臓でのVLDL合成亢進に伴うLDLの増加が考えられる．

1）脂質エネルギー比率および飽和脂肪酸・コレステロール摂取を減らす

適正なエネルギー摂取量のもとで脂質エネルギー比率を制限することは，血清脂質，とりわけLDL-Cの低下に有効であるとされている[1)]．さらに食事から摂取した飽和脂肪酸およびコレステロールはLDL受容体の活性を抑制し，LDL異化障害を引き起こす．一方，過度な飽和脂肪酸の摂取制限（エネルギー比率として4.5％未満）は，脳内出血の発症と関連する可能性がある[2)]．

表4　動脈硬化性疾患予防のための食事指導

・総エネルギー摂取量（kcal/日）は，一般に標準体重〔kg，(身長 m)^2 × 22〕× 身体活動量（軽い労作で25〜30，普通の労作で30〜35，重い労作で35〜）とする
・脂質エネルギー比率を20〜25％，飽和脂肪酸エネルギー比率を4.5％以上7％未満，コレステロール摂取量を200 mg/日未満に抑える
・n-3系多価不飽和脂肪酸の摂取を増やす
・工業由来のトランス脂肪酸の摂取を控える
・炭水化物エネルギー比率を50〜60％とし，食物繊維の摂取を増やす
・食塩の摂取は6 g/日未満を目標にする
・アルコールの摂取を25 g/日以下に抑える

文献1より引用．

コレステロール摂取量と動脈硬化性疾患発症との関係については一定の見解が得られていないが，冠動脈疾患と関連する結果が多い[3]．コレステロール摂取量を1日200〜300 mg未満に調整することにより，血中コレステロール濃度の有意な低下が認められている．

コレステロール摂取量が血中脂質に及ぼす影響については，コレステロールの体内恒常性の維持の70〜80％は肝臓などでのコレステロール体内合成に影響されていること，また従来から遺伝的背景や代謝状態により個人差があることなどが指摘されている．しかし，ガイドラインではコレステロール200 mg/日未満に加え，飽和脂肪酸エネルギー比率を7％未満にすることにより，LDL-C低下効果が期待できるとしている[1]．

なお，飽和脂肪酸を多価不飽和脂肪酸に置換する（つまり飽和脂肪酸を減らした分，多価不飽和脂肪酸を摂取する）ことで，冠動脈疾患イベントの抑制を認めていることから，食品群としては肉類および乳・乳製品（特に牛脂，ラード，バターなどの動物脂を多く含む食品），鶏卵の過剰摂取を控え，大豆，魚などの多価不飽和脂肪酸を多く含む食品の摂取が勧められる．

2）トランス脂肪酸の摂取を減らす

トランス脂肪酸は，マーガリンやショートニングなどの製造過程において油脂を加工・精製する際に生成される．このような工業的に合成されるトランス脂肪酸は冠動脈疾患のリスクとなることが報告されている[4]．その後，ヒトにおいてトランス脂肪酸はLDL-Cを増加させる一方で，HDL-Cを減少させることが示され，ほかの脂肪酸に比べ，より動脈硬化促進的であるといえる（コラム参照）．

3）食物繊維の摂取を増やす

食物繊維の摂取不足が生活習慣病の発症に関連するという報告が多い（第1章-1参照）．食物繊維摂取量と血清LDL-C値との間においては負の関連が示唆されているが[5]，これは**水溶性食物繊維**に比較的限定した効果とされている．水溶性食物繊維はその性質から，コレステロールや胆汁酸を吸着し，排泄を高める（生体内コレステロール異化作用を促進する）ことで，血中LDL-C低下をもたらす．水溶性食物繊維は海藻類（アルギン酸ナトリウム，フコイダン）や豆類（グアガム），果物（ペクチン），大麦やきのこ類（β-グルカン）などに多く含まれ，これら食品の積極的摂取が勧められる．

B. 高トリグリセリド血症（≧150 mg/dL）を認める場合

キロミクロンやVLDLなどのTG-richリポタンパク質の増加を認め，低HDL-C血症を伴うことが多い．主な原因としてこれらTG-richリポタンパク質の合成亢進

Column

トランス脂肪酸とは

トランス脂肪酸は，牛などの反芻（はんすう）動物由来の食品にわずかに含まれるが，ヒトが食品から摂取するトランス脂肪酸の大部分が工業的に油脂を加工・精製する過程で合成されるエライジン酸（trans9-C18：1）である．この工業的に合成されたトランス脂肪酸を多く含む食品には，マーガリンやショートニング，ファットスプレッドなどの加工油脂をはじめ，これらを原料としてつくられたパンやクッキー，加工の際に油脂を多く使用するフライドポテトやポテトチップス，ドーナツなどがあげられる．

これまでに報告されているトランス脂肪酸の健康問題を受け，海外では加工食品におけるトランス脂肪酸表示の義務付けや含有量の規制措置を設けている国や地域が多い．

日本人のトランス脂肪酸摂取量の推定調査では，WHOの目標量（総エネルギー摂取量の1％未満）を下回っており，その影響は小さいとされているが，前述の食品を日常的，かつ多量に摂取する食生活には注意が必要である．

があげられるが，LPL活性の低下によるVLDL異化障害も考えられる．

トリグリセリドは冠動脈性心疾患の発症原因と関連し，高トリグリセリド血症の動脈硬化惹起性の主因として，トリグリセリド含有量が増加したLDLは，粒子が小型化（small dense LDL：**sdLDL**）する．このsdLDLは酸化されやすく，マクロファージに無制限に取り込まれて泡沫化し，プラーク形成につながる．

1）n-3系多価不飽和脂肪酸の摂取を増やす

αリノレン酸やEPA，DHAなどのn-3系多価不飽和脂肪酸は，肝臓内での脂肪酸合成およびVLDLの合成を抑制すること，キロミクロンおよびVLDLからのトリグリセリド異化を亢進させることで，血中トリグリセリドの低下をもたらす．また，n-3系多価不飽和脂肪酸は核内受容体であるPPARαを介して脂肪酸のβ酸化を亢進し，脂肪酸を減少させることや，そのほかの経路において脂肪酸合成を抑制することが報告されている．ガイドラインではn-3系多価不飽和脂肪酸の摂取量を増やすことはトリグリセリド低下に有効であり，魚の摂取量が多い群で冠動脈疾患発症の抑制が期待できるとしている．

2）炭水化物エネルギー比率の適正化およびアルコール摂取を控える

トリグリセリドは食事から摂取する以外に，肝臓や脂肪細胞では余剰となった糖質やアルコールなどをトリグリセリドにつくり変えて貯蔵している．エネルギーの過剰摂取を認める肥満症患者やアルコール多飲者では高トリグリセリド血症を呈することが多い．食事からの脂質過剰摂取は，キロミクロンおよびキロミクロンレムナントの増加に反映されるため，高キロミクロン血症ではより厳格な脂質制限（脂質エネルギー比率15％以下）を行うが，VLDLやVLDLレムナントの増加は，主として糖質やアルコールの過剰摂取が原因となる．このことから，高VLDL血症を認める場合，炭水化物エネルギー比率はやや低め（50％程度）とするが，糖質の質が血中脂質濃度にも影響すること，極端な炭水化物制限はタンパク質や脂質エネルギー比率の相対的な増加をきたすことに留意する．

なお，糖質の質という点において，果物に多く含まれる果糖はトリグリセリド合成を亢進するため，果物の過剰摂取は勧められない．しかし，果物の摂取量が多いほど，冠動脈疾患や脳卒中リスクが低いことが報告されており，これは果物に含まれる各種ビタミンの抗酸化作用が関与していることにも留意すべきである．

アルコール摂取については，先に述べたエネルギー摂取過多による肥満の要因以外に，アルコール代謝過程においてトリグリセリド合成が促進されることが問題となる．ガイドラインに示される1日25 g以内のアルコール摂取量は，適量の飲酒の範囲であるが，トリグリセリド500 mg/dL以上を呈する場合には，膵炎の発症を予防するため，一般的に禁酒を推奨している．

3）中鎖脂肪酸の利用

中鎖脂肪酸（MCT）は，炭素数8〜12の脂肪酸であり，食事から摂取する主な脂肪酸（長鎖脂肪酸：LCT）とは摂取後の代謝経路が異なる．MCTは摂取後，リパーゼの作用を受け小腸から吸収されるが，キロミクロンを形成せずに門脈を経て直接肝臓に送られて利用される．そのため，LCTよりも代謝が速く，エネルギー源として利用されやすい．よって，高キロミクロン血症や家族性高脂血症など，著明な高トリグリセリド血症を認める症例では，食事にMCTを利用することで，血中トリグリセリドの低下が期待できる．MCTを多量に含有する食品は少なく，食事療法としてMCTを用いる場合には，オイルやパウダー化された商品の利用が勧められる．ただし，MCTは沸点が低く，加熱調理には不向きなため，MCTの食事への応用は管理栄養士による栄養食事指導に委ねるとよい．

C. 低HDL-C血症（＜40 mg/dL）を認める場合

血中HDL-Cとトリグリセリド濃度は**逆相関関係**にあり，低HDL-C血症では，しばしば高トリグリセリド血症を伴う．よって，このような場合には高トリグリセリド血症の食事療法が有効であり，トリグリセリド低下に伴いHDL-C濃度の上昇が認められる．加えて，トランス脂肪酸の摂取を減らすことが必要である（**4 A. 2）**参照）．また，動脈硬化性疾患の予防として単にHDL-Cを増加させることの意義は示されておらず，コレステロール逆転送系としての機能，つまりHDLの質の問題がある．HDL自体の末梢組織からのコレステロール引き抜き能を高める食品や栄養成分はいくつか報告されているが，今のところ，十分なエビデンスに乏しい．

5 食品からみた脂質代謝改善・抗動脈硬化作用

A. 伝統的な日本食パターン

これまで主なリポタンパク質代謝異常に対する食事療法について栄養素の観点から述べてきた．一方で，ヒトは食品から栄養素を摂取しており，食品に含まれる複数の栄養成分が相互に作用し，食品の調理・加工により相乗的効果をもたらすことが考えられる．伝統的な日本食パターン，つまり，肉の脂身や動物脂を控え，大豆，魚，野菜，海藻，きのこ，果物を取り合わせ，雑穀や未精製穀類を取り入れる食べ方は，動脈硬化予防に有用とされている[6]．このうち，大豆と野菜に関してこれまでに報告されている脂質代謝改善作用および抗動脈硬化作用について補足する．

B. 大豆

大豆については，大豆タンパク質の胆汁酸排泄促進作用やイソフラボンの抗動脈硬化作用[7]が報告されている．しかし，そのメカニズムについては不明な点が多く，ガイドラインにおいても血清脂質低下効果については一概に評価しにくいとしている．AHA（米国心臓協会）は，最近の大豆タンパク質に関する重要な臨床的効果に関して確証は得られないが，多くの大豆製品は，多価不飽和脂肪酸や食物繊維，ビタミンやミネラルが多く，飽和脂肪酸が少ないため，冠動脈疾患やすべての健康状態に有益であると助言している[8]．さらに大豆に含まれる植物ステロールは，小腸におけるコレステロールの吸収阻害作用をもつ．

C. 野菜

野菜はビタミンやミネラル，食物繊維のよい供給源であり，野菜の摂取量が多いと，全死亡，脳血管疾患死および脳血管疾患，冠動脈疾患の発症リスクが低いことが示されている[1]．

野菜にはβカロテンなどのプロビタミンAやビタミンCといった抗酸化ビタミンをはじめ，ポリフェノールなどの抗酸化物質が豊富に含まれるため，LDLの酸化変性を抑制し，抗動脈硬化作用をもたらす．また，野菜は大豆と同様，植物ステロールを含む．

緑黄色野菜に含まれるカロテノイドは脂溶性であるため，油脂とともに調理して摂取するとその吸収率が高まる．一方で，食塩や醤油などの調味料を多用した食べ方，漬物や汁物での野菜摂取は食塩摂取量が過剰となるため，注意が必要である．

文 献

1）「動脈硬化性疾患予防ガイドライン2017年版」（日本動脈硬化学会/編），日本動脈硬化学会，2017
2）「日本人の食事摂取基準2015年版」（菱田 明，佐々木 敏/監），pp125-126，第一出版，2014
3） Berger S, et al：Am J Clin Nutr, 102：276-294, 2015
4） Mozaffarian D, et al：N Engl J Med, 354：1601-1613, 2006
5） Brown L, et al：Am J Clin Nutr, 69：30-42, 1999
6） Tada N, et al：J Atheroscler Thromb, 18：723-734, 2011
7） Rimbach G, et al：Food Chem Toxicol, 46：1308-1319, 2008
8） Sacks FM, et al：Circulation, 113：1034-1044, 2006

参考文献

・「動脈硬化性疾患予防のための脂質異常症診療ガイド 2018年版」（日本動脈硬化学会/編），p10，日本動脈硬化学会，2018
・「動脈硬化性疾患予防のための脂質異常症診療ガイド 2018年版」（日本動脈硬化学会/編），pp43-44，日本動脈硬化学会，2018

6 高尿酸血症・痛風

- 高尿酸血症・痛風は生活習慣病の１つであり食事や飲酒習慣と関連することを理解する
- 本疾患の食事・栄養療法は，飲酒制限，適正なエネルギー摂取，プリン体・フルクトースを摂り過ぎない，水を多めに飲む，であることを理解する
- 飲酒の適量は，アルコール量として20～25 g/日，プリン体摂取は，1日当たり400 mgを超えない程度と理解する
- 甘い飲み物は避け，水を1日2,000 mL以上飲む，献立の基本は，主食，主菜，副菜とバランスのとれた食事が重要と理解する

1 高尿酸血症・痛風とプリン代謝

A. 高尿酸血症・痛風

血清尿酸値が7.0 mg/dLを超えると高尿酸血症と診断され[1]，痛風の予備軍と位置づけられる（図1）．また，高尿酸血症は高血圧症，糖尿病，慢性腎臓病，メタボリックシンドローム，尿路結石症と合併することが多い．痛風発作や合併症を予防するために，背景に潜む生活習慣の改善が勧められる．

B. 尿酸とプリン体

尿酸はプリン環をもち，溶解度（140 mM Na^{+}，37℃）が6.8 mg/dLと水に溶けにくい物質である．プリン環をもつ化合物を総称してプリン体とよぶ．プリン体には，遺伝子の本体であるDNA，エネルギー代謝で重要なATP，旨味のもととなる呈味性ヌクレオチドなどさまざまな物質が含まれる（図2）．

尿酸はプリン代謝経路で生成される（図3）．**プリン代謝経路**は，イノシン酸を合成する***de novo*** **合成経路**と，プリン塩基を再利用してヌクレオチドを合成する**サルベージ経路**から成り立っている．プリン体は代謝

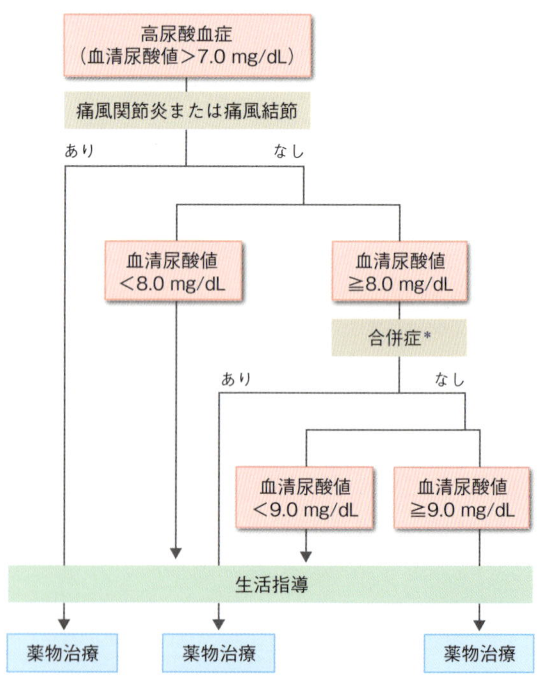

図1　高尿酸血症の治療方針
＊腎障害，尿路結石，高血圧，虚血性心疾患，糖尿病，メタボリックシンドロームなど（腎障害と尿路結石以外は血清尿酸値を低下させてイベント減少を検討した介入試験は未施行）
文献1より引用．

回転の結果，ヒトにおいては，最終的に**尿酸**に代謝される．

アルコール飲料や食事には，食材に由来する細胞中のプリン体が含まれる．このプリン体は，消化管内において分解・吸収され，体内のプリン代謝経路を介して利用され，残りは最終産物である尿酸へと代謝される．

血清尿酸値は体内における尿酸の産生と排泄のバランスで決まる．細胞の新生崩壊やエネルギー代謝によって生成された尿酸が，血中を循環し，約2/3が腎臓から尿中に，また残りは汗や消化管分泌液から排泄される．尿酸の産生と排泄はほぼ定常状態を保っているが，そのバランスが崩れ，尿酸が過剰に産生されることや，尿中・便中への排泄が低下することにより，体内の尿酸量（**尿酸プール**）が増加して，血清尿酸値が上昇する（表1）[2]．

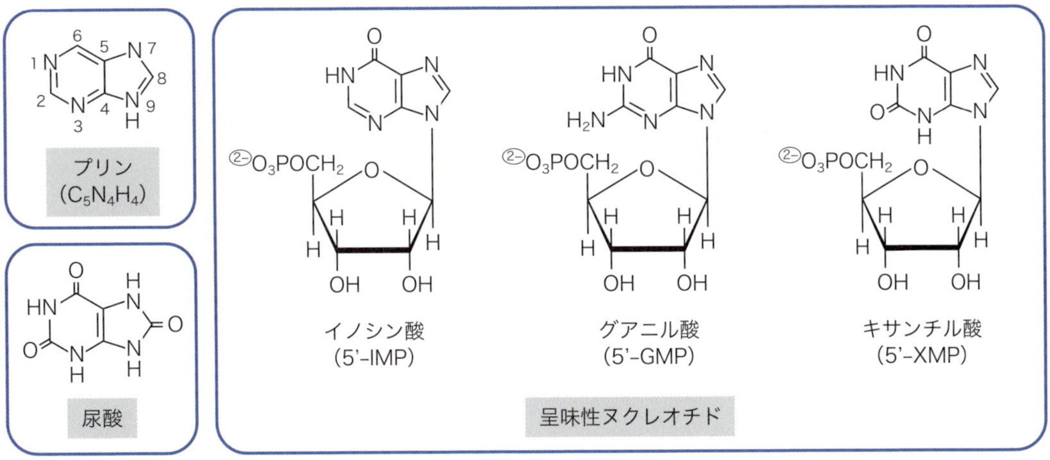

図2　プリン環と尿酸，呈味性ヌクレオチド

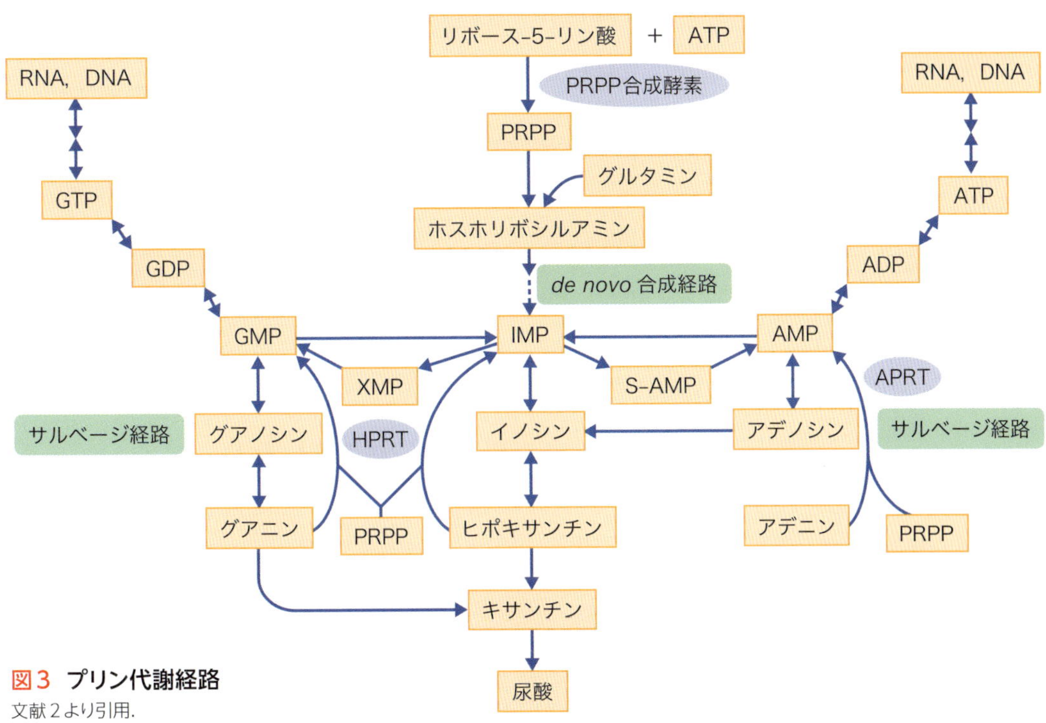

図3　プリン代謝経路
文献2より引用．

表1　尿中尿酸排泄量と尿酸クリアランスによる病型分類

病型	尿中尿酸排泄量（mg/kg/時）		尿酸クリアランス（mL/分）
尿酸産生過剰型	＞0.51	および	≧7.3
尿酸排泄低下型	＜0.48	あるいは	＜7.3
混合型	＞0.51	および	＜7.3

正常値：尿中尿酸排泄量　0.496（0.483～0.509）mg/kg/時
　　　　尿酸クリアランス　11.0（7.3～14.7）mL/分
文献1より引用.

C. 生活習慣と高尿酸血症・痛風

痛風発症のリスクを上げる生活習慣として，**アルコール摂取**，**肉類摂取**，**BMI高値**があげられる[3]．痛風発症と血清尿酸値高値は相関があり，血清尿酸値が高いほど痛風発症のリスクが高い[1]．また，BMIや体脂肪率が高くなると，それに伴って血清尿酸値も高いことが日本人で報告されている[4]．

2 アルコールの制限

A. 飲酒と血清尿酸値

高尿酸血症・痛風の患者は，飲酒を好む傾向があり[5]，疫学調査でも，アルコール飲料，特にビールの摂取量が多い人ほど血清尿酸値が高く[6]，アルコール摂取により痛風の発症が高まることが報告されている[7]．1日にビールを平均1缶（340 mL）飲む人は全く飲まない人に比べて血清尿酸値が1 mg/dL近く高い（$P < 0.001$）．ビールに限らず蒸留酒でも血清尿酸値は高い[6]．

B. アルコールの適量

適度な飲酒量として，アルコール量として20～25 g/日以下，すなわち，ビール500 mL（中瓶1本），日本酒180 mL（1合），ウィスキー60 mL（ダブル1杯），ワイン125 mL（1グラス），焼酎90 mL程度，のいずれかが勧められる．

アルコールが血清尿酸値を上げる機序として，①アルコールによるATPの分解，②アルコール飲料に含まれるプリン体，③生成する乳酸による尿酸の排泄抑制，が報告されている．大量の飲酒は，①～③の機序により，どのアルコール種でも血清尿酸値を上げる．また，ビールと蒸留酒では適量の飲酒でも長く続けていると尿酸値を上げる[6]．

3 食事・栄養療法

A. 食事と血清尿酸値

肉類，魚類とも多く摂取するほど血清尿酸値が上昇し，痛風発症のリスクが上がる[8]．中世のヨーロッパの時代から美食家に痛風が多いことが知られているが，それは肉類，魚類に含まれるプリン体が体内で尿酸に変化して，血清尿酸値を上げるためである．プリン体だけを制限するのは難しいので，全体のエネルギーを控えるのが実際的である．

B. 適正なエネルギー摂取

高尿酸血症，脂質異常症，糖尿病など，生活習慣病すべてに当てはまる項目として，適正なエネルギー摂取が重要である．腹八分目，食べ過ぎない，ということであり，適正なエネルギー量は自分の標準体重（BMI 22）に25～30 kcal/kgをかけて求める．身長が175 cmの場合，標準体重は67.4 kg．これに25～30 kcalをかけると，適正エネルギー量は1,680～2,020 kcal/日となる．

C. プリン体は1日400 mgを目安に

プリン体は美味しいものや細胞数の多いものに多く含まれる．適量のプリン体は効率のよい究極の栄養源であるが，摂り過ぎは尿酸値を上げる原因になる．

痛風発作の再発に対するプリン体摂取量のリスクを調べたところ，プリン体を摂りすぎると発作が再発するリスクも上昇した[9]．プリン体摂取量は1日400 mg程度が日本のガイドラインで勧められている[1]．

D. プリン体の多い食品

表2に食品中のプリン体量を示した[10]．肉類，魚類の多くは中程度（100～200 mg）のカテゴリーに属するが，栄養療法では，「きわめて多い」「多い」食品に注意して，これらを1回の食事で50 g程度にして食べ過ぎないようにするのが勧められる．また，一部の健康食品には多量のプリン体が含まれており，1日分

表2 食品中のプリン体量

きわめて多い（300 mg～）	鶏レバー，干物（マイワシ），白子（イサキ，ふぐ，たら），あんこう（肝酒蒸し），太刀魚，一部の健康食品（DNA/RNA，ビール酵母，クロレラ，スピルリナ，ローヤルゼリー）など
多い（200～300 mg）	豚レバー，牛レバー，カツオ，マイワシ，大正エビ，オキアミ，干物（マアジ，サンマ）など
中程度（100～200 mg）	肉（豚・牛・鶏）類の多くの部位や魚類など，ほうれんそう（芽），ブロッコリースプラウト
少ない（50～100 mg）	肉類の一部（豚・牛・羊），魚類の一部，加工肉類など，ほうれんそう（葉），カリフラワー，ピーマン，なす
きわめて少ない（～50 mg）	野菜類全般，米などの穀類，卵（鶏・うずら），乳製品，豆類，きのこ類，豆腐，加工食品など

食品100 g当たりに含まれるプリン体の量．肉類，魚類を1食当たり，80～100 gにすると，推奨される1日のプリン体摂取量である400 mgに抑えやすい．□で囲んだプリン体を多く含む食品は少なめに摂取する．干物は水分が蒸発してプリン体が濃縮されているため高くなっていることを理解し，一部の健康食品にはプリン体の多いものがあるので注意する．

の服用量で200 mgになるものもある．血清尿酸値の高い人はこのような健康食品は避けるのが望ましい．

E. フルクトースの摂り過ぎに注意

砂糖入り飲料についての前向きコホート研究から，1日に2回以上砂糖入り飲料を飲む人の痛風発症リスクは1日に1/2回以下の人と比べて有意に高く，フルクトースの摂取量と相関することが報告されている[11]．砂糖入り飲料と小児のインスリン抵抗性との関連についての報告もあり，フルクトースの過剰摂取は，メタボリックシンドロームの有病率の増加と関連している．

F. 水分の摂取

尿酸の排泄を促すために，水分の摂取が勧められている．1日2,000 mL以上の尿量を維持するため，食事以外に1日2,000 mL以上の飲水を行うのがよいとされる．

4 血清尿酸値を下げる食品

血清尿酸値を下げる食品・食品成分として，乳製品，タンパク質，ビタミンC，ポリフェノール，フラボノイド，食物繊維が報告されている．乳製品[8]やコーヒーの摂取量が多い人ほど血清尿酸値が低いという疫学調査があり，またチェリーにより血清尿酸値が低下したとの報告もある．乳製品に含まれるカゼインやアミノ酸，コーヒーやチェリー中のポリフェノールが尿酸の排泄を増やすと報告されている．

文 献

1）「高尿酸血症・痛風の治療ガイドライン第2版」（日本痛風・核酸代謝学会ガイドライン改訂委員会/編），メディカルレビュー社，2010
2）金子希代子：日本医師会雑誌，140：275-278，2011
3）Williams PT：Am J Clin Nutr, 87：1480-1487, 2008
4）疋田美穂，細谷龍男：高尿酸血症と痛風，10：134-139，2002
5）Gibson T, et al：Ann Rheum Dis, 42：123-127, 1983
6）Choi HK & Curhan G：Arthritis Rheum, 51：1023-1029, 2004
7）Wang M, et al：Clin Rheumatol, 32：1641-1648, 2013
8）Choi HK, et al：N Engl J Med, 350：1093-1103, 2004
9）Zhang Y, et al：Ann Rheum Dis, 71：1448-1453, 2012
10）Kaneko K, et al：Biol Pharm Bull, 37：709-721, 2014
11）Choi HK & Curhan G：BMJ, 336：309-312, 2008

Column

プリン体制限の際に勧められる食事

1日のプリン体摂取量400 mgは，定食のような，主食，主菜，副菜（一汁二菜または一汁三菜）のバランスのよい食事で達成できる．主菜である肉や魚は，プリン体が中程度の食品に分類されるものが多いので，食べ過ぎないように1回の食事で80～100 g程度にする．主食はパンまたはご飯，汁物はみそ汁やスープ，主菜に肉，魚などを利用すると，このような食事1食分にはプリン体が140～180 mg含まれる．穀類や野菜，海草，乳製品，卵，きのこなどはプリン体のきわめて少ない食品であるため，朝食は，豆腐，納豆，卵を主菜にすると30～40 mgになる．野菜や海藻は尿が酸性に傾き過ぎるのを防ぎ尿酸を溶かしやすくするため，副菜は野菜，海藻などを中心にするとよい．そのため多めの野菜と少なめの肉・魚を使ったバランスのとれた定食のような食事を2回，あとの1回は豆腐・納豆，または卵を使った軽めの食事にするとガイドラインで推奨される1日のプリン体摂取量約400 mgとなる．

7 高血圧・心血管疾患

- 高血圧・心血管疾患の食事・栄養療法では，血圧とLDLコレステロールのコントロールが特に重要と理解する
- 食塩制限，飽和脂肪酸・コレステロールの制限，肥満者におけるエネルギー制限，野菜・果物・魚の積極的摂取，飲酒制限が推奨されることを理解する
- 理想的な食生活を健全な形で行うことが困難な患者が多いことを理解する
- 食行動の問題点を分析し，自己管理能力を高めるためのサポートが重要と理解する

1 生活習慣と高血圧・心血管疾患

心血管疾患はがんに次ぐ日本人の主要死因であり，人口の高齢化とともに有病率は増加している．心筋梗塞や脳梗塞などの**動脈硬化性心血管疾患**は，危険因子として高血圧（表1），脂質異常症，糖尿病，肥満，喫煙などが知られており，なかでも**高血圧**は最大の危険因子となっている．また，これらの危険因子が重なるとさらに疾患のリスクが増大する．

高血圧や脂質異常症，糖尿病，肥満は生活習慣病とよばれており，その成因には生活習慣，特に食事が強く関係している．したがって，生活習慣病や心血管疾患の管理と予防のためには，食事について評価し，栄養管理を適切に行うことが重要である．

表1　成人における血圧値の分類（mmHg）

分類		収縮期血圧		拡張期血圧
正常域血圧	至適血圧	＜120	かつ	＜80
	正常血圧	120～129	かつ/または	80～84
	正常高値血圧	130～139	かつ/または	85～89
高血圧	Ⅰ度高血圧	140～159	かつ/または	90～99
	Ⅱ度高血圧	160～179	かつ/または	100～109
	Ⅲ度高血圧	≧180	かつ/または	≧110
	（孤立性）収縮期高血圧	≧140	かつ	＜90

文献1より引用．

2 高血圧・心血管疾患のための食事・栄養療法

高血圧や心血管疾患の管理と予防のためのガイドラインとして，日本高血圧学会による高血圧治療ガイドライン2014（JSH2014）や米国心臓協会（AHA）と米国心臓病学会（ACC）によるものなどがある．JSH2014では降圧が期待されるだけでなく，高血圧以外の危険因子や心血管疾患の予防や管理の目的からも食事・栄養療法が推奨されている．具体的には食塩制限，野菜・果物・魚の積極的摂取とコレステロール・飽和脂肪酸の制限，減量，運動，節酒，禁煙を基本としている（表2）[1]．またAHA/ACCガイドラインでは，心血管疾患リスク低減のための生活習慣マネジメントのなかで，**食事パターン**と**個別の栄養素組成**が脂質と血圧に及ぼす影響について検証し，推奨事項を提示している[2]．以下に主な項目について解説する．

A. 減塩

日本人の食塩摂取量は徐々に低下しているものの，世界的にみると依然多く，平成28年国民健康・栄養調

表2 生活習慣の修正項目

1. 減塩	6 g/日未満
2a. 野菜・果物	野菜・果物積極的摂取※
2b. 脂質	コレステロールや飽和脂肪酸の摂取を控える 魚（魚油）の積極的摂取
3. 減量	BMI〔体重（kg）÷［身長（m）］^{2}〕が25未満
4. 運動	心血管病のない高血圧患者が対象で，有酸素運動を中心に定期的に（毎日30分以上を目標に）運動を行う
5. 節酒	エタノールで男性20～30 mL/日以下， 女性10～20 mL/日以下
6. 禁煙	（受動喫煙の防止も含む）
生活習慣の複合的な修正はより効果的である	

※重篤な腎障害を伴う患者では高K血症をきたすリスクがあるので，野菜・果物の積極的摂取は推奨しない．糖分の多い果物の過剰摂取は，肥満者や糖尿病などのカロリー制限が必要な患者では勧められない．
文献1より引用．

査では，1日当たり9.9 g（男性10.8 g，女性9.2 g）である[3]．また，日本では糖尿病，脂質異常症，肥満やメタボリックシンドロームの頻度が増加している[3)4)]．高血圧患者や心血管疾患患者における減塩目標は6 g/日未満であるが[1) 2) 5)]，その遵守率は低い．AHA/ACCガイドラインでは，減塩の目標を達成できない場合は1日のナトリウム摂取量を少なくとも1,000 mg（食塩換算で約2.5 g）減らすことを推奨している[2]．また，高血圧患者の減塩の意識は必ずしも実際の減塩につながっていないことや対象者（年齢・性別）によって食塩摂取量の規定因子が異なっていることが報告されている[6)7)]．個人の食塩摂取量を評価し（コラム参照），個々に応じた減塩指導を行うことや，減塩だけでなく**DASH食パターン**※1と組合わせた食事指導も重要と思われる．

減塩を達成するためには，家庭での調味料の食塩含量を確認しながら美味しい減塩食をつくることと，食塩含量の多い加工食品や外食に注意するよう指導することが大事である．高齢者の高血圧は食塩感受性が高い場合が多く食塩制限が特に有効と考えられるが，過度の減塩は脱水や低血圧の原因ともなるので注意を要する．また，食品の栄養表示は，食塩量でなくナトリウム量として表示されていることがある．その際は，

ナトリウム量 × 2.54倍 ＝ 食塩量

になることを理解してもらうことも大切である．

B. 食塩以外の栄養素

食塩以外の栄養素では，脂肪，特に**飽和脂肪酸**の摂りすぎに注意し，炭水化物，脂質，ビタミン，ミネラル，食物繊維などの必要な栄養素を過不足なく，毎食**主食，主菜，副菜**を組合わせて食べることが大切である．JSH2014は野菜・果物・魚（魚油）の積極的摂取とコレステロール・飽和脂肪酸の制限を推奨している[1]．AHA/ACCガイドラインでは，LDLコレステロールを低下させるために，飽和脂肪酸とトランス脂肪酸エネルギー比の減少といった個別の栄養素についてだけでなく，推奨する食事パターンを強調している．具体的には飽和脂肪酸や総脂肪酸，コレステロールが少なくカリウムやカルシウム，タンパク質や食物繊維が多い食事である**DASH食パターン**や**米国農業省**

Column

食塩摂取量評価の重要性と推定法[1]

食塩摂取量の推定法には，大きく分けて食事内容による方法と尿のナトリウム測定による方法があるが，信頼性が高い方法は簡便性に劣り，簡便な方法は信頼度に劣ることが問題である．

食事内容からの推定法では，陰膳法や食事記録法，24時間思い出し法，食物摂取頻度調査，塩分計による推定法などがある．

尿のナトリウム測定による食塩摂取量の推定は，24時間蓄尿によるものが信頼性は高いが，簡便性に劣る．一方，1回の尿（随時尿）や夜間尿（早朝尿）を用いたナトリウム排泄量の測定は，信頼性はやや低くなるが，簡便である．また，夜間尿により自宅で食塩摂取量を評価できる簡易測定器も開発されている．

ただし，摂取した食塩がすべて尿中に排泄されるわけではなく，10～20％程度は便や汗として喪失されることから，尿中食塩排泄量は実際の摂取量よりも低値となることに留意を要する．食事内容の思い出し法も，実際の摂取量を過小評価することが報告されている．

※1 **DASH食パターン**：Ca，K，Mg，食物繊維が多く含まれる野菜や果物を多く摂り，コレステロールや飽和脂肪酸の摂取を抑える食事パターン．

（USDA）**食パターン**，**AHA食**を推奨している[2]．

野菜や果物は**カリウム**（K），**マグネシウム**（Mg）を多く含み，乳製品には**カルシウム**（Ca）が多い．これらのミネラルの摂取不足は高血圧に関係し，DASH食による降圧効果や動脈硬化予防が報告されている[8)〜10)]．しかしながら，日本人のK，Ca，Mgの摂取量は減少している[3]．高血圧・心血管疾患の管理においてはこれらを十分な量摂取し，複合的な食事・栄養療法を行うことが重要であろう．ただし，腎機能障害を伴う患者の野菜・果物の摂取は高カリウム血症に注意を要し，糖分の多い果物の過剰摂取はエネルギー制限が必要な患者には勧められない．また，Caや乳製品の摂取は日本では特に推奨されていないが，血圧管理と骨粗鬆症の予防からも積極的に摂取すべきであると思われる．

C. エネルギー制限と減量

消費エネルギーには個人差があり，標準体重を維持できるようなエネルギーを摂ることは必要であるが，不適切な食生活による**栄養のアンバランス**や**食事摂取量の低下による栄養不良**は悪影響を及ぼす可能性がある．一方で，エネルギー過剰摂取は**肥満**を招き，肥満は高血圧や糖尿病の誘因になり心血管疾患のリスクを高める．高血圧や心血管疾患を有する肥満の患者には，適正体重（BMI 25未満）への減量が推奨される．減量による降圧効果は確立されており，体重の5％程度の減量を治療開始時の目標として進めるべきである．体重を測定し，適正体重を維持するエネルギー量（性別，年齢，合併症の有無，日常生活や運動による身体活動量などにより決定される）を提示し，長期的な計画のもとに無理のない減量を指導すべきである．しかしながら，減量も実行と継続が難しい．これらを解決することは容易ではないが，食行動に問題がないかを分析し，くり返しの指導や簡便な食事プランの導入が効果的であろう．

D. 節酒

アルコールについては，制限することがガイドラインで推奨されている[1]．アルコールの摂りすぎは血圧やトリグリセリドを上げるため，高血圧の管理においてはエタノール換算で男性20〜30 mL/日以下，女性10〜20 mL/日以下を推奨している[1]．アルコールは循環器疾患に対し悪影響と好影響があり，後者にはHDLコレステロール増加，糖代謝への悪影響が少ないこと，血液凝固系への作用などがある．少量飲酒者は非飲酒者より心血管死亡，全死亡ともに少ないことも示されている[11]．したがって，特別な場合を除いては禁酒を勧めるべきではない．

3 まとめ

以上のように，高血圧・心血管疾患患者の食生活のポイントは，暴飲暴食を慎み腹八分目で抑えること，太りすぎないようにしバランスのとれた食事を摂ることである．また，食塩や飽和脂肪酸の制限，野菜や果物，魚（魚油）の積極的摂取も勧められる．減塩，減量，運動などの非薬物療法は有用であるが，個々の生活習慣修正の降圧効果は弱く，実行と継続が難しいという問題がある．複数の生活習慣の修正により降圧効果は増強されることから，くり返し指導することが重要である．

また，高齢者においては咀嚼・嚥下障害，身体活動能力や心肺機能の低下，認知機能の低下などを伴うことが多く，これらを踏まえてQOLを低下させないような配慮も必要である．高齢者の生活習慣を変えるのは難しいと思われがちであるが，適切な指導により修正は可能であり，無理のない程度で実施していくことが重要であると思われる．

文 献

1）「高血圧治療ガイドライン2014」（日本高血圧学会高血圧治療ガイドライン作成委員会/編），ライフサイエンス出版，2014
2）Eckel RH, et al：Circulation, 129：S76-99, 2014
3）「平成28年国民健康・栄養調査の結果」（http://www.mhlw.go.jp/stf/houdou/0000177189.html），厚生労働省
4）Ohta Y, et al：Hypertens Res, 30：1077-1082, 2007
5）「心筋梗塞二次予防に関するガイドライン（2011年改訂版）」〔循環器病の診断と治療に関するガイドライン（2010年度合同研究班報告）〕（http://www.j-circ.or.jp/guideline/pdf/JCS2011_ogawah_h.pdf），pp12-15，日本循環器学会
6）Ohta Y, et al：Hypertens Res, 27：243-246, 2004
7）Ohta Y, et al：Clin Exp Hypertens, 37：454-458, 2015
8）Kawano Y, et al：Am J Hypertens, 11：1141-1146, 1998
9）Kawano Y, et al：Hypertension, 32：260-265, 1998
10）Appel LJ, et al：N Engl J Med, 336：1117-1124, 1997
11）Kawano Y：Hypertens Res, 33：181-191, 2010

8 腎疾患

- 慢性腎臓病において食事・栄養療法など生活習慣の改善は治療の基本であることを理解する
- 多臓器不全症例などの食事・栄養療法を検討するうえでその基礎疾患の状態のみならず，急性腎障害を合併した場合には腎障害の重症度に応じた対応が必要であることを理解する
- 各栄養素における目標摂取量を決定しても，必ずモニタリングを行い適宜，調整することが重要であることを理解する

1 慢性腎臓病（CKD）

A. CKDとは

CKD（chronic kidney disease）とは表1で定義される疾患群である．**糸球体濾過量**（glomerular filtration rate：**GFR**）であらわされる腎機能の低下があるか，もしくは腎臓の障害を示唆する所見が慢性的（3カ月以上）に持続するものすべてを含んでいる[1]．CKDの重症度は**原因**（Cause：C），**腎機能**（GFR：G），**タンパク尿**（アルブミン尿：A）による**CGA分類**で評価する（表2）．ステージが進行するほど末期腎不全，心血管死亡発症のリスクが上昇する[1]．

B. CKDにおける食事・栄養療法の意義

CKDの発症や重症化の危険因子には，耐糖能異常や糖尿病，高血圧，脂質異常症，メタボリックシンドロームなどがあげられる．これらの危険因子を有する人に対しては，早期から食事・栄養療法を含む生活習慣の改善などの指導や治療が必要である．CKDが進行して腎機能が低下すると，腎臓から排泄されるべき物質が体内に蓄積し，高カリウム血症，アシドーシス，体液量の異常，高リン血症，尿毒症などの**代謝異常**を生ずる．CKDの食事・栄養療法はこれらの代謝異常の改善においても重要である．

表1　CKDの定義

① 尿異常，画像診断，血液，病理で腎障害の存在が明らか．特に0.15 g/gCr以上のタンパク尿（30 mg/gCr以上のアルブミン尿）の存在が重要
② GFR＜60 mL/分/1.73 m^2
①，②のいずれか，または両方が3カ月以上持続する

文献1より引用．

C. CKDの食事・栄養療法の実際

保存期CKDの食事摂取については，日本腎臓学会による「慢性腎臓病に対する食事療法基準2014年版」（表3）をもとに，症例の状態に応じて検討するとよい[2]．なお，慢性透析における食事・栄養療法については4で述べる．

1）食塩

CKDにおいては，食塩摂取量の増加により腎機能低下と末期腎不全へのリスクが増加し，食塩制限により尿タンパクが減少する．CKDステージにかかわらず**6 g/日未満**の食塩制限とし，**3 g/日未満**の過度の制限は行わない[3]．ステージG1～2で高血圧や体液過剰を伴わない場合には，過剰摂取を避けることを優先し，「日本人の食事摂取基準（2015年版）」より成人男性

表2　CKDの重症度分類

原疾患		タンパク尿区分		A1	A2	A3
糖尿病		尿アルブミン定量（mg/日） 尿アルブミン/Cr比（mg/gCr）		正常	微量アルブミン尿	顕性アルブミン尿
				30未満	30～299	300以上
高血圧 腎炎 多発性嚢胞腎 腎移植 不明 その他		尿タンパク定量（g/日） 尿タンパク/Cr比（g/gCr）		正常	軽度タンパク尿	高度タンパク尿
				0.15未満	0.15～0.49	0.50以上
GFR区分 （mL/分/1.73 m^2）	G1	正常または高値	≧90			
	G2	正常または軽度低下	60～89			
	G3a	軽度～中等度低下	45～59			
	G3b	中等度～高度低下	30～44			
	G4	高度低下	15～29			
	G5	末期腎不全（ESKD）	＜15			

重症度は原疾患・GFR区分・タンパク尿区分を合わせたステージにより評価する．CKDの重症度は死亡，末期腎不全，心血管死亡発症のリスクを緑■のステージを基準に，黄■，オレンジ■，赤■の順にステージが上昇するほどリスクは上昇する．文献1より引用．

表3　CKDステージによる食事療法基準

ステージ（GFR）	エネルギー（kcal/kgBW/日）	タンパク質（g/kgBW/日）	食塩（g/日）	カリウム（mg/日）
ステージ1 （GFR≧90）	25～35	過剰な摂取をしない	3≦　＜6	制限なし
ステージ2 （GFR 60～89）		過剰な摂取をしない		制限なし
ステージ3a （GFR 45～59）		0.8～1.0		制限なし
ステージ3b （GFR 30～44）		0.6～0.8		≦2,000
ステージ4 （GFR 15～29）		0.6～0.8		≦1,500
ステージ5 （GFR＜15）		0.6～0.8		≦1,500
5D（透析療法中）	別表			

注）エネルギーや栄養素は，適正な量を設定するために，合併する疾患（糖尿病，肥満など）のガイドラインなどを参照して病態に応じて調整する．性別，年齢，身体活動度などにより異なる．
注）体重は基本的に標準体重（BMI＝22）を用いる．
文献2より引用．

8 g/日未満，成人女性7 g/日未満を当面の達成目標としてもよい[4]．

2）タンパク質

過度のタンパク質摂取は糸球体過剰ろ過を促進し腎機能に影響を与える．また，腎機能低下時にはタンパク質の代謝産物が尿毒症物質として蓄積する．このためCKDの病期にあわせた摂取量の指導が必要となる．タンパク質制限の実際は表3を参照とする．ステージG1～2では，過剰なタンパク質摂取を避けることを目標とし，具体的には**1.3 g/kg標準体重/日**を超えないことが目安となる[2]．ただし画一的な指導を行うのではなく，食事摂取量やアドヒアランスを総合的に判断し目標摂取量を決定する．また，継続的なタンパク質制限の指導には，管理栄養士による継続的な栄養指導が不可欠である．

3）エネルギー

タンパク質制限を行う場合，エネルギー摂取量を確保しなければ異化亢進[※1]状態となることが知られている．一方で，肥満や糖尿病はCKD進行のリスクとなるため，エネルギーの過剰摂取は避けるべき症例も多い．

具体的なエネルギー摂取量は**25～35 kcal/kg標準体重/日**で指導する[2]．肥満傾向であれば25 kcal/kg標準体重/日に近くなり，タンパク質制限をより強化する場合は35 kcal/kg標準体重/日に近い指示量となることが望ましい．一度設定したエネルギー摂取量は，その後の体重などの身体所見や検査所見などの推移により適宜，変更する．

4）カリウム

腎機能低下による尿中カリウム排泄の低下や代謝性アシドーシスの進行に伴い，血清カリウム値は上昇する．実際の診療では，RA系阻害薬の調整や代謝性アシドーシスの補正，食事指導やカリウム吸着薬の処方を含む管理を行ったうえで，血清カリウム値が**5.5 mEq/L未満**になるように管理する[3]．また，CKDでも低カリウム血症は末期腎不全のリスクになることが知られている．摂食不良や利尿薬投与の有無の評価を行ったうえで血清カリウム値**4.0 mEq/L以上**を保つように管理する．

5）リン

高リン血症はCKDの腎機能低下，死亡および心血管疾患のリスクである．CKDにおいてタンパク質摂取制限を行うことが，同時にリンの摂取制限になりうる．具体的なリン摂取指導は，タンパク質の指導と関連して行い，必要に応じてリン吸着薬も使用して，血清リン値を基準値内に保つようにする．

6）高齢者における注意点

高齢者CKDでの過度の食塩制限は，食事摂取量全体が低下し，低栄養を招く危険性や，大量発汗時などに脱水や低血圧の誘因となる．減塩1 gごとに収縮期血圧1 mmHg減少するといわれており，減塩の程度に応じた降圧が期待できる．また，タンパク質摂取に関しても，過剰な制限によって食事の量や質が低下し，フレイルやサルコペニアに結びつく恐れも高くなる．具体的には**0.8～1.0 g/kg標準体重/日**で指導を開始することが考慮される．

7）入院時における注意点

手術目的もしくは急性疾患で入院し，食事量が低下している症例に対して，タンパク質や食塩制限を厳密に行うことは，かえって栄養状態の悪化から現病の悪化をきたす可能性がある．食事量が低下している症例に対してはまず，病院の一般食が全量摂取できることを目標とする．食事量が安定した後，食塩，タンパク質，エネルギー摂取量を再度検討することが望ましい．

2 急性腎障害（AKI）

A. AKIとは

AKI（acute kidney injury）とはその原因にかかわらず急激な腎障害をきたした病態で，疾患スペクトラムの広い症候群である．KDIGO（Kidney Disease Improving Global Outcomes）の診断基準はCrおよび尿量により病期分類がなされており（表4），生命予後予測能に優れているとされている[5]．

B. AKIにおける食事・栄養療法の意義

AKIの患者は高度な侵襲に伴う異化亢進などさまざまな代謝異常に基づく栄養不良をきたしやすく，PEW（protein energy wasting）※2とよばれる予後不良な病態を呈していることが多い．よってその発症早期から適切な栄養管理が重要であるが，日本のICUにおける食事・栄養療法の研究からは，エネルギー充足率，タンパク質充足率，栄養投与率などほとんどすべてが世

表4 KDIGO診療ガイドラインによるAKI診断基準と病期分類

定義	1. ΔsCr≧0.3 mg/dL（48時間以内） 2. sCrの基礎値から1.5倍上昇（7日以内） 3. 尿量0.5 mL/kg/時以下が6時間以上持続	
	sCr基準	尿量基準
ステージ1	ΔsCr≧0.3 mg/dL or sCr 1.5～1.9倍上昇	0.5 mL/kg/時未満 6時間以上
ステージ2	sCr 2.0～2.9倍上昇	0.5 mL/kg/時未満 12時間以上
ステージ3	sCr 3.0倍上昇 or sCr≧4.0 mg/dLまでの上昇 or 腎代替療法開始	0.3 mL/kg/時未満 24時間以上 or 12時間以上の無尿

sCr：血清クレアチニン
注）定義1～3の1つを満たせばAKIと診断する．sCrと尿量による重症度分類では重症度の高い方を採用する．
文献5より引用．

※1 **異化亢進**：大きな生体侵襲により，酸素消費量の増大，糖新生増大と耐糖能の低下，脂肪分解促進と遊離脂肪酸の増加，タンパク質分解の亢進などをきたす病態．

※2 **PEW**：腎不全に特有の低栄養状態をあらわし，血清アルブミンなどの血清生化学検査，体重，筋肉量，食事摂取量から定義されている．

第6章 各疾患の食事・栄養療法

界の平均を下回り，さらに経腸栄養開始時期も遅いことが明らかになっており，今後の重要な課題の1つである．

C. AKIの食事・栄養療法の実際

「AKI診療ガイドライン2016」において推奨される食事・栄養療法として，エネルギーやタンパク質投与量については重症度および基礎疾患に応じた食事・栄養療法が提案されている．重症AKIに対しては，可能であれば消化管経由での栄養投与を行い，高度の電解質異常などを伴わなければ厳しいタンパク質制限は行わないとされている[5]．なお，基準となる体重については肥満症例で実測体重を用いると目標の過大評価となることがあるため，標準体重の使用が検討される場合がある．食事・栄養療法の開始以前に長期の食事摂取不良やエネルギー投与不足があることもよく経験されるが，その場合にはリフィーディング症候群（第2章-2参照）の危険性があるため，食事・栄養療法は少量から開始し，モニタリングを適切に行いながら徐々に増量していくことが重要である．

1）タンパク質

タンパク質投与量は**腎代替療法**（renal replacement therapy：**RRT**）の有無によりその推奨量が異なる．RRTを必要とせず異化亢進状態にはない症例では**0.8～1.0 g/kg/日**のタンパク質摂取量が推奨されているが，特に**持続的腎代替療法**（continuous renal replacement therapy：**CRRT**）を施行中は約10～15 g/日のアミノ酸の喪失もあり，異化亢進状態の症例では**最大1.7 g/kg/日**のタンパク質投与が望ましいとされている[5]．経腸栄養を行う場合には腎不全用経腸栄養剤の使用が簡便である．静脈栄養を行う場合には，腎不全用アミノ酸輸液が用いられることが多いが，輸液量の問題から目標量を充足できないことがあることに注意が必要である．

2）エネルギー

投与エネルギーは**20～30 kcal/kg/日**が推奨されている．一方で，重症化以前に栄養障害のなかった敗血症症例の治療の初期7日間において，経腸栄養に加えてさらに目標エネルギーをめざして補足的経静脈栄養を行うことは，予後悪化の危険性があり推奨されていない[5]．経腸栄養を行う場合には腸管機能が保持される程度の少量（500 kcal/日もしくは目標量の1/4程度）から開始し経腸栄養の逆流や下痢の有無など参考に徐々に増加することを推奨する．グルコースの過剰投与を避けるために長期的には脂肪乳剤の使用を検討するが，アシドーシスや循環障害がある急性期ではその使用は不可であることが多い．

3）電解質

経腸栄養を行う場合には腎不全用経腸栄養剤が，中心静脈栄養を行う場合にはハイカリック®RFの使用が簡便であるが，いずれもナトリウム，カリウムおよびリンの含有量が少ないため，RRT，特にCRRTを施行中には低カリウム血症や低リン血症が問題となることもある．低カリウム血症は重篤な不整脈，低リン血症は呼吸筋の働きが抑制される可能性があり，ナトリウムも含め適宜，補充する必要があるが，その場合には汎用タイプの経腸栄養剤の使用が考慮されることもある．

Column

AKIの血糖管理

AKIの血糖管理において，近年のICUでの集中治療症例や敗血症の症例を対象とした研究から，血糖値を80～110 mg/dLに維持する強化インスリン療法は有益ではないという報告を受けて，日本腎臓学会による「AKI診療ガイドライン2016」では，血糖値180 mg/dL以上でインスリンプロトコールを開始することや，144～180 mg/dLを目標血糖値とすることが，重症のAKIにおいても妥当といえるとしている[5]．

ベッドサイドにおける血糖測定方法においてはその簡便さと正確性の問題があるために，しばしば判断に迷うことがある．例えば，毛細血管血を用いた簡易血糖測定は簡便でよく行われているが，血糖値が高めに表示されることもあり，低血糖を見逃してしまう危険性がある．一方で近年，持続血糖モニターが登場し，24時間を通しての血糖変動がわかるようになってきた．今後，AKIでの詳細な血糖変動の特徴が明らかになることが期待されている．

4）ビタミン・微量元素

RRT，特にCRRT施行中は水溶性ビタミンの透析液への喪失が増加するため，静脈栄養の場合には総合ビタミン剤の使用が必要となる．低栄養状態の場合は微量元素も不足していることが多く，その補充も常に念頭に置く必要がある．

3 ネフローゼ症候群

A. ネフローゼ症候群とは

ネフローゼ症候群は，腎糸球体係蹄障害によるタンパク透過性亢進に基づく大量の尿タンパクと，これに伴う低タンパク血症を特徴とする症候群である．成人ネフローゼ症候群は表5のように定義され，このうち，尿タンパク量と低アルブミン血症（低タンパク血症）の両所見を満たすことが診断の必須条件である．ネフローゼ症候群では，低タンパク血症から浮腫，脂質異常症，血液凝固異常，免疫不全，易感染性などを生じる[6)]．

表5　成人ネフローゼ症候群の診断基準

1. タンパク尿：3.5 g/日以上が持続する． （随時尿において尿タンパク/尿クレアチニン比が3.5 g/gCr以上の場合もこれに準ずる）
2. 低アルブミン血症：血清アルブミン値3.0 g/dL以下． 血清総タンパク量6.0 g/dL以下も参考になる．
3. 浮腫
4. 脂質異常症（高LDLコレステロール血症）

注：1）上記の尿タンパク量，低アルブミン血症（低タンパク血症）の両所見を認めることが本症候群の診断の必須条件である．
2）浮腫は本症候群の必須条件ではないが，重要な所見である．
3）脂質異常症は本症候群の必須条件ではない．
4）卵円形脂肪体は本症候群の診断の参考となる．
文献6より引用．

B. ネフローゼ症候群の食事・栄養療法の実際（表6）

1）食塩

ネフローゼ症候群で浮腫を伴うような場合は，食塩摂取**3 g/日以上，6 g/日未満**を目標とする．ネフローゼ症候群が完全寛解となり，腎機能が正常であれば食塩制限は解除できる可能性が高い．不完全緩解（尿タンパク0.3 g/日以上が治療開始1カ月以上継続）の場合にはCKDに準じて食塩制限の継続を考慮する．

2）タンパク質

過度なタンパク質制限は推奨されていない．微小変化型ネフローゼ症候群では**1.0～1.1 g/kg標準体重/日**，それ以外の場合には**0.8 g/kg標準体重/日**が推奨されている．

3）エネルギー

ネフローゼ症候群においても異化亢進が進みやすいため，十分なエネルギー摂取が必要である．エネルギー摂取量は**25～35 kcal/kg標準体重/日**で指導を行うが，ネフローゼ症候群ではステロイド療法が行われることが多く，糖尿病や肥満を合併している場合には，血糖値や体重の変化を考慮しながらエネルギー摂取の制限が必要となる場合がある．

4 慢性透析

慢性透析患者の食事摂取については，日本透析医学会による「慢性透析患者の食事療法基準」（表7）をもとに，症例の状態に応じて検討するとよい[7)]．

A. 外来時における食事・栄養療法の実際

エネルギー摂取やタンパク質摂取量における基本的な考え方として，慢性透析患者では**肥満**だけでなく，**やせ**が問題となることが多く，PEWやサルコペニア，

表6　ネフローゼ症候群の食事療法

	総エネルギー（kcal/kg標準体重/日）	タンパク質（g/kg標準体重/日）	食塩（g/日）	カリウム	水分
微小変化型ネフローゼ症候群（MCNS）以外	35	0.8	3～6未満	血清カリウム値により増減	制限せず*
治療反応性良好なMCNS	35	1.0～1.1	3～6未満	血清カリウム値により増減	制限せず*

＊ 高度の難治性浮腫の場合には水分制限を要する場合もある．文献6をもとに作成．

第6章 各疾患の食事・栄養療法

表7　慢性透析患者の食事療法基準

ステージ5D	エネルギー（kcal/kgBW/日）	タンパク質（g/kgBW/日）	食塩（g/日）	水分	カリウム（mg/日）	リン（mg/日）
血液透析（週3回）	30～35[注1) 2)]	0.9～1.2[注1)]	＜6[注3)]	できるだけ少なく	≦2,000	≦タンパク質（g）×15
腹膜透析	30～35[注1) 2) 4)]	0.9～1.2[注1)]	PD除水量（L）×7.5＋尿量（L）×5	PD除水量＋尿量	制限なし[注5)]	≦タンパク質（g）×15

注1）体重は基本的に標準体重（BMI＝22）を用いる.
注2）性別，年齢，合併症，身体活動度により異なる.
注3）尿量，身体活動度，体格，栄養状態，透析間体重増加を考慮して適宜調整する.
注4）腹膜吸収ブドウ糖からのエネルギー分を差し引く.
注5）高カリウム血症を認める場合には血液透析同様に制限する.
文献7より引用.

フレイルを避けることを念頭に置く必要がある．やせや肥満が大きな問題である場合には，一時的に基準値にとらわれず，症例の状態に応じた栄養療法が検討されることもある．

食塩摂取においては，2016年に日本透析医学会から「透析患者は特殊な病態であるため，食塩摂取6 g/日未満を原則とするが，尿量，身体活動度，体格，栄養状態，透析間体重増加を考慮して適宜調整する」との見解が示されている[8)]．ガイドラインに記載されている数値は，あくまで標準的な身体活動を前提とされており，栄養指導後にも必ず体重の増減や栄養状態および血液検査の結果（特にカリウム，リンなど）を把握し，指示量が適正であるかの確認が必須である．

B. 入院時における食事・栄養療法の実際

1）経口摂取

経口摂取が可能な場合はそちらが優先されるが，摂取量のモニタリングが重要である．入院当初は食事摂取量が少ない場合が多く，指示量を決定後に，実際にはどの程度摂取できているのかを把握することがきわめて重要であることを強調する．なお，現在は多くの経口栄養補助食品が使用でき，不足している栄養素を補ううえで簡便な場合がある．

2）経腸栄養

経口摂取ができない場合には，経腸栄養もしくは静脈栄養を選択しなければならないが，腸管が安全に使用できるときには経腸栄養を優先して行うべきである．経腸栄養を行う場合には**腎不全用経腸栄養剤**が簡便であり，それらを組合わせて使用するとよい．一方で，それらを使用している場合に，ナトリウムやカリウム，リン摂取不足などが生じることがあり，汎用タイプの経腸栄養剤を組合わせることもある．体重の増減や栄養状態および血液検査の結果（特にカリウム，リンなど）を把握し，指示量が適正であるかの確認が必須である．

3）静脈栄養

静脈栄養を行う場合には溢水や高血圧をきたす可能性があるため，輸液量が制限され，必要な栄養量が投与できないことも多い．初期輸液としてはカリウムおよびリンが混注されていない輸液を選択するが，静脈栄養が長期に及ぶ場合（目安として1週間以上）には中心静脈栄養が必要となる．そのような場合には，市販されているハイカリック®RFは利用しやすいが，カリウムおよびリンをはじめビタミンや微量元素は含まれておらず，それらの混注も検討する．血液透析患者の場合には透析中に経静脈栄養補給を行うことも可能であるが，経口摂取量がきわめて低いときなどの一時的な栄養補給路として検討されうる．

文　献

1）「CKD診療ガイド2012」（日本腎臓学会/編），東京医学社，2012
2）「慢性腎臓病に対する食事療法基準 2014年版」（日本腎臓学会/編），東京医学社，2014
3）「エビデンスに基づくCKD診療ガイドライン2018」（日本腎臓学会/編），東京医学社，2018
4）「日本人の食事摂取基準（2015年版）」（http://www.mhlw.go.jp/stf/shingi/0000041824.html），厚生労働省
5）「AKI（急性腎障害）診療ガイドライン2016」〔AKI（急性腎障害）診療ガイドライン作成委員会/編〕，東京医学社，2016
6）「エビデンスに基づくネフローゼ症候群診療ガイドライン2017」〔丸山彰一/監，厚生労働科学研究費補助金難治性疾患等政策研究事業（難治性疾患政策研究事業）難治性腎疾患に関する調査研究班/編〕，東京医学社，2017
7）中尾俊之，他：透析会誌，47：287-291，2014
8）「慢性透析患者の減塩目標について」（http://www.jsdt.or.jp/info/1939.html），日本透析医学会

9 肝疾患

- 急性肝炎は，食事・栄養療法と安静が基本であり，薬物療法は不要であると理解する
- 慢性肝炎は，薬物療法が優先される．食事・栄養療法は肝硬変への進展に備えた準備のためであることを理解する
- NAFLDは，ほかの生活習慣病を合併しやすく，食事・栄養療法および運動療法が治療の基本であることを理解する
- 肝硬変の食事・栄養療法は，タンパク質代謝異常とエネルギー代謝異常への対応であることを理解する
- アルコール性肝障害では，アルコールの減量あるいは禁酒が最も重要であることを理解する

1 代表的な肝疾患

本項では，食事・栄養療法の観点から，肝障害の成因をアルコール性と非アルコール性に分けて概説する（図1）．

A. 非アルコール性肝障害

非アルコール性肝障害の代表は，肝炎ウイルスによる急性肝炎，慢性肝炎および，その最終形である肝硬変，肝細胞がんである．一方，これまで成因の70％近くと最も大きな比率を占めてきたC型肝炎ウイルスが，最近は内服薬によりほぼ排除・消滅させられるようになった．今後，ウイルス性肝疾患が減少し，生活習慣に起因する**非アルコール性脂肪性肝疾患**（nonalcoholic fatty liver disease：NAFLD），なかでも**非アルコール性脂肪肝炎**（nonalcoholic steatohepatitis：NASH）から進展する肝硬変，肝細胞がん症例が増加することは間違いない．

B. アルコール性肝障害

アルコール性肝障害に関しては，2011年にJASBRA（Japanese Society of Biomedical Research on Alcohol）による「アルコール性肝障害診断基準2011年版」において，5病型に分類された[1]．病型に合わせた治療を行うことはもちろん，アルコール摂取という生活習慣の是正が必要であることはいうまでもない．

こうした現実を鑑みると，非アルコール性肝障害，アルコール性肝障害にかかわらず，この先，われわれが遭遇する肝疾患の治療の中心が食事・栄養療法となることは想像に難くない．

2 非アルコール性肝障害

A. 急性肝炎

1）概説

ウイルス，自己免疫，アルコールおよび薬剤などにより，急性に生じる肝障害を**急性肝炎**（急性肝障害）とよぶ．日本では，成因の多くがウイルスであり，急性肝炎といえば**ウイルス性肝炎**を指すことが多い．そのため，本項では，ウイルス性肝炎を取り上げることとする．

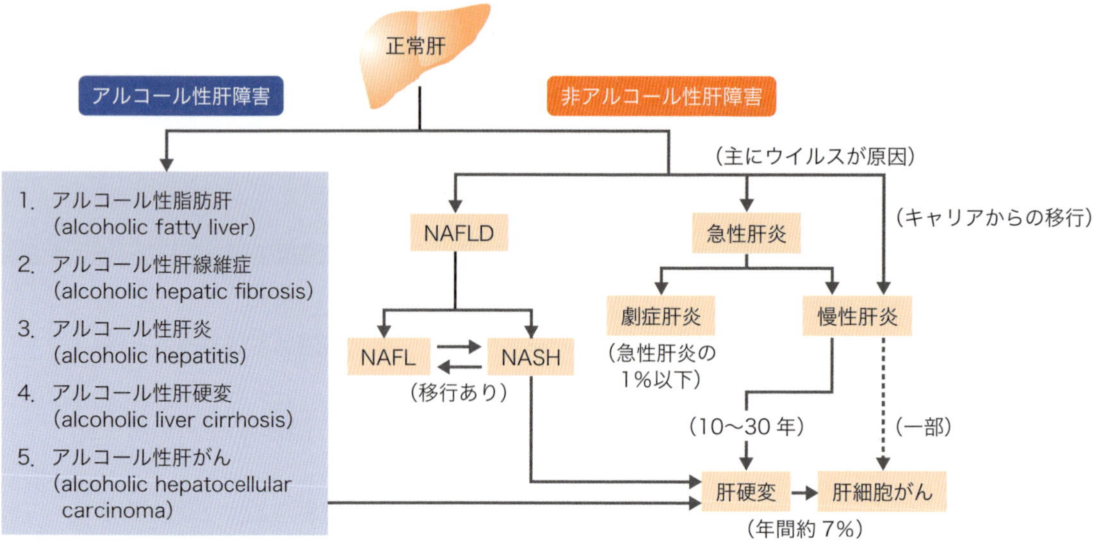

図1　肝疾患の成因別分類

NAFLD：non-alcoholic fatty liver disease（非アルコール性脂肪性肝疾患），NAFL：non-alcoholic fatty liver（非アルコール性脂肪肝），NASH：non-alcoholic steatohepatitis（非アルコール性脂肪肝炎）．

急性肝炎の経過は，急性期と回復期に分けられる．**急性期**には，感冒様症状がみられ全身倦怠感や食欲不振が出現する．やがて黄疸が明らかになると，徐々に肝機能は改善し食欲も回復する（**回復期**）．通常は，2〜3カ月の経過で，後遺症を残すことなく治癒する．

2）治療の基本

治療の基本は，**安静**と**食事・栄養療法**である．薬物療法は，基本的に必要ない．食事は，消化・吸収のよい炭水化物を中心とし，タンパク質は障害肝への負担を考慮して過剰にならないようにする．胆汁酸を必要とするような，消化・吸収の悪い脂肪は制限する．特に急性期には，食欲低下を認めることが多いため，献立を工夫し（冷たくて，さっぱりした口当たりのよいものでにおいが強くないものがよい．例えば，ざるそば，冷奴，お浸し，果物など），食欲を低下させないことが重要である．食事摂取が不可能，不十分な場合は，経腸栄養あるいは静脈栄養管理とする．

安静状態でのエネルギーの過剰摂取は，**医原性脂肪肝**の原因となるので注意する．

3）食事・栄養療法のプランニング

標準体型の患者では，急性期のエネルギー摂取量を標準体重当たり25〜30 kcal/日，タンパク質1.0〜1.2 g/日，脂質エネルギー比は15％を目安とする．回復期には，エネルギー摂取量を標準体重当たり30〜35 kcal/日，タンパク質1.2〜1.5 g/日，脂質エネルギー比は15〜25％とする[2]．

肥満患者では，エネルギー摂取量を25〜30 kcal/kg標準体重/日と抑え，脂質エネルギー比を15〜20％とする[2]．

B. 慢性肝炎

1）概説

6カ月以上にわたり肝実質の炎症が持続するものを慢性肝炎という．多くは肝機能異常を伴い，成因には，ウイルス，自己免疫，アルコールおよび薬剤などがある．

日本の慢性肝炎の成因は，約80％がウイルス性で，**C型肝炎ウイルス**（HCV）の比率が70〜80％と高く，次いで**B型肝炎ウイルス**（HBV）が約20％である．B型慢性肝炎，C型慢性肝炎ともに，ウイルスキャリアの状態が持続し，肝硬変，肝細胞がんへと進展するものが少なくない．

薬物療法には，抗ウイルス療法と肝庇護療法がある．抗ウイルス療法として，B型慢性肝炎は，インターフェロン（IFN）または内服薬として核酸アナログが用いられ，C型慢性肝炎はIFN（またはPeg-IFN）単独あるいはIFN（またはPeg-IFN）とリバビリンの併用療法が行われてきた．しかし，有効性，副作用の面から近年では内服薬がIFNに代わり主流となっている．内服薬の治療効果（ウイルス排除効果）は，IFNに勝るとも劣らない．

2) 治療の基本

慢性肝炎は，ウイルス排除目的の**薬物療法**が基本となる．自覚症状は多くの場合認められず，食事内容も健常者と同じでよいが，ウイルスを排除できなければ10〜30年後に肝硬変へと進展する可能性がある．

肝硬変では食事・栄養療法がきわめて重要となるが，食習慣を急に変更させることは難しいため，慢性肝炎のうちに肝硬変に備えて**食習慣の軌道修正**をはじめる．

HCV感染は，インスリン抵抗性を誘導しやすく，耐糖能異常を合併しやすい．また，薬物療法の効果不良例では，1日の総鉄摂取量を6〜7 mgとする**鉄制限食**により，トランスアミナーゼの改善効果が報告されている．ビタミンCや，ビタミンEなどの**抗酸化成分**を多く含む食品も肝機能改善に有用な可能性がある．

3) 食事・栄養療法のプランニング

特別な食事・栄養療法は不要で，食事内容に関する制限も原則不要である．

食事基準は，標準体型の患者で，エネルギー摂取量を標準体重当たり30〜35 kcal/日，タンパク質1.2〜1.5 g/日，脂質エネルギー比は20〜25％を目安とする[2)]．

肥満患者では，エネルギー摂取量を25〜30 kcal/kg標準体重/日と抑え，脂質エネルギー比を15％とする[2)]．

C. NAFLD，NASH

1) 概説

組織診断あるいは画像診断で脂肪肝を認め，原因がアルコールを除外できるものが**NAFLD**である．NAFLDは病態がほとんど進行しない**非アルコール性脂肪肝**（nonalcoholic fatty liver：**NAFL**）と進行性で肝硬変に進展しうる**NASH**に分類されるが，両者は相互に移行すると考えられている[3)]．NAFLDの多くは，糖尿病，脂質異常症などの生活習慣病を合併しており，NAFLDは生活習慣病の肝臓表現型といえる．

NAFL，NASHの発症に至る相違はいまだ明確にはなっていない．これまでNASHは，NAFLに2次的ストレスが加わり発症，とする2 hit theory説が有力であったが，最近では，脂肪化と炎症が同時あるいは炎症が先行するケースがみられることから，さまざまな要因が段階的に生じるのではなく並行して同時に生じて発症するとの説（**multiple parallel hits説**）[4)]が提唱されている．

2) 治療の基本

NAFLDは，過栄養，過体重がベースにある．NASHではインスリン抵抗性が著明なことから，**食事・栄養療法**，**運動療法**および**減量**が重要となる．運動と低エネルギー食による体重減少は，NAFLDの肝脂肪化を改善するとされるが，肝臓の組織学的改善を得るためには少なくとも現体重の7〜10％以上の減量が必要とされる．また，抗酸化作用を有するビタミンEの薬剤としての有効性が示されていることより，抗酸化作用を有するビタミンC，ビタミンE，βカロテンやポリフェノールを多く含有する食品が有効な可能性がある[5)6)]．

総投与エネルギー量に対する炭水化物の比率は，糖尿病患者と同様の50〜60％とし，ことさら下げる必要はない．ただし，グリセミックインデックス（GI値）[※1]の高い単糖や二糖類を含む食品は，脂肪肝を増悪させやすいため控える．

3) 食事・栄養療法のプランニング

過栄養性脂肪肝では，過剰なエネルギー摂取を是正し，肥満があれば標準体重に近づける．

①高度肥満を伴わない脂肪肝

摂取エネルギー量は，標準体重当たり20〜30 kcal/日とする．脂肪は，総エネルギー量の20〜25％とする．タンパク質は，標準体重当たり1.0〜1.5 g/日とする[2)]．

②高度肥満を伴う脂肪肝

減量が最も重要で，摂取エネルギー量は，標準体重当たり20 kcal/日とし，脂肪は，総エネルギー量の20％以下とする．タンパク質は，標準体重当たり1.0〜1.2 g/日とする[2)]．

NASHが肝硬変に進展（burn-out NASH）[※2]すれば，後述の肝硬変の食事・栄養療法に従う．

※1 **グリセミックインデックス**：Glycemic Index（GI値）．食品ごとの食後血糖上昇の度合いを数値化したもの．GI値が低い食品ほど，食後の血糖上昇が緩やかである．

※2 **burn-out NASH**：NASHが肝硬変に進展すると，脂肪変性や炎症所見などNASHにみられた特徴が消失する．これをburn-out NASHとよぶ．

D. 肝硬変（慢性肝不全）

1）概説

肝硬変は，さまざまな原因により生じる慢性肝疾患の終末像で，臨床的には，**肝細胞機能不全**（肝予備能の低下）と**門脈圧亢進症状**（食道静脈瘤など）を呈する．肝硬変は，慢性進行性で，自他覚症状がほとんどみられない**代償期**（代償性肝硬変）から，肝不全症状（浮腫・腹水，黄疸，肝性脳症）を伴う**非代償期**（非代償性肝硬変）へと進展する（図2）．

2）治療の基本

肝予備能の維持・改善に有効な特効薬はない．一方，近年では肝疾患患者，特に肝硬変患者にも**サルコペニア**が多く認められることが注目されている（図3）．サルコペニアも含め，**食事・栄養療法**により肝予備能の維持・改善，発がん抑制および予後の改善が期待できる．

肝臓は，栄養素代謝の中心臓器であることから，肝硬変では糖質，脂質，タンパク質，ビタミン，ミネラルなど，すべての栄養素およびエネルギー代謝異常が認められる．特に，低アルブミン血症（タンパク質代謝異常）とエネルギー代謝異常は，生命予後と深く関連する．

エネルギー代謝異常では，早朝空腹時の安静時エネルギー消費量（resting energy expenditure：REE）の亢進と呼吸商の低下がみられる．呼吸商の低下は，エネルギー産生のために利用される糖質の燃焼比率が低下し，代わりに内因性脂肪の燃焼比率が上昇していることを示している．糖質の燃焼比率低下は，耐糖能異常と肝臓の貯蔵グリコーゲンの枯渇によると考えられる[9]．

低アルブミン血症に対する高タンパク質食は，タンパク不耐症がある患者では肝性脳症を惹起する．低ア

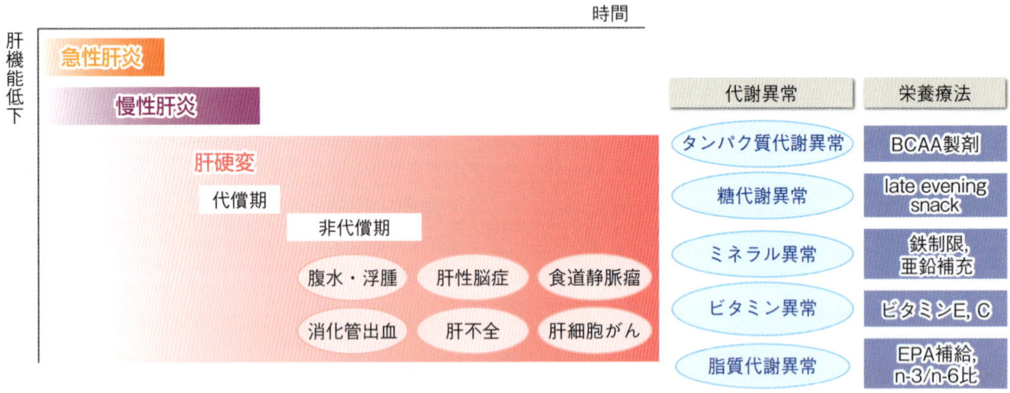

図2　肝硬変の進行と症状および栄養療法
文献7より引用．

判定基準

CT	男性	42 cm^2/m^2
	女性	38 cm^2/m^2
BIA	男性	7.0 kg/m^2
	女性	5.7 kg/m^2
握力	男性	＜26 kg
	女性	＜18 kg

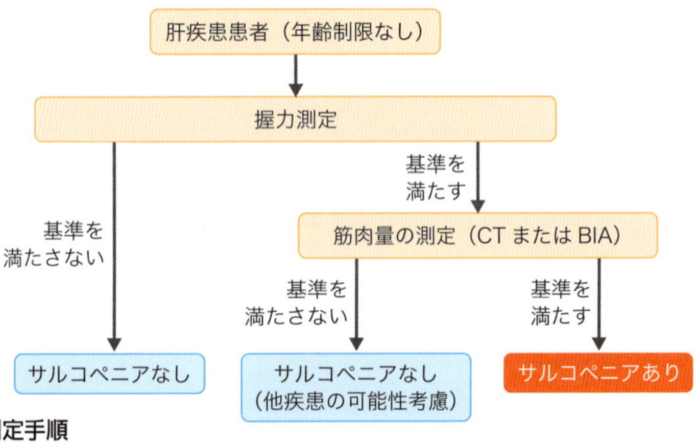

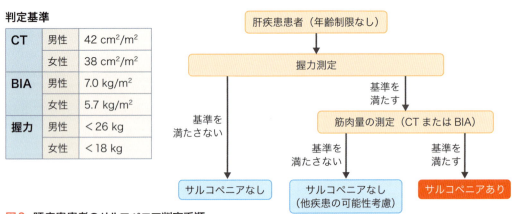

図3　肝疾患患者のサルコペニア判定手順
文献8より引用．

ルブミン血症は，フィッシャー比の低下と関連し，フィッシャー比の低下は，肝性脳症の誘因の1つでもある．そのため，**分岐鎖アミノ酸**（BCAA）の補充は，低アルブミン血症の改善，肝性脳症予防に有効である．また，耐糖能異常の改善，前述のサルコペニアに対しても有効な可能性がある．さらに，肝発がんを抑制する可能性も報告されている．

3）食事・栄養療法のプランニング（表1）

必要十分なエネルギー量とタンパク質の投与が重要である．代償期と非代償期により食事・栄養療法が大きく変わることから，かつての「肝硬変には高タンパク質，高エネルギー食」の画一的表現は適切ではない．

タンパク不耐症があれば，タンパク質制限食とし，肝不全用経腸栄養剤もしくはBCAA顆粒の補充により窒素源を補う．獣肉にはBCAAが豊富に含まれるが，同時に芳香族アミノ酸（AAA）も多く含むため，摂取量が多くなると肝性脳症をきたす可能性がある．一方，BCAAを多く含み，AAAやメチオニンが少なく，食物繊維が豊富な大豆製品は，肝性脳症を予防しつつ，窒素源の補給に有用である．

肝性脳症の契機に便秘がある．便秘の予防に，食物繊維の豊富な野菜，果物を十分に摂取する．野菜・果物を十分に摂取することにより，ビタミン，ミネラルの摂取も増やすことができる．

浮腫・腹水の予防に，塩分と水分を控える．塩分摂取量は男性5～7 g/日を目標とする．肝臓に負担をかけるアルコールは禁止する．

200 kcal程度の夜食（late evening snack：LES）は，エネルギー代謝異常の改善に有効である．同時に，耐糖能異常にも対応できる．

表1　肝硬変の栄養基準

1. エネルギー必要量 ・栄養所要量（生活活動強度別）※1を目安にする ・耐糖能異常のある場合：25～30 kcal/kg（標準体重/日）
2. タンパク質必要量 ・タンパク不耐症がない場合※2：1.0～1.5 g/kg/日 ・タンパク不耐症がある場合※2：低タンパク質食（0.5～0.7 g/kg/日）＋ 肝不全用経腸栄養剤
3. 脂質必要量 ・エネルギー比：20～25％
4. 食塩 ・腹水・浮腫（既往歴も含む）がある場合：5～7 g/日
5. 分割食（4～6回/日）あるいは夜食（約200 kcal相当※3）

※1　第六次改訂日本人の栄養所要量（厚生労働省，2000）
※2　低アルブミン3.5 g/dL以下，Fischer比1.8以下，BTR 3.0以下の場合にはBCAA顆粒を投与することがある．
※3　肥満例では夜食を給与する場合には，1日の食事総量を変化させないか減量する必要がある．また，やせ例では，夜食を含めて1日の食事総量の増加を検討する．夜食などはバランス食であることが望ましい．
文献10より引用．

3 アルコール性肝障害

A. 概説

アルコール性肝障害は，5年以上の長期にわたる過剰の飲酒※3により引き起される肝障害をいう．JASBRAによる「アルコール性肝障害診断基準2011年版」において，その病型は，①アルコール性脂肪肝，

Column

肝硬変患者はやせている？ それとも肥満？

30年ほど前（1980年代）は，手足はやせこけ，黄疸で皮膚は浅黒く，腹水のためにお腹だけは突き出ている，これが肝硬変の典型例．肝硬変患者は，いわゆるPEM（タンパク質エネルギー低栄養状態）であった．しかし，近年の肝硬変患者をみると，（腹水や浮腫を認めない患者のうち）BMIが，25以上の肥満に判定される者が34％と，一般健常者に比べても肥満者の割合が多いと報告された[11]．肝硬変患者の身体計測値は健常者とほぼ同等であったが，脂肪量のみは，健常者よりもむしろ多いことも報告されている．しかし，肝硬変患者の筋力低下は著しく，まさに，サルコペニア肥満の様相を呈していた[12]．

いまや，栄養関連学会のどこをみてもサルコペニアが話題になっている．肝硬変患者におけるサルコペニア，あるいはサルコペニア肥満は，まさに旬の話題といえよう．

※3　一般に過剰の飲酒とは，1日平均純エタノール60 g以上の飲酒，例えば，日本酒1日3合以上をいう（常用飲酒家）．ただし女性では1日40 g程度の飲酒でもアルコール性肝障害を引き起こす可能性がある．

表2　アルコール性肝障害の病型および病理診断

1. アルコール性脂肪肝（alcoholic fatty liver）	肝組織病変の主体が，肝小葉の30％以上（全肝細胞の約1/3以上）にわたる脂肪化（fatty change）であり，そのほかには顕著な組織学的な変化は認められない．
2. アルコール性肝線維症（alcoholic hepatic fibrosis）	肝組織病変の主体が，(1) 中心静脈周囲性の線維化（penvenular fibrosis），(2) 肝細胞周囲性の線維化（pericellular fibrosis），(3) 門脈域から星芒状に延びる線維化（stellate fibrosis, sprinkler fibrosis）のいずれか，ないしすべてであり，炎症細胞浸潤や肝細胞壊死は軽度にとどまる．
3. アルコール性肝炎（alcoholic hepatitis）	肝組織病変の主体が，肝細胞の変性・壊死であり，1）小葉中心部を主体とした肝細胞の著明な膨化（風船化，ballooning），2）種々の程度の肝細胞壊死，3）Mallory体（アルコール硝子体），および4）多核白血球の浸潤を認める． ▶a. 定型的：1）～4）のすべてを認めるか，3）または4）のいずれかを欠くもの ▶b. 非定型的：3）と4）の両者を欠くもの 背景肝が脂肪肝，肝線維症あるいは肝硬変であっても，アルコール性肝炎の病理組織学的特徴を満たせば，アルコール性肝炎と診断する．
4. アルコール性肝硬変（alcoholic liver cirrhosis）	肝の組織病変は，定型例では小結節性，薄間質性である．肝硬変の組織・形態学的証拠は得られなくても，飲酒状況，画像所見および血液生化学検査から臨床的にアルコール性肝硬変と診断できる．
5. アルコール性肝がん（alcoholic hepatocellular carcinoma）	アルコール性肝障害で，画像診断，または組織診断で肝がんの所見が得られたもので，ほかの病因を除外できたものをアルコール性肝がんと診断する．

文献1より引用．

②アルコール性肝線維症，③アルコール性肝炎，④アルコール性肝硬変，および⑤アルコール性肝がんに分類された（図1，表2）．

B. 治療の基本

アルコール性肝障害の予防，治療では，**飲酒量の適正化**（低減）あるいは**禁酒**が最優先される．常用飲酒家では，アルコール以外に，必要な栄養素やエネルギー量が十分に摂取できておらず，栄養学的にバランスの悪い食事をしている可能性が高い．少なからず栄養素欠乏がみられることから，その是正が食事・栄養療法の基本である．特に，ビタミンやミネラルの欠乏症は見落としがちであり，注意が必要である．

C. 食事・栄養療法のプランニング

アルコール摂取を確実に中止，または減量させる．食生活の改善と主食，主菜，副食をきちんと摂取するような食事バランスの改善により，栄養素の不足が生じないようにする．

摂取エネルギー量は，標準体重当たり25～30 kcal/日とし，脂肪は，総エネルギー量の20～25％とする．タンパク質は，標準体重当たり1.0～1.5 g/日とする．

文　献

1）「アルコール性肝障害診断基準2011年版」（http://www.kanen.ncgm.go.jp/cont/010/sankou.html），日本アルコール医学生物学研究会（JASBRA）
2）「臨床栄養医学」（日本臨床栄養学会/監），南山堂，2009
3）「NAFLD/NASH診療ガイドライン2014」（日本消化器病学会/編），南江堂，2014
4）Tilg H & Moschen AR：Hepatology, 52：1836-1846, 2010
5）Hasegawa T, et al：Aliment Pharmacol Ther, 15：1667-1672, 2001
6）Sanyal AJ, et al：N Engl J Med, 362：1675-1685, 2010
7）「臨床栄養学 疾患別編 改訂第2版（栄養科学イラストレイテッド）」（本田佳子，他/編），羊土社，2016
8）西口修平，他：肝臓，57：353-368，2016
9）Kato M & Moriwaki H：Hepatol Res, 30：59-62, 2004
10）「認定NSTガイドブック2017 改訂第5版」（日本病態栄養学会/編），南江堂，2017
11）Shiraki M, et al：Hepatol Res, 43：106-112, 2013
12）馬嶋真子，他：日本臨床栄養学会雑誌，36：106-111, 2014

10 消化器疾患

- 消化管潰瘍では脂質を控えた食事摂取の指導，禁煙指導が必要と理解する
- 下痢では十分な水分補給を行い，食事は少量から開始し，乳製品，アルコールやカフェイン，脂肪などは控えることが重要と理解する
- 潰瘍性大腸炎と比較し，Crohn病では食事の影響を受けやすく，脂肪制限や禁煙の指導が重要であることを理解する
- 急性膵炎では経腸栄養を48時間以内に開始し，経口摂取は腹痛の消失やリパーゼ値の低下を指標に開始することを理解する
- 慢性膵炎に対して禁酒・禁煙指導，脂肪制限，消化酵素薬の併用を行うことを理解する

1 消化管潰瘍（胃潰瘍・十二指腸潰瘍）

A. 疾患概念

胃潰瘍，十二指腸潰瘍は粘膜の攻撃因子（胃酸，ペプシン）と防御因子（粘液，血流，重炭酸バリア）のバランスが崩れることにより胃や十二指腸壁の欠損を生じる病態である．

胃潰瘍の成因のなかでもヘリコバクター・ピロリの感染は主たる原因としてあげられるが，そのほかには**非ステロイド性消炎鎮痛薬**（NSAIDs）を代表とする薬剤やストレス，香辛料やアルコール，喫煙も重要な危険因子となる．

B. 栄養学的病態

腹痛や悪心などの症状を伴い，経口摂取不良，食事摂取不良に由来する栄養障害や，潰瘍に伴う出血や潰瘍面からのタンパク漏出，また潰瘍をくり返すことにより合併する狭窄に伴う通過障害による栄養障害が主な症状となる．

胃潰瘍，十二指腸潰瘍では急性の栄養障害から低アルブミン血症，貧血を認めることが多い．通過障害を合併した症例では慢性のタンパク質エネルギー低栄養状態が多い[1]．

C. 食事・栄養療法の実際・指導内容

胃酸分泌抑制剤（proton pump inhibitor：PPI）内服下においては食事による胃の酸度への影響はほとんどなくなるため，食事療法における潰瘍治療の役割は低い．したがって，潰瘍に伴う低栄養状態の改善が栄養療法の目的となる．なお，出血性胃潰瘍で内視鏡的止血術を施行した場合は48時間の絶食が勧められている[2]．

タンパク質は胃酸に対する中和作用が強く，食後の胃内pHの低下が緩徐である．また，タンパク質は潰瘍治癒を促進する．一方で，脂質は胃酸分泌を抑制するが，胃蠕動も抑制し，胃内停滞時間が長くなるため，脂質が多い食品は避けるべきである[1]．

喫煙やストレス，不規則な食事などの要因が潰瘍の発生や再発に影響を与えることが知られており，前述を念頭に置き日常生活における**生活習慣の指導**を行う．

2 下痢・便秘

A. 疾患概念

下痢とは水分量の多い液状の糞便を頻回に排出する状態で，1日に200 g以上の便がある場合と定義される．一般的に水分量が80〜90％となると軟便となり，90％以上となると水様下痢となる．一方，**便秘**とは週に2回以下の排便状態と定義されている．それぞれ原因を表1にまとめる．

B. 栄養学的病態

1）下痢の栄養学的病態

ヒトの腸管管腔へは水分として1日当たり経口摂取（飲食物）が2 Lと唾液，胃液，胆汁や膵液などの内因性分泌液7 Lの計9 Lが流入し，さらに小腸や大腸からの腸液分泌も起こる．腸管に流入する約9 Lの水分のうち，十二指腸，空腸で5.5 L，回腸で2 L吸収され，回腸末端から大腸に入る腸液は1.5 L程度とされる．その後，大部分は右側結腸で吸収され，糞便には0.2 L以下の水分が排泄されるのみである．

腸管に流入する水分量が増加した場合，小腸では最大12 Lまで，大腸では最大4〜6 Lまでの水分吸収が可能と考えられている．これらの吸収能を超える水分の流入や炎症などによる吸収能の低下から下痢を生じる．

腸液にはNa^+，K^+，Cl^-，HCO_3^-などの電解質が含まれており，下痢により種々の**電解質異常**や**代謝性アシドーシス**をきたす場合がある．また，Crohn病や潰瘍性大腸炎などの炎症性腸疾患や感染性腸炎では腸管粘膜が障害されるため，タンパク漏出が生じ，**低タンパク血症**をきたす[3]．

2）便秘の栄養学的病態

経口摂取された食物は消化吸収を受けた後，2〜6時間で盲腸へと到達する．盲腸から横行結腸へと送られる間に水分が吸収され，徐々に便塊が形成される．食後の胃結腸反射などにより結腸に強い蠕動を生じると，直腸が伸展して排便をきたす．

便秘は機能性と器質性に分類され，機能性はさらに弛緩性，痙攣性，直腸性に分けられる．便秘のみで低栄養となることはないが，大腸がんによる器質性便秘の際には著しい体重減少をきたすこともある[3]．

表1　下痢・便秘の原因

腸管の感染	ウイルス性，細菌性，真菌性，原虫・寄生虫性
腸管の炎症	潰瘍性大腸炎，Crohn病，虚血性腸炎
吸収不良	スプルー，慢性膵炎，乳糖不耐症，短腸症候群，盲係蹄症候群，タンパク漏出性胃腸症
腸管の運動障害	過敏性腸症候群，迷走神経切除後，ダンピング症候群
消化器系の腫瘍	膵がん，胃がん，肝がん，大腸がん，大腸腺腫症，Hodgkinリンパ腫
全身疾患に伴うもの	内分泌・代謝障害 Zollinger-Ellison症候群，WDHA症候群，副甲状腺機能低下症，甲状腺機能亢進症，Addison病，糖尿病，カルチノイド アミロイドーシス，尿毒性腸炎，肝硬変
医療行為に伴うもの	薬剤性下痢（抗菌薬起因性腸炎，Microscopic colitis，下剤，抗がん剤，NSAIDs，マグネシウム含有制酸薬など） 放射線性腸炎
食物に起因するもの	カフェイン，フルクトース，スクロース，ラクトース，甘味料（ソルビトール，キシリトールなど），香辛料，過剰な脂質摂取

C. 食事・栄養療法の実際・指導内容

1）下痢の栄養管理

下痢症状をきたしている場合は脱水となりやすい．一般的には**経口補水液**（oral rehydration solution：ORS）や腸管刺激を避ける食事療法で改善する場合が多い．ORSには日本ではオーエスワン®やアクアライト®ORSなどが使用可能である．しかし改善しない場合や嘔吐などのため経口摂取が不能な場合は乳酸加リンゲル液（ラクテック®注など）にて輸液を行う．

下痢症状が改善した場合，重湯，葛湯，低脂肪のスープ，りんごジュースなどから経口摂取を開始する．症状の悪化がなければ，お粥，煮込んだうどん，白身魚などの固形食へと移行する．

慢性下痢の場合，冷たい飲み物，牛乳などの乳製品，アルコールやカフェインなどは控えるように指導する．脂肪は大腸の運動を刺激し，下痢を促しやすいため控えめにする．**水溶性食物繊維**には保水性があり便を固形化する作用がある（表2A）．非セルロース系多糖類であるペクチンなどを含む柿，りんご，バナナ，プルーンなどを摂取するように指導する[3]．

2）便秘の栄養管理

食事摂取量，食事内容，生活習慣，運動習慣，ストレスなどの精神的な要因，排便状況，服薬内容，女性では月経との関連などについて医療面接を行う．服薬内容として抗コリン薬や三環系抗うつ薬，抗Parkinson薬，

表2　食物繊維を含む食品

A）水溶性食物繊維を多く含む食品

食品名	1食分	繊維量
もも	200 g（1個）	1.2 g
洋なし	150 g（中1個）	1.1 g
さといも	100 g（中2個）	0.8 g
じゃがいも	100 g（中1個）	0.6 g
りんご	150 g（中1個）	0.5 g
乾燥プルーン	30 g	1.0 g

B）不溶性食物繊維を多く含む食品

食品名	1食分	繊維量
干しがき	70 g（2個）	8.9 g
いんげんまめ	30 g	4.8 g
大豆	30 g	4.6 g
ひじき	10 g	4.3 g
干ししいたけ	10 g（2個）	3.8 g
おから	40 g	3.4 g
切干しだいこん	20 g	3.4 g
たけのこ	70 g	2.3 g
納豆	50 g	2.2 g
ごぼう	50 g	1.7 g
玄米	90 g	1.6 g

モルヒネなどの薬物は便秘をきたす．

便秘には基本的に食物繊維の摂取が有効とされてきた．しかし，「慢性便秘症診療ガイドライン2017」では過剰な食物繊維の摂取は便秘をむしろ増悪することや食物繊維の摂取が有効であるのは摂取量が不足している場合のみであるとの言及がある．また，日本人の報告では機能性便秘患者に対して主に小麦よりコメや豆類（おからを含む）由来の食物繊維が多く含まれる食事やヨーグルトなどの乳酸菌食品が有効との報告もある[4]．

このように便秘のタイプにより食物繊維の適切な摂取量は異なる可能性がある．弛緩性便秘や直腸性便秘の場合は便量を増やすために水分は十分にとり，**不溶性食物繊維**の豊富な食品を摂取するように勧める（表2B）．一方で，痙攣性便秘の場合には，むしろ低残渣低脂肪食とし，蠕動運動を促すような食品摂取は控えるべきである[3]．

生活指導として，適切な運動や腹壁マッサージもエビデンスレベルは低いものの選択肢となりうる[4]．

3 炎症性腸疾患（Crohn病・潰瘍性大腸炎）

A. 疾患概念

1）Crohn病

Crohn病は「原因不明であるが，免疫異常などの関与が考えられる肉芽腫性炎症性疾患で，主として若年者に発症し，小腸・大腸を中心に浮腫や潰瘍を認め，腸管狭窄や瘻孔など特徴的な病態を生じる」とされる[5]．口腔から肛門までの消化管のあらゆる部位に病変が出現し，消化管以外にも関節炎，虹彩炎，皮膚病変を合併する．病変・病状は再発・再燃をくり返しながら進行する．

2）潰瘍性大腸炎

潰瘍性大腸炎は「主として粘膜をおかし，しばしばびらんや潰瘍を形成する大腸の原因不明のびまん性非特異性炎症」と定義され，その経過中に再燃と寛解をくり返すことが多く，腸管合併症（結節性紅斑，壊疽性膿皮症，虹彩炎，強直性脊椎炎など）を伴うことがある[5]．

B. 栄養学的病態

1）Crohn病の栄養学的病態

Crohn病は下痢や腹痛，食欲不振などの臨床症状による経口摂取不良や腸管炎症や切除による**消化吸収障害**，また，病変腸管からの漏出，発熱などによるエネルギー必要量の増加などが原因となり**低栄養状態**に陥ることが多い．Crohn病の活動性が高く，著しい栄養状態の悪化がみられる状態や，頻回の下痢，大量出血，膿瘍・瘻孔形成，広範かつ高度の腸管炎症を伴う場合，腸管安静が必要となり，中心静脈栄養が施行される．著しい悪化がみられる症例では急激な栄養補給により**リフィーディング症候群**をきたすことがあり注意を要する（第2章-2参照）．

2）潰瘍性大腸炎の栄養学的病態

潰瘍性大腸炎では下痢や腹痛により食事摂取量が低

下し，発熱や炎症により**異化亢進状態**となる．また，びらんや潰瘍など大腸粘膜病変からの出血やタンパク漏出により貧血や**低タンパク血症**をきたし，持続すると**タンパク質エネルギー低栄養状態**となる．しかし，病変が大腸に限局されることからCrohn病でみられる消化吸収障害による必須脂肪酸や脂溶性ビタミン欠乏症，微量元素欠乏症は通常認めない．

C. 食事・栄養療法の実際・指導内容

1）Crohn病の栄養管理

① 低脂肪，アミノ酸を中心とする

Crohn病ではまずは消化管の安静が必要となる場合が多い．リフィーディング症候群を念頭に置き，**中心静脈栄養**を開始する．症状の回復に伴い経腸栄養を開始する．ちなみに，活動期Crohn病の至適投与量は重症度との相関はみられず34 kcal/kg/日（29～30 kcal/IBW/日）であった．脂質がCrohn病の病態を増悪させるため，低脂肪であることが必要である．また，タンパク質は抗原性を有し，Crohn病患者では過剰な免疫反応を惹起すると考えられている．よって，Crohn病では経腸栄養剤のなかでも低脂肪，アミノ酸を中心とした**成分栄養剤**（ED，エレンタール®）が最も頻用されている．成分栄養剤の寛解導入効果はメタ解析で副腎皮質ホルモン治療の効果と同等かやや劣る程度とされ，寛解維持の有効性も示されている．体重1 kg当たり30 kcal以上を成分栄養剤で摂取した場合，長期の寛解維持効果が示されているが，成分栄養剤は受容性の維持が難しい場合が多い．

近年，**Half ED**といわれる1日の摂取カロリーの約半分を成分栄養剤で摂取した患者における寛解維持効果が示され，生物学的製剤との併用においてもHalf EDの有用性が示されている．

② 投与方法と目安

成分栄養剤は経口と経管の2つの投与方法がある．経口では一般的にHalf ED（900～1,200 kcal/日）が目安となる．一方で，経管で成分栄養剤を投与する場合，鼻から5 Fr程度の細いチューブを挿入することにより夜間に栄養摂取することが可能である．カロリーの目安は1,200～2,400 kcal/日とFull EDにも対応することができる[6]．

③ 禁煙指導，食事指導

喫煙はCrohn病の明らかな増悪因子であることが示されているため，喫煙者に対しては**禁煙指導**を徹底して行う．寛解期には厳密な食事内容の制限は必要としないが，**低脂肪食**が望ましいとされる．また，食事による消化管の反応は個人によってかなり異なるため，食べると症状が悪化するものは避けるように指導する．

2）潰瘍性大腸炎の栄養管理

① 必要エネルギー量

炎症性腸疾患におけるエネルギー投与量の算出には**間接熱量計**が有用である．間接熱量計にて計測されたREEに活動係数の1.2か1.3を乗じて必要エネルギー量とする．活動期潰瘍性大腸炎で体重当たり，32～36 kcal/kg/日（28～31 kcal/IBW/日）が至適投与量と算出された報告もある[7]．本結果は中等症から重症を対象とした結果であり，重症度に応じて32～36 kcal/kg/日で調整を行う．また，寛解導入後のエネルギー必要量は約30 kcal/kg/日を目標とする．

② 栄養剤の選択

1週間程度の絶食であれば末梢輸液により栄養管理が可能であるが，アミノ酸や脂肪，ビタミンの投与は欠かさず行う．劇症や重症例，一部の中等症例では中心静脈栄養を施行する．総エネルギー量は前述したが，タンパク質・アミノ酸投与量については腸管粘膜病変からの出血やタンパク漏出に伴うタンパク質の喪失を考慮する必要がある．活動期では1.5～2.0 g/kg/日とし，血清アルブミン値やRTP（rapid turnover protein）の値も参考にする．その際，BCAAを十分に含む**総合アミノ酸輸液製剤**を選択することが望ましい．血清アルブミン値2.0 g/dL以下の症例では積極的にアルブミン製剤も併用する．また，脂肪乳剤も総エネルギーの20％程度は経静脈投与で補充する．

中心静脈栄養からの切り替えや軽症，中等症の一部の症例に対して**腸管安静**や**補助療法**として経腸栄養が行われる．しかし寛解導入療法や寛解維持療法としての意義はない．頻回の下痢や血便がみられる場合には経腸栄養は控えるべきで，また，成分栄養剤のような高浸透圧の製剤は下痢を助長することがあり注意を要する．

③ 食事管理

腹痛や下痢，粘血便が改善したら，徐々に食事を開始するが，動物性脂肪の摂取や乳製品は下痢を助長しやすいので控えめにする．

寛解期潰瘍性大腸炎において栄養バランスに注意するが，特別な食事制限は必要としない．ただし，アルコールや過度の動物性脂肪や香辛料の摂取は控えるように指導する．一方，**n-3系多価不飽和脂肪酸**や**水溶性食物繊維**は十分に摂取する．補食として経腸栄養剤を用いてもよいが，寛解維持効果は期待できない[6]．

4 膵炎

A. 疾患概念

膵臓は糖質やタンパク質，脂肪の消化吸収に必要な消化酵素を分泌している臓器である．膵炎は発症様式により急性と慢性に分けられる．

1）急性膵炎

急性膵炎の原因としてアルコール性，胆管結石，原因の特定できない特発性，内視鏡的逆行性胆道膵管造影法（endoscopic retrograde cholangiopancreatography：ERCP）などによる医原性があげられる．男性では**アルコール性**，女性では**胆石性膵炎**が多い．急性膵炎では膵酵素による自己消化が本体となる．炎症により膵酵素が細胞外へ漏れ出し，膵実質の破壊，壊死，さらには周囲臓器を消化するという病態を呈する．また，炎症によって分泌された炎症性サイトカインが**全身性炎症反応症候群**（systemic inflammatory response syndrome：SIRS）を引き起こし，病態を悪化させる．

2）慢性膵炎

慢性膵炎はアルコール性，特発性，胆石性，自己免疫性などが成因となる．慢性膵炎の発生機序はいまだに明らかにされていないが，微小な炎症が持続することで非可逆的な慢性変化（膵管拡張，膵石，膵線維化など）を生じ，臨床的に膵臓の外分泌・内分泌機能の低下を伴う病態である．

B. 栄養学的病態

1）急性膵炎の栄養学的病態

急性膵炎では炎症性サイトカインによるSIRSから血管透過性が亢進し，サードスペースへの**血漿の喪失**をきたす．また細静脈拡張などの影響により，高度の**血管内脱水**を呈する．よって，まず発症早期の**急速輸液**を施行する．また，絶食により消化管の透過性が亢進し，BT（bacterial translocation）が起こるため，**早期の経腸栄養**が勧められる．「急性膵炎診療ガイドライン2015」においても，入院後48時間以内に経腸栄養を開始することにより感染性合併症の発症率を低下させ，生存率を向上させることがより強く推奨されている[8]．高度の炎症反応を呈することが多く，**エネルギー代謝亢進**がみられるため，十分なエネルギーを投与することが必要である．

2）慢性膵炎の栄養学的病態

慢性膵炎は膵炎による腹痛（背部痛）を認める比較的早期にみられる**代償期**と，膵が荒廃し耐糖能障害や消化吸収を呈する**非代償期**，その間の**移行期**の3つに病期が分けられる．代償期には飲酒や脂肪の多い食事により上腹部痛や背部痛を訴える症状が典型的である．病期がすすむことにより疼痛はむしろ軽減し，膵臓は萎縮して膵外分泌機能の低下に伴う**脂肪便**や**体重減少**，インスリン分泌低下による**膵性糖尿病**などをきたす．

C. 食事・栄養療法の実際・指導内容

1）急性膵炎の栄養管理

急性膵炎に対する治療は，まずは**初期大量輸液**を行い，経腸栄養は48時間以内に開始する[8]．膵への刺激を避ける目的で経腸栄養はTreitz靭帯を越えて空腸まで挿入することが推奨されるが，空腸管が困難な場合は胃管でも許容される[8]．また，軽症膵炎では経鼻胃管の留置は不必要とされている．中心静脈栄養に関しては軽症例では推奨されていない．また，重症例でも静脈栄養による**長期絶食は回避**すべきとされている[8]．

重症急性膵炎の早期経腸栄養に用いる栄養剤としては，**低脂肪の成分栄養剤**（エレンタール®），あるいは**無脂肪の消化態流動食**（ペプチーノ®）が一般的には選択される．急性膵炎の原因として高トリグリセリド血症があるが，血中トリグリセリド濃度が異常高値でなければ経静脈的な脂肪乳剤による脂質投与を行う．経口摂取への移行は腹痛の消失や血中膵酵素値の低下（リパーゼの正常値上限の2.4倍以下）を指標とする[8]．脂肪は膵外分泌刺激作用が最も強く，食事は脂肪制限を基本とする．当初は脂肪摂取量を10 g/日から開始し，腹痛の増悪や膵酵素の上昇を認めなければ30 g/日程度まで徐々に増加可能である[9]．

2) 慢性膵炎の栄養管理

慢性膵炎代償期に対する食事療法は**脂肪制限食**を指導する．ただし，過度の脂肪制限は栄養障害を引き起こすことになるため注意が必要である．非代償期では腹痛は軽減するが同様に脂肪制限は必要である．膵外分泌能の低下から消化吸収障害，特に脂質の吸収不良をきたすため，**脂溶性ビタミン欠乏**への対策も必要である[10]．また，インスリン分泌低下から膵性糖尿病が現れるため，消化吸収障害と併せて低栄養となりやすい．吸収不良に対してはパンクレリパーゼ（商品名：リパクレオン®）などの**消化酵素薬**を併用する．

喫煙は膵炎の成因にかかわらず，再発性急性膵炎の危険因子であり，また，慢性膵炎の生命予後を悪くする因子であるため，膵炎であれば**禁煙**を指導する[8) 11)]．

膵炎のなかでも特にアルコール性膵炎であった場合，再発率は32％と高く，1日エタノール摂取量48 g以上の飲酒では膵炎発症リスクは2.5倍とされるため，**禁酒**を指導する[8)]．

文　献

1）「NSTのための臨床栄養ブックレット2 疾患・病態別栄養管理の実際 消化管の疾患」（山東勤弥，他／編），文光堂，2009
2）「消化性潰瘍診療ガイドライン2015 改訂第2版」（日本消化器病学会／編），南江堂，2015
3）佐々木雅也：便秘症・下痢症．「臨床栄養医学」（日本臨床栄養学会／監），pp300-304，南山堂，2009
4）「慢性便秘症診療ガイドライン2017」（日本消化器病学会関連研究会 慢性便秘の診断・治療研究会／編），南江堂，2017
5）「潰瘍性大腸炎・クローン病診断基準・治療指針［平成28年度改訂版］」（http://www.ibdjapan.org/pdf/doc01.pdf），厚生労働科学研究費補助金 難治性疾患等政策研究事業「難治性炎症性腸管障害に関する調査研究」（鈴木班）
6）藤山佳秀，馬場重樹：食道・胃・腸疾患．「臨床栄養実践ガイド」（丹羽利充／編），pp160-166，中外医学社，2014
7）Takaoka A, et al：J Clin Biochem Nutr, 56：208-214, 2015
8）「急性膵炎診療ガイドライン2015 第4版」（急性膵炎診療ガイドライン2015改訂出版委員会／編），金原出版，2015
9）佐々木雅也：膵疾患 急性膵炎．「ビジュアル栄養療法 メカニズムからわかる治療戦略」（丸山千寿子，中屋 豊／編），pp42-48，南江堂，2012
10）佐々木雅也：膵疾患 慢性膵炎．「ビジュアル栄養療法 メカニズムからわかる治療戦略」（丸山千寿子，中屋 豊／編），pp49-52，南江堂，2012
11）「慢性膵炎診療ガイドライン2015 改訂第2版」（日本消化器病学会／編），南江堂，2015

11 呼吸器疾患

- COPDと誤嚥性肺炎が重要と理解する
- COPDの栄養障害の原因や特徴について理解する
- COPDの診療にあたり，体重や握力などの身体測定の必要性について理解する
- COPD患者に対する，食事・栄養療法を理解する
- 誤嚥性肺炎のリスクや予防法について理解する
- 誤嚥性肺炎を治療するにあたっての注意点を理解する

1 慢性閉塞性肺疾患（COPD）

A. COPDの栄養障害

1）栄養障害の頻度

COPD（chronic obstructive pulmonary disease）は肺のみならず，**全身性の炎症性疾患**として捉えられており，さまざまな併存症を併発する．併存症には，心血管疾患や代謝性疾患，骨粗鬆症，抑うつなどがあるが，栄養障害も重要な合併症の1つである．欧米の報告では，COPD患者の25～40％で**体重減少**を認めていたと報告されているが，気腫型が多い日本人ではその頻度はさらに高いと考えられている．

COPDの病期が進行するにつれて体重減少の頻度は増加し，日本における外来受診患者の実態調査では，Ⅲ期（高度の気流閉塞）以上では約40％，Ⅳ期（きわめて高度の気流閉塞）では約60％と高率に認められた．

2）栄養障害の原因

COPDではエネルギー摂取量は低下し，エネルギー消費量は増加する．

①エネルギー摂取量の低下

COPD患者では呼吸困難を自覚しやすいが，食後の**腹部膨満**は呼吸困難を増悪させ，食事摂食量が低下する．**胃食道逆流症**や**抑うつ**の頻度も高く，それらも食事摂取量が減少する要因となる．

②エネルギー消費量

COPDの特徴である気流閉塞や肺過膨張は呼吸筋のエネルギー消費を増大させるため，COPD患者のREEは予測値の120～140％に増加している．全身性炎症に伴うTNF-α（tumor necrosis factor-α）などの**炎症性サイトカインの増加**もエネルギー消費の要因となる．

すなわち，COPDの栄養障害の原因としては，エネルギーインバランス，全身性炎症，加齢，喫煙や薬剤の影響，消化管機能の低下，呼吸困難，社会的・精神的要因，遺伝的要因などが複合的に関与している．

3）栄養障害の特徴，予後との関連

①栄養評価項目

日本呼吸器学会の「COPD診断と治療のためのガイドライン」[1]では推奨される栄養評価項目が段階的に示されている（表1）．安定期の患者では同年代の健常者と比較し，BMIの低下が認められ，内臓タンパク質では血清アルブミンの低下はないがRTP（rapid turn-over protein）であるプレアルブミン（トランスサイレチン），レチノール結合タンパク質が低下を示す．血漿アミノ酸分析では，BCAAの低下によるBCAA/AAA比の低下を認める．すなわち，安定期COPD患者はRTPの低下とアミノ酸インバランスを伴うマラスムス型[※1]のタンパク質・エネルギー栄養障害を呈しており，**Pulmonary cachexia**と称される．

表1　推奨される栄養評価項目

必須の評価項目	・体重（%IBW，BMI） ・食習慣 ・食事摂取時の臨床症状の有無
行うことが望ましい評価項目	・食事調査（栄養摂取量の解析） ・簡易栄養状態評価表（MNA®-SF） ・%上腕囲（%AC） ・%上腕三頭筋部皮下脂肪厚（%TSF） ・%上腕筋囲 （%AMC：AMC＝AC－π×TSF） ・体成分分析（LBM，FMなど） ・血清アルブミン ・握力
可能であれば行う評価項目	・安静時エネルギー消費量（REE） ・rapid turnover protein（RTP） ・血漿アミノ酸分析（BCAA/AAA） ・呼吸筋力 ・免疫能

IBW：80≦%IBW＜90：軽度低下，70≦%IBW＜80：中等度低下，%IBW＜70：高度低下
BMI：低体重＜18.5，標準体重18.5〜24.9，体重過多25.0〜29.9
文献1より引用．

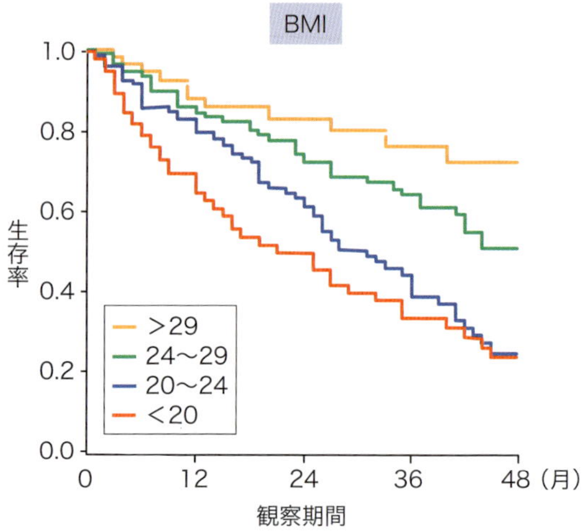

図1　COPD患者におけるBMIと予後との関連について
文献2より引用．BMIはCOPDの予後と関連する．

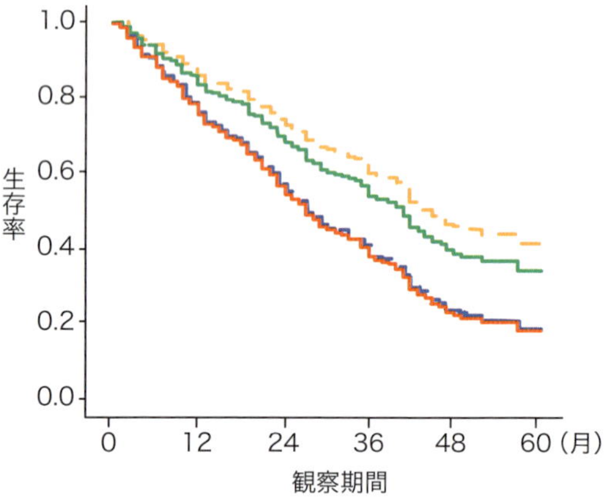

図2　COPD患者におけるBMI・FFMと予後との関連について
文献3より引用．FFMはBMIより鋭敏にCOPDの予後と関連する．
―BMI正常＋FFM正常，―BMI低下＋FFM正常，―BMI低下＋FFM低下，―BMI正常＋FFM低下．

② BMI，FFMと予後

BMIは閉塞性障害（1秒量）や肺拡散能などの呼吸機能と有意な相関を認めているが，同時にBMIは閉塞性障害の重症度とは独立した予後不良因子である（図1）[2]．さらに，経年的なBMIの低下も予後と関連している．COPDでは，BMIが正常であっても，その約1/4で筋タンパク質量の指標となる除脂肪量（FFM）が低下している．BMIが正常でもFFMが低下している群では予後不良であり，FFMはBMIよりも予後に強く関連している（図2）[3]．COPDの栄養障害を評価するにあたっては，体重を測定することは必須であるが，体組成を測定することも重要である．

また，COPDでは同年代の健常者よりも筋肉量が低下しており，**骨格筋量**や**筋力**（握力など）の低下も予後不良因子である．

③ ビタミンD欠乏

ビタミンD欠乏も高率（約40〜80%）に認め，ビタミンD欠乏は1秒量や運動能の低下と関連している．ビタミンD欠乏は骨粗鬆症の原因の1つであるが，健常人と比較してCOPDでは，**骨粗鬆症**を高率に合併している．定期的に**握力**や**骨密度**を測定することも必要である．

B. 栄養管理の実際

1）食事・栄養療法の適応

栄養障害が高度になると栄養治療の効果が低下するため，**早期の介入**が勧められている．具体的には，%IBW＜90の場合には栄養障害の存在が示唆されるた

※1　低栄養にはマラスムスとクワシオルコルとよばれる2つの病型がある．
マラスムス型：タンパク質とエネルギーのどちらにも不足がみられるが，特にエネルギー欠乏症状が著しいものである．著明なるいそうを認め，筋萎縮や貧血がみられる．しかし，浮腫や低タンパク血症はみられない．
クワシオルコル型：エネルギーの不足よりもタンパク質の不足が重篤な場合の病型である．浮腫や腹水を認め，低アルブミン血症や脂肪肝を伴う．

め，食事指導を行う．食事摂取量を増やすことが困難な場合や体重減少が進行する場合には，経腸栄養剤による経口栄養補給を考慮する．中等度以上の体重減少患者（%IBW＜80）では，積極的な栄養補給が必要である．

2）食事・栄養療法の有効性

COPD患者に対して食事・栄養療法を行うことで，総エネルギーやタンパク質の摂取量が増加し，体重増加を促進する．栄養障害のある患者では**栄養補給療法**により，体重の増加，筋タンパク質量の増加，6分間歩行試験の改善を認めることが明らかにされている[4)]．しかし，食事・栄養療法により予後が改善するかどうかについては明らかではなく，長期的なデータの集積が必要である．

3）食事指導

COPDの栄養障害に対しては**高エネルギー，高タンパク質食**の指導が基本であり，タンパク質源としてはBCAAを多く含む食品の摂取が勧められる．食事による腹部膨満が問題となる場合には，高エネルギーの食事を少量ずつ頻回に摂取することがよい．リン（P），カリウム（K），カルシウム（Ca），マグネシウム（Mg）は呼吸筋の機能維持に必要であり，特に**Pの十分な摂取**が重要である．COPDでは骨粗鬆症の合併頻度が高いため，ビタミンDやCaの摂取は重要である．

4）栄養補給療法

基本的にエネルギー源が脂質主体のものと炭水化物主体の栄養剤に大別される．個々の栄養素の含有量については各栄養剤により特徴がみられ，患者の病態に合わせて，経腸栄養剤を選択することが重要である（表2）．

炭水化物は脂肪に比べて酸化に伴う二酸化炭素産生が多いため，高炭酸ガス血症を伴う場合には，脂質を主体とする栄養剤を考慮する必要がある．しかし，脂質は胃内での停留時間が長く，横隔膜運動を低下させる要因となり，呼吸困難を悪化させる可能性があり注意が必要である．

また，**n-3系不飽和脂肪酸**や**ホエイタンパク質**を強化した栄養剤の投与により，栄養状態や全身性炎症の改善，運動耐容能の改善，効果が報告されている．COPDでは**血中BCAA濃度の低下**がみられるため，

表2　経腸栄養剤の選択

選択基準			処方例（/日）
換気能	高炭酸ガス血症あり	・換気不全による高炭酸ガス血症を伴う場合は，呼吸商の小さい脂質を主体とする栄養剤を考慮する．	プルモケア®-Ex 375 kcal
	高炭酸ガス血症なし	・著しい換気障害がなければ炭水化物主体，脂質主体にかかわらず十分なカロリー補給を最優先する．	エレンタール® 300～450 kcal エンシュア・リキッド® 250～500 kcal （エンシュア®・H 375 kcal） エネーボ® 300 kcal
抗炎症効果		・n-3系脂肪酸は炎症性サイトカインや炎症性エイコサノイドの産生を抑制する．	ラコール® NF配合経腸用液 200～400 kcal
アミノ酸組成		・BCAAはタンパク質合成促進と異化抑制作用を有し，侵襲下や運動時には骨格筋での利用が高まっている． ・COPDでは血中のBCAAが減少している．	エレンタール® 300～450 kcal + BCAA 8～16 g エネーボ® 300 kcal

Column

食事パターンとCOPD

喫煙がCOPD発症のリスク因子であることは広く知られたことであるが，じつは，食事パターンもCOPDの発症・進展リスクであることが疫学的に示されている．例えば，野菜，果物，豆類，チーズなどの乳製品，新鮮な魚介類などを中心に食品が構成され，肉類を控えめに摂る地中海式食事パターンはCOPDの発症リスクを低下させ，逆に，赤身肉や加工肉，飽和脂肪，糖分を多く摂る西洋式食事パターンはリスクを上げることが知られている．また，ビタミンCやビタミンEにもCOPDの発症リスクを下げる可能性があり，ビタミンDは呼吸機能とも関連している[5)]．さらに，食物繊維はCOPDの発症リスクを低下させ，呼吸機能の改善と呼吸器症状を軽減させるとの報告もある．このように，食生活がCOPDの発症・進展と関連しており，COPDの患者を診察するにあたり，食事内容などの日常生活の指導も忘れてはならない．

筋タンパク質の異化抑制やタンパク質合成促進を目的としたBCAAを強化した栄養剤の効果も期待される．

2 誤嚥性肺炎

A. 誤嚥性肺炎とは

高齢化に伴い，肺炎で死亡する割合が増加し，2011年以降，肺炎は日本人の死亡原因の第3位となっている．そして，その9割近くは75歳以上の高齢者である．70歳以上の高齢者肺炎の8割以上で誤嚥が関与しているとの報告もあり[6]，誤嚥性肺炎を起こした際の対応とともに，誤嚥の予防が重要である．

誤嚥性肺炎は，唾液や食物，あるいは胃液などとともに気道に入った口腔・咽頭粘膜中の細菌によって発症する肺炎である．吐物を大量に吸引した場合には，胃酸による化学性肺炎を起こすことがあり，Mendelson症候群ともよばれる．

嚥下障害は，誤嚥性肺炎の最も重要な危険因子であるが，高齢者，認知症，脳卒中後，Parkinson病，療養施設入所者では，嚥下障害のリスクが高くなる．嚥下機能は，胸腔内圧の影響も受けるため，肺が過膨張したCOPD患者においても，嚥下障害がしばしば認められる．

B. 誤嚥性肺炎の予防と治療

1）予防

誤嚥性肺炎は口腔内の細菌によって引き起こされるため，**口腔ケア**を行うことで，口腔内細菌の量や質を改善することができる．そのため，口腔ケアや口腔内乾燥の予防，摂食嚥下リハビリテーションは誤嚥性肺炎の予防につながる．感染の発症リスクの低減には，**栄養状態の改善**や**リハビリテーション**による体力増強も重要である．注意点としては，経鼻胃管や胃瘻は栄養を供給するには有効な手段ではあるが，誤嚥性肺炎の予防効果は確認されていない．また，栄養剤の逆流による誤嚥性肺炎の発症リスクも存在する．

薬物による誤嚥性肺炎の予防では，**アンジオテンシン変換酵素**（ACE）**阻害薬**がよく知られている．ACEは嚥下反射や咳反射の重要なトリガーであるサブスタンスPの分解酵素であり，嚥下反射と咳反射を低下させる．ACE阻害薬はサブスタンスPの分解阻害作用を有するため，誤嚥性肺炎の予防に有効な可能性がある．Parkinson病の治療薬であるドーパミン作動薬やアマンタジンは嚥下反射改善作用および肺炎抑制効果が報告されている．また，インフルエンザワクチンや肺炎球菌ワクチン接種，禁煙も肺炎予防対策として推奨されている．

2）治療

誤嚥性肺炎の治療としては，**抗菌薬**を用いた薬物治療が基本となる．しかし，誤嚥性肺炎を起こす起炎菌は，従来から報告されている嫌気性菌よりもグラム陰性桿菌の方が高頻度に検出されることが明らかになってきており，抗菌薬の選択にも注意が必要である．

C. 誤嚥性肺炎の栄養管理

1）誤嚥の有無の評価

まずは，誤嚥の有無について評価することが必要である．嚥下障害のスクリーニングテストとしては，**反復唾液嚥下テスト**や**改訂水飲みテスト**（表3），**食物テスト**などがあり，時には摂食・嚥下障害看護認定看護師や言語聴覚士と協力して評価する必要がある．

2）絶食の判断

誤嚥性肺炎の初期治療といえば，「絶食＋抗菌薬」と短絡的に対応しがちであるが，嚥下評価を行い，可能であれば**早期に経口摂取を開始**することが必要である．

誤嚥がなく，呼吸状態も不安定でなければ，不必要に絶食にしてはいけない．前田らは誤嚥性肺炎で入院した患者（平均年齢85.7±7.7歳）において，「とりあえず禁食」した群は，入院時から経口摂取を開始した群と比べて，入院から1週間の栄養摂取量が少なく，治療期間は長く，治療期間中の嚥下機能低下が大きかったことを報告している[8]．

しかし，呼吸状態が悪い場合や入院前から明らかな誤嚥が疑われるエピソードを認める場合などは，いったん絶食とする必要がある．

3）食事開始時のポイント

いざ，食事を開始する際にも，患者によって，ペースト状やムース状にする，とろみをつけるなどの**調理法の工夫**や，同じ量でも含有エネルギーの高い食材を選択するなどで必要エネルギーの摂取をめざす．病院により食事名（普通食，軟食，きざみ食，ミキサー食，ゼリー食，嚥下訓練食など）やその食内容が異なるが，

表3　反復唾液嚥下テスト（RSST），改訂水飲みテスト（MWST）

反復唾液嚥下テスト（RSST）
● 空嚥下を反復してもらい，嚥下反射の随意的な惹起能力を評価する （口腔乾燥がある場合は湿潤させてから行う） ● 方法：空嚥下を30秒間くり返す その間，検者は咽頭隆起・舌骨に指腹をあて，咽頭挙上から下降運動を触診する ● 30秒で2回以下が異常と判定する
改訂水飲みテスト（MWST）
● 水3 mLを口腔前庭に注ぎ嚥下する ● 可能なら追加嚥下してもらう ● 評価基準4点以上なら最大3回施行し，最も悪い場合を評価する

■判定基準

異常	1点　嚥下なし 2点　嚥下あり，むせないが呼吸変化あり 3点　嚥下あり，むせるか湿性嗄声あり
正常	4点　嚥下あり，むせない，湿性嗄声もない．空嚥下2回不能 5点　嚥下あり，4点に加え30秒以内に2回の空嚥下が可能

文献7より引用．

食事を依頼する医師は総エネルギー量やタンパク質量だけでなく，その形態なども把握しておく必要がある．

文　献

1）「COPD（慢性閉塞性肺疾患）診断と治療のためのガイドライン2018［第5版］」（日本呼吸器学会COPDガイドライン第5版作成委員会/編），メディカルレビュー社，2018

2）Schols AM, et al：Am J Respir Crit Care Med, 157：1791-1797, 1998

3）Schols AM, et al：Am J Clin Nutr, 82：53-59, 2005

4）「Global Strategy for the Diagnosis, Management and Prevention of COPD」（http://goldcopd.org/gold-2017-global-strategy-diagnosis-management-prevetion-copd/），Global Initiative for Chronic Obstructive Lung Disease（GOLD），2017

5）Zhu M, et al：Int J Chron Obstruct Pulmon Dis, 11：2597-2607, 2016

6）Teramoto S, et al：J Am Geriatr Soc, 56：577-579, 2008

7）「臨床栄養学 疾患別編 改訂第2版（栄養科学イラストレイテッド）」（本田佳子，他/編），羊土社，2016

8）Maeda K, et al：Clin Nutr, 35：1147-1152, 2016

12 貧血

- 赤血球の合成に必要な栄養素の不足によって生じる貧血は栄養性貧血ともよばれることを理解する
- 鉄欠乏性貧血は日常診療で最も遭遇する機会が多い小球性貧血であることを理解する
- 巨赤芽球性貧血は骨髄に巨赤芽球が出現する大球性貧血であり，主な原因はビタミンB_{12}または葉酸の欠乏であることを理解する

1 貧血とは

貧血とは赤血球の酸素運搬色素である**ヘモグロビン**（Hb）濃度が低下した状態を指す．WHO基準ではHbの正常値は成人男性で13 g/dL以上，成人女性では12 g/dL以上とされる[1)]．ただし，鉄需要が高まる成長期の小児や妊娠中の女性では11 g/dL以上に設定されている．原因に基づいた貧血の分類を表1に示す．

赤血球合成に必要な栄養素である鉄，タンパク質，ビタミン，銅などの不足によって生じる貧血は**栄養性貧血**ともよばれている．本項では，臨床上比較的多く遭遇する，鉄の不足により生じる**鉄欠乏性貧血**および，ビタミンB_{12}，葉酸の不足により生じる**巨赤芽球性貧血**について概説する．

表1　原因別による主な貧血の分類

造血幹細胞レベルの障害	腫瘍性疾患などによる骨髄の置換	急性白血病，骨髄線維症，多発性骨髄腫，悪性リンパ腫，がんの骨髄転移
	造血障害	再生不良性貧血，骨髄異形成症候群，発作性夜間血色素尿症，放射線・薬物・ウイルスによる造血低下
赤血球前駆細胞レベルの障害		赤芽球癆（先天性：Diamond-Blackfan貧血） EPO産生低下：腎性貧血，内分泌疾患（甲状腺・下垂体）
赤芽球-赤血球レベルの障害	膜の異常	先天性：遺伝性球状赤血球症，遺伝性楕円赤血球症など 後天性：発作性夜間血色素尿症
	解糖系酵素の異常（先天性）	ピルビン酸キナーゼ欠乏症，G6PD欠乏症
	ヘモグロビンの合成異常	ヘム合成障害：鉄芽球性貧血，ポルフィリア 鉄欠乏性貧血 グロビンのアミノ酸配列異常：異常ヘモグロビン症 グロビン鎖合成障害：サラセミア
	DNA合成障害	ビタミンB_{12}欠乏，葉酸欠乏，化学療法薬剤
	先天性赤血球異形成貧血	
赤血球以外の原因（後天性）		免疫性：自己免疫性溶血性貧血など
		機械的破壊：細小血管障害性溶血，脾機能亢進症
		感染症：マラリアなど

EPO：erythropoietin，G6PD：glucose-6-phosphate dehydrogenase，DNA：deoxyribonucleic acid．文献2より引用．

2 鉄欠乏性貧血

A. 定義

何らかの原因により体内の鉄が不足し，骨髄中の赤芽球でのHb合成が低下するために起こる貧血である．

B. 疫学・検査・診断

鉄欠乏性貧血は貧血症のなかでは最も頻度が高い．日本の報告では，鉄欠乏の指標とされる血清フェリチン値（Fer）15 ng/mL未満を呈するのは，男性で0～5％，女性全体で約22％，特に20～40歳代女性では40％以上とされている[3]．

小球性貧血を呈する．血清鉄，総鉄結合能（total iron binding capacity：TIBC）およびFerを測定し，TIBC≧360 μg/dL，Fer＜12 ng/mLを満たす場合に鉄欠乏性貧血と診断する．

C. 病態生理と病因

鉄欠乏性貧血は，体内の貯蔵鉄が枯渇し，赤血球造血に必要な鉄が骨髄の造血系に供給されないために発症する．すなわち，鉄の需要の増大あるいは供給量の減少が原因である．

鉄の需要の増大は慢性の出血によって生じることが多い．日本人女性で最も多い原因は月経である．男性や閉経後の女性の場合には消化管からの出血を疑う必要がある．妊娠中や授乳中の女性では胎児の発育や母乳中へのラクトフェリンの分泌のために，また運動選手や成長期の若年者は筋肉量の増大などのために鉄需要が増大している．一方で，鉄の供給量の不足は多くの場合，食事からの摂取量が不十分なために起きる．日本人女性の鉄の平均摂取量は必要量を満たしていない．また食事からの摂取量が十分にあっても，自己免疫性萎縮性胃炎などによって消化管からの鉄の吸収が低下すると体内に取り込まれる鉄が減少する．

D. 症候・身体所見

動悸，息切れ，顔面蒼白といった貧血の症状のほか，組織鉄欠乏の病態として**匙（スプーン）状爪**，**舌乳頭萎縮**，**嚥下困難**などがみられる．また，**異食症**を認めることもある．ライフステージ別にみると妊娠後期の鉄欠乏性貧血で**早産**を起こしやすく，**低体重児**の出産が多いとされる．乳幼児期では**発育発達障害**，**行動異常**を起こすことが知られ，思春期には，**記憶力低下**，**認知力低下**を起こす危険性が指摘されている．

E. 食事・栄養療法の実際

月経過多や消化管出血などの基礎疾患がある場合は，貧血の治療だけでなく**原因疾患の治療**も重要である．鉄の補充は**経口鉄剤が原則**であり，鉄として100～200 mg/日が必要とされる．貯蔵鉄を補充するため，貧血改善後も約3～4カ月の継続投与を要する．

鉄剤の非経口投与は，①鉄剤による副作用が強く服用不能な場合，②鉄の吸収障害がある場合，③鉄剤の内服により悪化する可能性のある消化器疾患を合併している場合，に限られる．

F. 鉄の損失と摂取

鉄は，1日当たり健常成人男性や閉経後の女性では1 mg，月経のある女性ではさらに0.6～0.8 mg損失する．野菜などに含まれる無機鉄（非ヘム鉄）と，肉や赤身の魚に多く含まれる有機鉄（ヘム鉄）は腸管からの吸収効率が異なり，非ヘム鉄では1～8％程度，ヘム鉄では10～30％とされるため，吸収率に応じた量を摂取する必要がある．主たる食品の鉄含有量を表2に示す．

表2 食品中の鉄の含有量

食品	単位（鉄量mg）	食品	単位（鉄量mg）
あさり水煮缶詰	30 g（11.3）	乾燥ひじき	大匙1杯（5.5）
豚レバー	60 g（7.8）	小松菜	100 g（2.8）
牛レバー	60 g（2.4）	大根・菜	70 g（2.2）
ほっき貝	50 g（2.2）	茹で大豆	100 g（2.0）
和牛ヒレ肉	80 g（2.0）	ほうれん草	1/3束（2.0）
いわし丸干し	2尾g（1.8）	切り干し大根	20 g（1.9）
カツオ	80 g（1.5）	ごま	大匙山盛り（1.8）
かき貝むき身	50 g（1.0）	春菊	100 g（1.7）
キハダマグロ	50 g（1.0）	かぶ・菜	70 g（1.7）
ホンマグロ	80 g（0.9）	パセリ	10 g（0.8）
卵	1個g（0.9）	焼き海苔	1枚g（0.8）
ワカサギ	80 g（0.6）	ブロッコリー	70 g（0.7）
鶏もも・皮つき	80 g（0.3）	もずく・塩抜き	50 g（0.4）
すずき	80 g（0.2）	高野豆腐	6 g（0.4）

文献3より引用．

第6章 各疾患の食事・栄養療法

3 巨赤芽球性貧血

A. 定義

骨髄に巨赤芽球の出現を伴う貧血であり，ビタミンB_{12}あるいは葉酸の欠乏によるものが代表的である．巨赤芽球性貧血の原因と分類は表3に大別される．特に，萎縮性胃炎に伴い内因子が欠乏しビタミンB_{12}吸収障害が生じる貧血を，**悪性貧血**という．

B. 疫学・検査・診断

海外からは，貧血患者のうち大球性貧血の割合は7.5％であり，ビタミンB_{12}，葉酸欠乏による貧血がそれぞれ貧血患者の1.4％，0.5％との報告がある[6]．また，日本での巨赤芽球性貧血の内訳は悪性貧血が61％，胃切除後ビタミンB_{12}欠乏が34％，その他のビタミンB_{12}欠乏が2％，葉酸欠乏2％とされている（図1）[7]．

原則として血清ビタミンB_{12}もしくは葉酸が低値であるが，正常域に留まることも稀ではない．血液検査所見では大球性貧血が認められ，白血球減少・血小板減少を伴うことがある．末梢血における過分葉好中球，骨髄における巨赤芽球，巨大後骨髄球などの所見が観察される．また，無効造血を反映して，間接ビリルビン，LDの上昇などの溶血所見が認められるが，網赤血球数は基準値を下回ることが多い．悪性貧血では抗内因子抗体や抗壁細胞抗体などの自己抗体が陽性となる．

C. ビタミンB_{12}と葉酸のDNA合成における作用

ビタミンB_{12}は，コバルトを分子内にもつ水溶性ビタミンの総称である（ビタミンについては第1章-2参照）．ビタミンB_{12}や葉酸が低下すると，デオキシウリジル酸（dUMP）からチミジル酸（dTMP）への変換が阻害されDNAの合成障害が生じ，巨赤芽球が産生される．巨赤芽球の多くは骨髄内で崩壊し末梢血中に赤血球が供給されなくなる（**無効造血**）．

D. ビタミンB_{12}と葉酸の吸収動態

食物中のビタミンB_{12}は，胃でハプトコリンと結合し十二指腸へ移行する．ハプトコリンは膵酵素により分解され，遊離したビタミンB_{12}は胃底腺領域の壁細胞から分泌される内因子と複合体を形成し，主に回腸末端から吸収される．一方，葉酸は空腸から吸収される．

表3 巨赤芽球性貧血の原因と分類

ビタミンB_{12}欠乏	栄養性	菜食主義者，貧困，ビタミンB_{12}欠乏の母乳栄養児
	胃腔内の異常（食物ビタミンB_{12}の遊離障害）	萎縮性胃炎，胃液無酸症，プロトンポンプ阻害薬，H_2ブロッカー
	胃壁細胞の萎縮・消失（内因子の欠乏）	悪性貧血，胃全摘出術後，腐食剤による破壊
	小腸腔内の異常	膵プロテアーゼ作用の不全（膵不全），小腸腔内でのビタミンB_{12}競合による奪取（腸内細菌や広節裂頭条虫による）
	回腸粘膜・内因子-ビタミンB_{12}レセプター異常（内因子-ビタミンB_{12}がレセプターに結合しない）	
	ビタミンB_{12}の転送異常（TC II-ビタミンB_{12}のTC IIレセプターへの転送不能）	
	代謝障害（細胞のビタミンB_{12}利用障害）	
葉酸欠乏	栄養性	食事からの摂取不足，摂取量の減少と需要の増大（生理的：妊娠，授乳，病理的：溶血性貧血，造血器腫瘍など）
	吸収不全	
	細胞の葉酸取り込みの異常	
	細胞の葉酸の利用障害	葉酸拮抗薬（メトトレキサートなど），先天性葉酸代謝酵素異常症
	薬物	
	急性葉酸欠乏症	集中治療室の患者，原因不明のもの
ビタミンB_{12}・葉酸欠乏によらない	先天性DNA合成障害，後天性DNA合成障害（悪性腫瘍，骨髄異形成症候群，DNA合成障害を起こす抗腫瘍薬，アルコールを含む種々の毒性物質など）	

文献4，5をもとに作成．

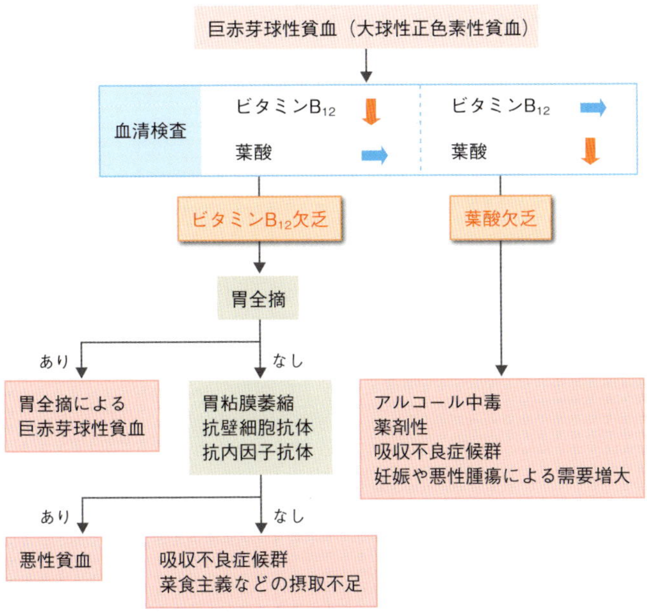

図1　巨赤芽球性貧血の原因の鑑別
文献8より引用．

E. 病態

抗内因子抗体や抗壁細胞抗体の産生による自己免疫性の萎縮性胃炎に伴い内因子が欠乏し，ビタミンB_{12}吸収障害が生じる．また，胃全摘出後にも内因子が欠乏する．一方，葉酸欠乏の原因は摂取不足，またはアルコール依存や薬物依存に伴うことが多い．

F. 症候・身体所見

易疲労感，頭痛，息切れ，動悸などの貧血症状のほか，軽度の黄疸を認めることがある．ビタミンB_{12}欠乏に特徴的な症状として神経学的な異常が約30％に認められ，末梢神経障害によるしびれ感，感覚鈍麻，側索・後索障害による深部感覚障害を認める．ほかに，舌乳頭の萎縮による特徴的なHunter舌炎，白髪，萎縮性胃炎に伴う消化器症状，高齢者では認知症，抑うつなどの症状を呈することがある．

G. 治療

ビタミンB_{12}は**非経口投与**（筋肉注射）**が原則**であり，体内貯蔵を満たした後も定期的な投与を終生続ける．神経症状のうち，しびれや感覚障害はかなりの回復が見込めるが，長期間経過した症状や脊髄症状の多くは残存することが多い．葉酸の吸収は一般的に良好であるため，**少量の経口投与**で効果が認められる．

Column

造血異常を示さない欠乏

造血異常を示さない潜在的なビタミンB_{12}欠乏が高齢者において頻度が高いことが報告されている．精神神経症状をもつ高齢の患者において，その原因がビタミンB_{12}欠乏であることは稀ではなく，その場合ビタミンB_{12}の投与により症状の一部が改善すると報告されている．

葉酸についても，造血異常を認めない程度の欠乏であっても組織に影響を及ぼすことが明らかになっている．葉酸欠乏は血管病変に関連があり，軽度の高ホモシステイン血症であっても心血管系疾患の独立した危険因子となる．妊婦の葉酸不足は胎児奇形，特に発生初期の神経管の閉鎖異常とも関連する．また葉酸の摂取不足と肺がんや結腸がんなどの悪性腫瘍との関連を示唆する報告もある．

4 おわりに

本項で概説した鉄欠乏性貧血や葉酸欠乏に伴う巨赤芽球性貧血は，栄養学的な介入により予防することが可能である．なお，近年微量元素である銅の欠乏に伴う貧血も注目されつつある．消化管外科手術後，長期高カロリー輸液，銅含有量の少ない経腸栄養剤の投与の患者において報告されており，貧血や好中球減少を呈するため，的確に診断し，治療する必要がある．それぞれの栄養素の吸収部位や動態，必要量を理解することが栄養学的介入を行ううえで重要である．

文献

1）「Haemoglobin concentrations for the diagnosis of anaemia and assessment of severity, Vitamin and Mineral Nutrition Information System」Geneva, WHO, 2011（WHO/NMH/NHD/MNM/11.1）（https://www.who.int/vmnis/indicators/haemoglobin.pdf）
2）成田美和子：日内会誌，104：1375-1382，2015
3）「鉄剤の適正使用による貧血治療指針 改訂［第3版］」（日本鉄バイオサイエンス学会治療指針作成委員会/編），響文社，2015
4）松田 晃：日内会誌，95：2010-2015，2006
5）「三輪血液病学 第3版」（浅野茂隆，他/監），文光堂，2006
6）Stouten K, et al：BMC Fam Pract, 17：113, 2016
7）Komine M：Int J Hematol, 71：8, 2000
8）「チーム医療を担う医療人共通のテキスト 病気がみえる vol.5：血液 第2版」（医療情報科学研究所/編），メディックメディア，2017

13 骨粗鬆症・サルコペニア・フレイル

- 骨粗鬆症の予防と治療のための食事・栄養を理解する
- サルコペニアの予防と治療のための食事・栄養を理解する
- フレイルサイクルの予防と治療のための食事・栄養を理解する

1 骨粗鬆症

A. 骨粗鬆症とは

骨粗鬆症とは**骨強度の低下**を特徴とし，骨折のリスクの高まった状態と定義されている[1]．骨強度は**骨密度**と**骨質**から構成される概念である．以前は骨密度のみが注目されていたが，例えば糖尿病などでは骨密度が高い場合でも骨折することがあり，骨質も考慮するようになってきている（表1）．

表1　骨粗鬆症の成因

遺伝	人種，家系，体格，体形
生活習慣	喫煙，無活動，過度の運動，無妊娠，遅延初潮，早期自然閉経
栄養	牛乳（乳糖）不耐症，長期低カルシウム摂取，菜食主義，過度のアルコール摂取，ビタミンD不足，ビタミンK不足など
疾患	神経性やせ症，甲状腺機能亢進症，副甲状腺機能亢進症，Cushing症候群，糖尿病，骨形成不全症，胃腸肝胆道疾患，関節リウマチ，溶血性貧血など
薬物	副腎皮質ステロイド，甲状腺ホルモン過剰摂取，抗凝固薬，抗けいれん薬など

文献2より引用．

B. 骨粗鬆症の予防と治療のための食事・栄養

1）バランスのよい食事

骨粗鬆症の栄養指導の基本は，**適切なエネルギー**および栄養素をバランスよく摂取したうえで，**カルシウム**，**ビタミンD**，**ビタミンK**など骨の健康に重要な栄養素の摂取を心掛けることである．「日本人の食事摂取基準」[3]，「骨粗鬆症の予防と治療ガイドライン」[1]を参考にするとよい．バランスのよい食事をめざすには，エネルギーや栄養素の量については「日本人の食事摂取基準」を参考にすることになるが，実際の食事について考える場合には，「食事バランスガイド」[4]や「四群点数法」[5]などの食品群を参考にするとよい（「食事バランスガイド」の活用は第3章-2参照）．

2）カルシウム

カルシウムは日本人の摂取量が少ない栄養素の1つである．カルシウムの供給源としては，**牛乳・乳製品**が摂取のしやすさ，カルシウムの吸収率を考慮しても最も推奨される食品となる．そのほか，小魚や野菜，大豆・大豆製品などによる摂取を心掛けることが大切である．カルシウムの摂取状況については，カルシウム自己チェック表[6]を用いて推定することができる．

3）ビタミンD

ビタミンDは腸管からのカルシウムの吸収を促進するなど，骨の健康に不可欠な栄養素である※1．ビタミンDの供給源は**魚類**である．また，紫外線にあたると

※1　近年は筋力の維持にも関係しており，ビタミンDの栄養状態が悪い場合には転倒のリスクが高まることも報告されている．

皮膚で生合成されることから，適度な**日光浴**も勧められる（図1）．

4）ビタミンK

ビタミンKはカルシウムを骨に取り込む際に必要なオステオカルシンの働きにかかわる．ビタミンKは**納豆，緑の葉物の野菜**に多く含まれている，なお，ビタミンKは血液凝固を促進することから，血液凝固阻止剤ワルファリンを服用している場合にはこれを多く含む食品は禁忌となり注意が必要である．

以上，カルシウム，ビタミンD，ビタミンKの「骨粗鬆症の予防と治療ガイドライン」に記載された目標摂取量は表2のとおりである．

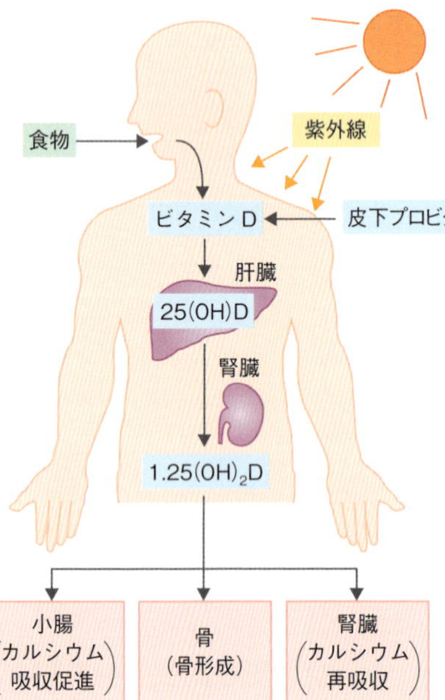

図1 ビタミンDの活性化と骨形成
25(OH) D：25位が水酸化（カルシドール）．1.25(OH) 2D：1位が水酸化（カルシトリオール）．文献7より引用．

表2 推奨摂取量

栄養素	摂取量
カルシウム	食品から700～800 mg （サプリメント，カルシウム薬を使用する場合には注意が必要である）（グレードB）
ビタミンD	400～800 IU（10～20 μg）（グレードB）
ビタミンK	250～300 μg（グレードB）

文献1より引用．その他ビタミンB_6，B_{12}，葉酸，ビタミンCなどの骨質への影響も報告されてきている．

5）水溶性ビタミン

近年は骨質の観点から，水溶性のビタミンである**ビタミンC，ビタミンB_6，ビタミンB_{12}，葉酸**の摂取も注目されている．これらは骨の有機成分であるコラーゲンの生成，維持に重要である．また，血液中のホモシステインの濃度を低下させるためにも必要なビタミンである．ホモシステインは骨密度とは独立して，骨折のリスクに関係していることが報告されている（各ビタミンを多く含む食品については第1章-2参照）．

2 サルコペニア

A. サルコペニアとは

サルコペニアは加齢に伴う筋力の減少，または老化に伴う筋肉量の減少を指し，筋肉（サルコ）と減少（ペニア）を合わせて提唱された比較的新しい造語である．骨格筋量の減少は四肢骨格筋量（kg）を身長（m）の二乗で除した**骨格筋指数**（skeletal muscle index：SMI）を使用し，あるカットオフ値未満を有意な骨格筋量減少と定義する．さらに筋力（握力）と身体能力（歩行速度）を加味してサルコペニアを判定する．サルコペニアは運動機能の低下（**ロコモティブシンドローム**），転倒，骨折という負のスパイラルを引き起こす可能性が大きい（表3）．骨粗鬆症とサルコペニアは同時に合併することも多く，そのような場合には転倒，骨折のリスクはさらに高まる．

表3 サルコペニアの原因

一次性サルコペニア（原発性）	
加齢以外に明らかな原因がない	
二次性サルコペニア（続発性）	
①活動に関連するもの	寝たきり，不活発な生活，運動不足，筋肉をあまり使わない状態
②疾患に関連するもの	重症臓器不全（脳，心臓，肺，肝臓，腎臓），炎症性疾患，がんや内分泌疾患など
③栄養に関するもの	吸収不良，消化管疾患，薬剤の副作用などによる栄養不足の状態

文献8をもとに作成．

表4　筋肉量の評価方法

	男性	女性
DXA法によるカットオフ値	6.87 kg/m²	5.46 kg/m²
BIA法によるカットオフ値	7.0　kg/m²	5.8　kg/m²

DXA：二重エネルギーX線吸収法，BIA：生体インピーダンス法．

B. サルコペニアの予防と治療のための食事・栄養

1）バランスのよい食事

サルコペニアの場合も，骨粗鬆症と同様に**適切なエネルギー**や栄養素の摂取が必要であり，**バランスのよい食事**が基本となる．

2）タンパク質・アミノ酸

サルコペニアでは特にタンパク質の摂取が重要である．高齢者のタンパク質必要量は体重当たりでは成人よりも高値となる．近年，タンパク質を構成するアミノ酸のなかでも，BCAAの1つであるロイシンの筋肉への作用が注目されている．**ロイシン**は動物性タンパク質に多く含まれている．特定の食品に偏ることなく，できるだけ多くの食品からいろいろな種類のタンパク質を摂取することが望ましい．

3）運動

筋肉は骨と同様に刺激を受けることが必要である．寝たきりなどの不動状態では筋肉量は減少していく．したがって，食事と同時に適度な身体活動，運動が重要となる．筋肉量の評価方法を表4に示す．

3 フレイル

A. フレイルとは

フレイルとは，老化に伴う種々の機能低下（**予備能力の低下**）を基盤とし，さまざまな健康障害に対する脆弱性が増加している状態，すなわち健康障害に陥りやすい状態を指す．フレイルは，健康と病気，要介護の中間の状態であり，フレイルの状態から健康に戻すことが大切である．

表5　目標とするBMIの範囲（18歳以上）※1※2

年齢（歳）	目標とするBMI（kg/m²）
18～49	18.5～24.9
50～69	20.0～24.9
70以上	21.5～24.9※3

※1 男女共通．あくまでも参考として使用すべきである．
※2 観察疫学研究において報告された総死亡率が最も低かったBMIをもとに，疾患別の発症率とBMIとの関連，死因とBMIとの関連，日本人のBMIの実態に配慮し，総合的に判断し目標とする範囲を設定．
※3 70歳以上では，総死亡率が最も低かったBMIと実態との乖離がみられるため，虚弱の予防および生活習慣病の予防の両者に配慮する必要があることも踏まえ，当面目標とするBMIの範囲を21.5～24.9とした．
文献3より引用．

B. フレイルの予防と治療のための食事・栄養

1）エネルギー

適切なエネルギー摂取が重要である．エネルギー摂取量の評価は体重，あるいは体格（BMI）によって行う．表5は「日本人の食事摂取基準（2015年版）」で示された望ましいBMIの範囲である．これをみると年齢が高くなるにつれて，望ましいBMIの下の値が高くなっているが，これはフレイルを予防するためである．

2）バランスのよい食事

適切なエネルギー摂取と同時に各種の栄養素の摂取についても考慮する必要があり，そのためにはバランスのよい食事が基本となる．主食，主菜，副菜，牛乳・乳製品，果物など，できるだけ多くの種類の食品を摂取するように心掛けるとよい．タンパク質も肉類（牛，豚，鶏など），魚，卵，大豆・大豆製品など，いろいろな食品から摂取するようにする．

Column

3つのフレイル

フレイルには3つの要素が考えられる．今回紹介したものは主に身体的なフレイルであるが，それ以外に，精神的フレイル（うつや認知症などが含まれる），社会的フレイル（孤独，引きこもりなどが含まれる）もある．社会的活動への積極的な参加などもフレイルの予防，改善に有効である．

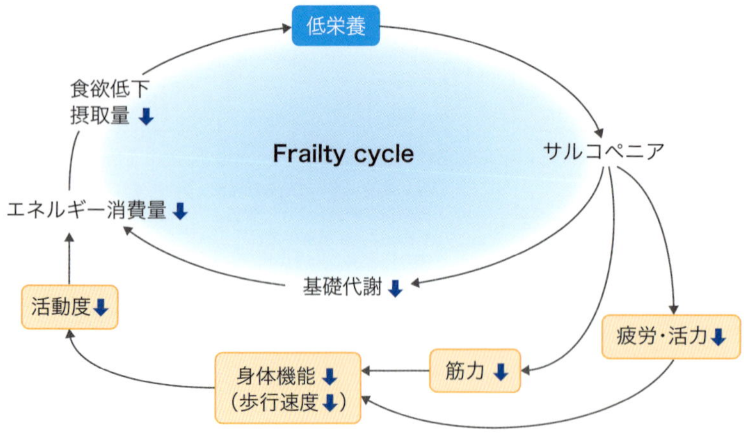

図2 フレイルサイクル
文献3より引用.

C. フレイルサイクル

図2は「日本人の食事摂取基準（2015年版）」に示されている**フレイルサイクル**である．フレイルの原因の1つに，サルコペニアが存在する．サルコペニアの要因は，いまだ十分解明されているわけではない．図2はフリードらの論文を参照し改変したものであるが，低栄養が存在すると，サルコペニアにつながり，活力低下，筋力低下・身体機能低下を誘導し，活動度，消費エネルギー量の減少，食欲低下をもたらし，さらに栄養不良状態を促進させるというフレイルサイクルが構築される．この負のサイクルをどこかで断ち切ることが重要である．

文　献

1）「骨粗鬆症の予防と治療ガイドライン2015年版」（骨粗鬆症の予防と治療ガイドライン作成委員会/編），ライフサイエンス出版，2015
2）「新しい臨床栄養学 改訂第6版」（後藤昌義，瀧下修一/著），南江堂，2014
3）「日本人の食事摂取基準（2015年版）策定検討会」報告書（http://www.mhlw.go.jp/stf/shingi/0000041824.html），厚生労働省
4）「食事バランスガイド」について（http://www.maff.go.jp/j/balance_guide/），農林水産省
5）四群点数法とは（http://4fgmethod.jp/about/），一般社団法人栄養検定協会
6）石井光一，他：Osteoporosis Japan, 13：497-502，2005
7）「臨床栄養学 疾患別編 改訂第2版（栄養科学イラストレイテッド）」（本田佳子，他/編），羊土社，2016
8）Cruz-Jentoft AJ，et al：Age Ageing，39：412-423，2010

14 褥瘡

- 褥瘡の食事・栄養療法では，褥瘡とともに低栄養，サルコペニアを有する患者への食事・栄養療法が重要であることを理解する
- 褥瘡治癒を促進するために，十分なエネルギーとタンパク質の投与が重要であることを理解する
- 低栄養患者の褥瘡予防には，高エネルギー，高タンパク質のサプリメントが勧められることを理解する
- 褥瘡患者の低栄養やサルコペニアの改善には，リハビリテーション栄養の考え方が有用であることを理解する
- 栄養改善には，1日エネルギー必要量＝1日エネルギー消費量＋エネルギー蓄積量（1日200〜1,000 kcal）とした攻めの栄養管理が必要であることを理解する

1 褥瘡とは

褥瘡とは，身体に加わった外力によって骨と皮膚表層の間の軟部組織の血流が低下，停止した状況が一定時間持続された結果，不可逆的な阻血性障害に組織が陥ったものである．深達度によって，**浅い褥瘡**（持続する発赤，真皮までの潰瘍，びらん，水疱）と**深い褥瘡**（皮下組織，筋肉，骨に達する潰瘍）に分類する．褥瘡の評価は，DESIGN-R®（深さ，滲出液，大きさ，炎症・感染，肉芽組織，壊死組織，ポケットの7項目）で行うことが多い（表1）．各項目の程度が重いほど，エネルギー消費量が増加することが多い．

栄養状態良好な健常者に褥瘡を認めることは稀である．日常生活活動に制限のある患者や低栄養・サルコペニアの患者に褥瘡を認めることが多い．そのため，褥瘡の食事・栄養療法では，褥瘡とともに低栄養，サルコペニアを有する患者への食事・栄養療法が重要である．本項では，日本褥瘡学会の「褥瘡予防・管理ガイドライン（第4版）」[2]を紹介しながら，食事・栄養療法とリハビリテーション（リハ）栄養について解説する．

表1　DESIGN-R®（2008年改訂版褥瘡経過評価用）：深さ項目

Depth（深さ）	
d0	皮膚損傷・発赤なし
d1	持続する発赤
d2	真皮までの損傷
D3	皮下組織までの損傷
D4	皮下組織を越える損傷
D5	関節腔，体腔に至る損傷
DU	深さ判定が不能の場合

創内の一番深い部分で評価，また，改善に伴い創底が浅くなった場合はこれに相応する深さとして評価し，DUを加えた7段階に区分する．なお，Uは判定不能（unstageable）の頭文字．
文献1より引用．

2 褥瘡の食事・栄養療法

A. 褥瘡患者の食事・栄養療法

「褥瘡予防・管理ガイドライン（第4版）」では，褥瘡患者の食事・栄養療法に関するクリニカルクエスチョン（CQ）がいくつかある．CQに沿って，順番に紹介する．推奨度C1は根拠は限られているが行って

もよい，Bは根拠があり，行うよう勧められることを示している．

① **CQ4.8　褥瘡患者には栄養評価を行ったほうがよいか**

推奨文　栄養評価を行い，必要な症例には栄養介入を行ってもよい．
推奨度C1

褥瘡患者には，低栄養やサルコペニアを認めることが多いため，すべての患者に栄養評価と栄養介入を行うべきであると考える．

② **CQ4.9　褥瘡患者にはどのような栄養補給を行うのがよいか**

推奨文・推奨度
①褥瘡治癒のための必要エネルギーとして，基礎エネルギー消費量（BEE）の1.5倍以上を補給することが勧められる．
推奨度B
②必要量に見合ったタンパク質を補給することが勧められる．
推奨度B

褥瘡患者が多めのエネルギーとタンパク質を摂取すると，褥瘡治癒が促進されやすい．そのため，十分なエネルギーとタンパク質の投与が重要である．例えば70歳男性，身長161 cm，体重40 kgの褥瘡患者の場合，基礎エネルギー消費量が約1,000 kcalであるため，1日エネルギー必要量は1,500 kcal以上とする（2,000 kcal以上でもよい）．タンパク質は総エネルギーの15～20％程度として，56～75 g以上とする．

③ **CQ4.10　褥瘡患者に特定の栄養素を補給することは有効か**

推奨文　亜鉛，アスコルビン酸，アルギニン，L-カルノシン，n-3系脂肪酸，コラーゲン加水分解物など疾患を考慮したうえで補給してもよい．
推奨度C1

褥瘡患者に特定の栄養素を補給してもよいが，エネルギーやタンパク質の推奨度Bと比較すると，推奨度C1と低い．そのため，十分なエネルギーとタンパク質の投与が優先される．

④ **CQ4.11　褥瘡患者に対して栄養の専門職およびチームの介入は行ったほうがよいか**

推奨文　管理栄養士や栄養サポートチーム（NST）の介入を行ってもよい．
推奨度C1

褥瘡対策チームに管理栄養士が参加していることが多いため，褥瘡対策チームの栄養介入で十分なことが多い．しかし，栄養管理に難渋する場合には，NSTに依頼することが望ましいと考える．

⑤ **CQ4.12　褥瘡患者の栄養補給の評価に体重を用いてもよいか**

推奨文　浮腫，脱水がなければ，体重増加量を用いることが勧められる．
推奨度B

浮腫や脱水があっても，それらの変化を考慮したうえで，体重をモニタリングすることは重要である．また，体重変化量ではなく，体重増加量と記載されていることより，褥瘡患者では筋肉や脂肪による体重増加をめざした栄養管理が求められていると考える．

以上が，褥瘡患者の食事・栄養療法に関するCQである．一方，質の高い系統的レビューであるコクランレビューでは，褥瘡の予防・治療に有用な栄養介入に明確なエビデンスはないとされている[3]．ただし，明確なエビデンスがなくても，**十分なエネルギー**と**タンパク質**の投与は重要である．また，**微量栄養素**が欠乏している場合には，補給すべきである．

B. 褥瘡予防と栄養

褥瘡予防に関するCQは，「褥瘡予防・管理ガイドライン（第4版）」に3つある．

① **CQ4.2　低栄養患者の褥瘡予防には，どんな栄養介入を行うとよいか**

推奨文　タンパク質・エネルギー低栄養状態（PEM）患者に対して，疾患を考慮したうえで，高エネルギー，高タンパク質のサプリメントによる補給を行うことが勧められる．
推奨度B

低栄養やサルコペニアの患者は，骨突出を認め褥瘡が発生しやすい．そのため，栄養状態やサルコペニアを改善するための高エネルギー，高タンパク質のサプリメント摂取が重要である．

②CQ4.3　経口摂取が不可能な患者の栄養補給はどのようにすればよいか

推奨文　必要な栄養量を経腸栄養で補給するが，不可能な場合は静脈栄養による補給を行ってもよい．
推奨度C1

これは栄養投与経路の原則通りである．

③CQ4.4　褥瘡発生の危険因子となる低栄養状態を確認する指標には何があるか

推奨文・推奨度
①炎症や脱水などがなければ血清アルブミン値を用いてもよい．
推奨度C1
②体重減少率を用いてもよい．
推奨度C1
③食事摂取率（食事摂取量）を用いてもよい．
推奨度C1
④高齢者にはMNA®（mini nutritional assessment）およびMNA®-Short form（SF）を用いてもよい．
推奨度C1
⑤CONUT（controlling nutritional status）を用いてもよい．
推奨度C1
⑥主観的包括的栄養評価（SGA）を用いてもよい．
推奨度C1

MNA®-SF，SGA，CONUTについては第2章-1を参照．

3 リハビリテーション栄養

褥瘡を有する患者は，**低栄養**や**サルコペニア**，**日常生活活動制限**を認めることが多い．これらの場合，低栄養やサルコペニアの原因によって，適切な栄養管理とリハの併用で改善可能なことがある．改善できれば褥瘡予防や治療に有利となるため，褥瘡患者にはリハ栄養の考え方が有用である．**リハ栄養**とは，国際生活機能分類（ICF）※1による全人的評価と栄養障害・サルコペニア・栄養素摂取の過不足の有無と原因の評価，診断，ゴール設定を行ったうえで，障害者やフレイル高齢者の栄養状態・サルコペニア・栄養素摂取・フレイルを改善し，機能・活動・参加，QOLを最大限高める**リハからみた栄養管理**や**栄養からみたリハ**である（**コラム**参照）[4]．

Column

リハビリテーション栄養ケアプロセス

リハ栄養ケアプロセスとは，障害者やフレイル高齢者の栄養状態・サルコペニア・栄養素摂取・フレイルに関連する問題に対して，質の高いリハ栄養ケアを行うための体系的な問題解決手法である[3]．以下の5つのステップで構成される．特に②リハ栄養診断，③リハ栄養ゴール設定というステップを踏むことが，より質の高い栄養管理の実践に重要である．

①リハ栄養アセスメント・診断推論	ICF（国際生活機能分類）による全人的評価，栄養障害・サルコペニア・栄養素摂取の評価・推論
②リハ栄養診断	栄養障害・サルコペニア・栄養素摂取の過不足を診断
③リハ栄養ゴール設定	仮説思考でリハや栄養管理のSMART（Specific：具体的，Measurable：測定可能，Achievable：達成可能，Relevant：切実・重要，Time-bound：期限が明確）なゴール設定（例えば1カ月で2 kg体重増加）
④リハ栄養介入	「リハからみた栄養管理」や「栄養からみたリハ」の計画・実施
⑤リハ栄養モニタリング	リハ栄養の視点で栄養状態やICF，QOLの評価

※1　**国際生活機能分類**：International Classification of Functioning, Disability and Health（ICF）．人間の健康状態を系統的，全人的に評価するツールであり，心身機能・身体構造，活動，参加，環境因子，個人因子で構成される．

サルコペニアの原因は加齢，活動（廃用），栄養（飢餓），疾患（侵襲，悪液質など）に分類される．褥瘡を有するサルコペニアの患者には，すべての原因を認めることが少なくない．なかでも，**活動**と**栄養**が原因のサルコペニアは，適切なリハ栄養管理を行うことで改善可能なことが多い．

活動が原因の場合，安静臥床にしないで離床することが予防である．座位保持が困難でもリクライニング車いすに乗ることは可能なことが多い．レジスタンストレーニングを実施できる場合には行い，実施できない場合には神経筋電気刺激を行う．

栄養が原因の場合，1日エネルギー必要量＝1日エネルギー消費量＋エネルギー蓄積量（1日200～1,000 kcal）とした攻めの栄養管理で，主に筋肉で体重増加させることが必要である．理論的にはエネルギーバランスを7,000～7,500 kcalプラスにすれば，1 kgの体重増加を期待できる．ただし，攻めの栄養管理を行う際には，リフィーディング症候群，高血糖，高トリグリセリド血症，脂肪肝，腎障害に留意して栄養モニタリングを行う．また，リハを行わずに攻めの栄養管理を行うと，脂肪のみ増加してしまうため，リハの併用が必要である．

文　献

1）DESIGN®（http://www.jspu.org/jpn/info/design.html），日本褥瘡学会
2）門野岳史，他：日本褥瘡学会誌，17：487-557，2015
3）Langer G & Fink A：Cochrane Database Syst Rev：CD003216, 2014
4）Wakabayashi H：J Gen Fam Med, 18：153-154, 2017

15 悪性腫瘍とターミナルケア

- 悪性腫瘍と栄養障害，悪液質の病態および進行度分類について理解する
- 治療期の栄養障害を理解し，栄養管理の重要性を理解する
- ターミナルケアにおける栄養管理のギアチェンジの必要性を理解する

1 がんと悪液質

A. 体重減少

担がん患者の約半数で体重減少がみられ[1]，体重減少はがん悪液質の最も特徴的な所見である．がんに伴う体重減少は，**がん関連体重減少**（cancer associated weight loss：**CAWL**）と**がん誘発性体重減少**（cancer induced weight loss：**CIWL**）に大別される[2]．CAWLは腫瘍による消化管狭窄や抗がん剤治療などによる副作用，がんの告知による精神的ストレスなどによる栄養摂取量不足による体重減少のことで，食事・栄養療法によって改善が見込まれる．一方で，CIWLはがんによる代謝異常によって生じる体重減少のことである．悪液質においては，このCAWLとCIWLが複合的に生じていると考えられている．

B. がん悪液質の定義

がん悪液質の定義としては2011年に発表されたEuropean Palliative Care Research Collaborativeの定義（以下，EPCRC定義）が広く用いられている．EPCRCでは「栄養療法で改善することは困難であり，進行性の機能障害をもたらし，著しい筋肉量の減少（脂肪量の減少の有無にかかわらない）を伴う体重減少を特徴とする複合的な代謝障害である．病態生理学的には栄養摂取量の減少と代謝異常によってもたらされるタンパク質およびエネルギーの喪失状態である」と定義している．

C. がん悪液質の病態[3) 4)]

1）炎症性サイトカイン

腫瘍組織に集まっているマクロファージや末梢血液中の単球などから産生されるTNF-α，インターロイキン1（IL-1），インターロイキン6（IL-6）などといった炎症性サイトカインは**骨格筋や脂肪細胞の崩壊**を直接的に助長する．これらの炎症性サイトカインは食欲を増進させるNPY（neuropeptide Y）や副腎皮質刺激ホルモン放出ホルモン（CRH）の分泌を障害し，**食欲不振**を招く（図1）[5]．

2）糖代謝異常

がん細胞ではGLUT1が高発現している．GLUT1はインスリンを必要とせず，摂食にかかわらず糖を取り込むことができる．そのため，糖を無制限に取り込むことができる．取り込まれた糖は解糖系酵素によりピルビン酸に変換される．一般に，ピルビン酸は好気的条件下でアセチルCoAに変換され，TCA回路に入り，ATPを産生する．しかし，がん細胞ではピルビン酸脱水酵素が抑制されており，ピルビン酸は乳酸へ変換される．

3）タンパク質代謝異常

担がん状態の骨格筋ではインスリン抵抗性のためタンパク質合成が低下する．また，分解が亢進し，骨格筋よりアラニンとグルタミンが放出される．アラニンは肝臓での糖新性に利用される．グルタミンはがん細胞に取り込まれ，エネルギー源となる．がん細胞から放出されるPIF（proteolysis-inducing factor）が骨格筋に作用することで骨格筋を分解する．

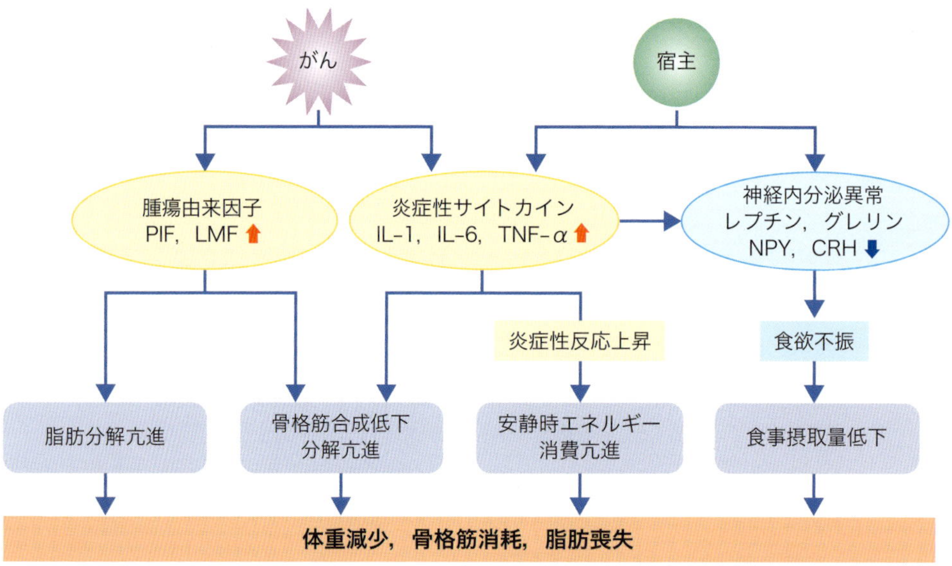

図1　サイトカインと代謝異常のメカニズム
文献5をもとに作成.

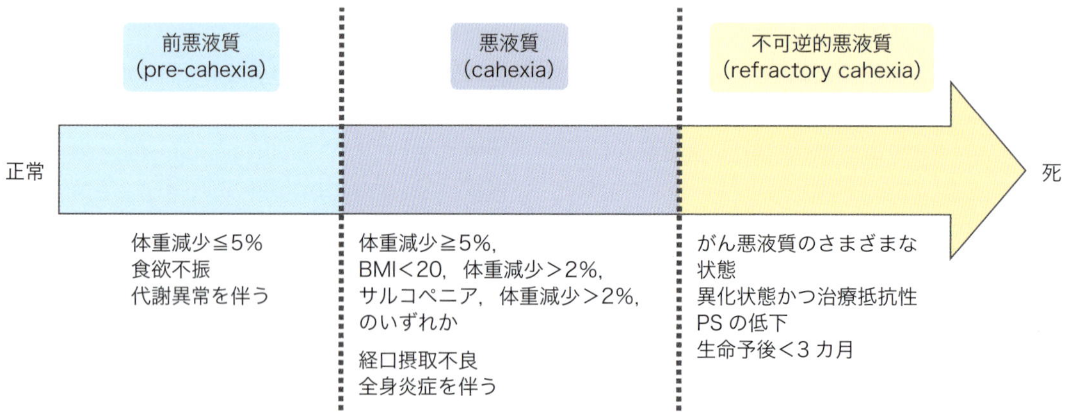

図2　悪液質のステージ
文献2より引用．PS (performance status).

4）脂質代謝異常

担がん状態の脂肪細胞では**インスリン抵抗性**のため脂肪分解に傾く．またがん細胞から放出される**LMF**（lipid mobilizing factor）は脂肪細胞に直接的に作用することで脂肪細胞を分解する．脂肪分解により生じたグリセロールは肝臓で糖新生に利用される．

D. 悪液質のステージとがん治療

EPCRCは悪液質を進行度よって**前悪液質**（pre-cahexia），**悪液質**（cahexia），**不可逆的悪液質**（refractory cahexia）の3段階に分類している（図2）[2]．

表1　がんにおける代謝変化

三大栄養素	代謝変化
炭水化物（糖質）	アミノ酸と乳酸からの糖新生の亢進 糖の合成の亢進 耐糖能の低下，代謝回転の低下 インスリン抵抗性
脂質	脂肪分解の亢進 脂質合成の低下 リポタンパクリパーゼの活性低下 トリグリセリドの上昇 HDLの低下 静脈内グリセロールの増加 血中からのグリセロールのクリアランスの低下
タンパク質	筋肉の異化亢進 全身タンパク質の代謝回転の亢進 肝臓および腫瘍タンパク質の合成亢進 筋肉タンパク質合成の低下

文献6より引用．

表2　PS（performance status）

Score	定義
0	無症状で社会生活ができ，制限を受けることなく発病前と同等にふるまえる
1	軽度の症状があり，肉体疲労は制限を受けるが，歩行，軽労働や座業はできる．例えば軽い家事，事務など
2	歩行や身の回りのことはできるが，時に少し介助がいることもある．軽労働はできないが，日中の50％は起居している
3	身の回りのことはできるが，時に少し介助がいり，日中の50％以上は就床している
4	身の回りのこともできずに，常に介助がいり，終日就床を必要としている

文献7より引用．

軽度な代謝異常の状態である前悪液質は適切な栄養管理により栄養状態が改善する可能性があり，早期からの栄養介入が推奨される．高度な代謝異常（表1）があり，PS（performance status，表2）の低下もみられ，がん治療にも反応しない段階である不可逆的悪液質では人工的な栄養投与が患者の負担や症状悪化につながる場合があり，栄養サポートの目的はQOL維持が中心となる．しかし，悪液質のステージの定義や診断，治療に関してはいまだ議論の余地がある．

2 治療期の栄養管理

がんの三大治療は外科療法，化学療法，放射線療法である．手術時の栄養管理は第6章-16を参照されたい．

A. 化学療法施行時の栄養管理

化学療法時，悪心・嘔吐，味覚・嗅覚障害，口内炎などの副作用により栄養摂取量不足が起こる．栄養障害に対し，基本的には**経口摂取の維持・増加**を第一選択とし，食事調整を行う．食事のみで必要栄養量が充足できない場合は経口的栄養補助（ONS）で補充する．経口摂取維持のためには管理栄養士による**ダイエットカウンセリング**の効果が報告されており，ESPEN[8]によるガイドラインでも「化学療法，放射線療法時のダイエットカウンセリングは食事摂取量を増加させ，治療による体重減少と治療中断を回避する効果がある」としている．しかし，体重減少がある患者では化学療法の効果が低く，PSが低下し，予後が悪いという報告があるため[9]，経口摂取のみによる栄養管理が困難な場合は経腸栄養，経静脈栄養が施行される．

B. 放射線療法時の栄養管理

照射野により有害事象が異なることが特徴的である．脳への照射では悪心・嘔吐や宿酔による倦怠感などが出現しやすい．頭頸部への照射では照射10 Gy頃より味覚障害が出現し，20～30 Gyで口腔粘膜炎や嚥下困難感の出現，40 Gy頃になると咽頭痛が出現する．また照射終了後，症状は晩期障害として数カ月後まで持続することがある．

頭頸部領域における放射線療法では薬剤による対症療法を行っても経口摂取が困難な場合が多い．一方で，栄養状態悪化は副作用の増悪や治療中止との関連が報告されている[10)11)]．そのため治療前に胃瘻造設し，経腸管理をする施設が増えている．しかし完全に経口摂取を中止することは嚥下機能を低下させるため，少量であっても治療中の**経口摂取の継続**が望ましい．

食道や肺への照射では放射線性食道炎が生じ，嚥下困難感が出現する．大腸や生殖器への照射では下痢が生じやすく，水分管理が重要となる．経口摂取が困難な場合は化学療法時と同様，ONSや経腸，経静脈栄養が行われる．

3 ターミナルケア

A. 必要水分量

不可逆的悪液質では過剰な人工的水分・栄養は浮腫，胸水，腹水，気道分泌の増加を招き，症状を悪化させるため，**減量**することが望ましい．日本緩和医療学会が編集している「終末期がん患者の輸液療法に関するガイドライン2013年度版」では「生命予後が約1カ月以内と考えられる，成人の固形がん患者（頭頸部がん，食道がん，肝硬変を伴う肝臓がんを除く）で抗腫瘍治療を受けておらず，適切な治療を行っても経口的に十分な水分・栄養を摂取できないものを対象」として輸液量を500～1,000 mLにすることが妥当であるとされている[12]．

B. 必要栄養量

担がん状態ではエネルギー消費量が亢進するが，終末期では安静時エネルギー消費量は低下するため[13]，積極的な栄養投与を控えることが推奨されている[12]．このような状態では**ギアチェンジ**といいあらわされるように，栄養管理の目的が栄養維持・改善からQOL維持へと移っていく．

一方で，がん終末期では飢餓による栄養障害と不可逆的悪液質による栄養障害の判別が困難な場合があり，適切な栄養管理がなされない場合がある．このような患者では栄養評価が難しいため，栄養療法の適応性，栄養管理のプランニング・モニタリングをくり返し行い，栄養療法の必要性について総合的に判断する．患者の予後や栄養状態，どのようなことを希望しているのか把握したうえで，リスクとベネフィットを考慮して決定していくことが肝要である．

C. 栄養投与ルート

経口摂取が可能な患者では基本的に好きな食べ物，食べられる食品を摂取し，**経口栄養**が第一選択となる．経口摂取ができない場合は経腸栄養が行われ，消化管が使用できない場合は，経静脈栄養が施行されることがある．しかし，前述の通り，不可逆的悪液質にある患者では積極的な輸液を行うことは避けるのが望ましく，ESPENのガイドラインでは経腸栄養が行えない場合に限り経静脈栄養を推奨するとしている．

D. 薬物療法・代替療法

非ステロイド性消炎鎮痛薬（NSAIDs）は消炎作用から悪液質の進展を予防する可能性が報告されているが，不可逆的悪液質では有害事象を引き起こすことが懸念され，ESPENのガイドラインでは推奨なしとされている[8]．

E. コルチコステロイド

炎症性サイトカインの放出抑制により，不可逆的悪液質による食欲増進やQOL維持目的に使用がESPENのガイドラインで推奨されているが，長期的な投与は副作用が好発するため，終末期のみの使用に限定されている[8]．

F. エイコサペンタエン酸（EPA）

EPAは抗炎症作用やPIFの産生低下，骨格筋防止効果などの報告があり，ESPENのガイドラインでは推奨されている[8]．しかし，EPAを含むONSによる効果についてはcontroversialな意見もあり今後さらなる検討が必要である．

Column

ケトン食とがん細胞の増殖について

糖質摂取を控えることががん細胞の増殖を抑制するのではないかと議論されている．これはがん細胞がインスリンを必要とせず，また嫌気的に糖質を代謝するという理論に基づいている．実際に低糖質高脂肪食である「ケトン食」を摂取した肺がん患者などでがん細胞の増殖が抑制されたなどの症例報告がある．一方で症例数が多い臨床研究による報告はなく，否定的な結果も報告されている．がん細胞はケトンを利用する可能性があるという報告や長期的な低糖質食摂取では死亡リスクが高まるという報告もあり，今後さらなる研究が必要である．

G. そのほかの治療[12)]

前述のほか，インスリン，グレリン，サリドマイド，ハーブ療法による悪液質改善が報告されており，薬剤などの開発がされつつある．しかしガイドラインで推奨されるには至っていない．また，栄養指導，カウンセリングがQOL維持に効果があると考えられており，悪液質のステージに沿った適切な栄養指導を行うことが重要である．

文　献

1）Tisdale MJ：J Natl Cancer Inst, 89：1763-1773, 1997
2）Fearon K, et al：Lancet Oncol, 12：489-495, 2011
3）高木久美：臨床栄養，130：914-920，2017
4）吉川貴己，他：臨床栄養，120：863-869，2012
5）「NST・緩和ケアチームのためのがん栄養管理完全ガイド QOLを維持するための栄養管理」（比企直樹，他/編），pp26-27，文光堂，2014
6）「がん栄養療法ガイドブック 第2版」（Elliot L，他/英語版編，中屋豊，他/日本語版監），メディカルレビュー社，2011
7）「がん薬物療法における支持療法」（西條長宏/編），医薬ジャーナル社，2005
8）Arends J, et al：Clin Nutr, 36：11-48, 2017
9）Dewys WD, et al：Am J Med, 69：491-497, 1980
10）Salas S, et al：Radiother Oncol, 87：195-200, 2008
11）Capuano G, et al：Head Neck, 30：503-508, 2008
12）「終末期がん患者の輸液療法に関するガイドライン 2013年版」（日本緩和医療学会緩和医療ガイドライン委員会/編），金原出版，2013
13）東口高志，他：外科治療，96：934-941，2007

16 周術期

- 侵襲下の栄養療法は，生体反応としての内因性エネルギー供給および筋タンパク質異化を抑制できず，タンパク質同化も促進できないことを理解する
- 高度侵襲急性期では，過剰栄養投与が短期間で重篤な有害事象を及ぼすため，特に静脈栄養においては投与量の適正化が不可欠であることを理解する
- 術前栄養療法の適応は，重度（〜中等度）の栄養障害を合併し，かつ，がんを対象とした手術または高度侵襲手術を受ける場合に限定されることを理解する
- 術後ICU管理を必要としない場合，経口栄養摂取が第一選択であり，術後第7病日まではエネルギー摂取量は特に設定せず患者の自主性に委ねることを理解する
- 術後ICU管理を必要とする場合，入室後24〜48時間以内に経腸栄養を開始し，第7病日までは原則的に経腸栄養単独として栄養管理を行うことを理解する

1 本項の典拠

本項では，臨床栄養学領域において世界二大学会であるASPENおよびESPENによって策定されたガイドライン[1)〜8)]を基本とし，関連性を有する他領域のガイドライン[9)〜13)]を加味し，成人の周術期栄養療法として標準的な考え方と実践の要点を解説する．

周術期栄養療法の現状として，2017年版ESPENガイドライン「外科領域における臨床栄養」[8)]の序文において，その効果と限界が明記されている．効果のエビデンスが弱い理由として「既存の効力があまりに無力すぎるために前向き無作為化比較試験（randomized controlled trial：RCT）では有意の効果を実証しえない可能性」を指摘している．そこで，侵襲下における栄養療法に関する病態生理を概説した後に，本題に入る．

2 侵襲下における栄養療法の効果と限界

A. 侵襲下におけるエネルギー供給基本原理

図1は，**エネルギー供給の基本原理**[14)]を模式化したものである．生体に侵襲が加わると，侵襲の大きさに応じて**内因性エネルギー**が必ず供給される．侵襲が大きければ大きいほど，より多くのストレスホルモンとサイトカインが産生されるので，内因性エネルギー供給は増大する．この内因性エネルギー供給に対し，栄養療法は**外因性エネルギー供給**に相当することになる．ゆえに，栄養療法を受けている生体のエネルギー需要は，侵襲に対する生体反応である内因性エネルギー供給と栄養療法による外因性エネルギー供給の相互作用によって充足される．

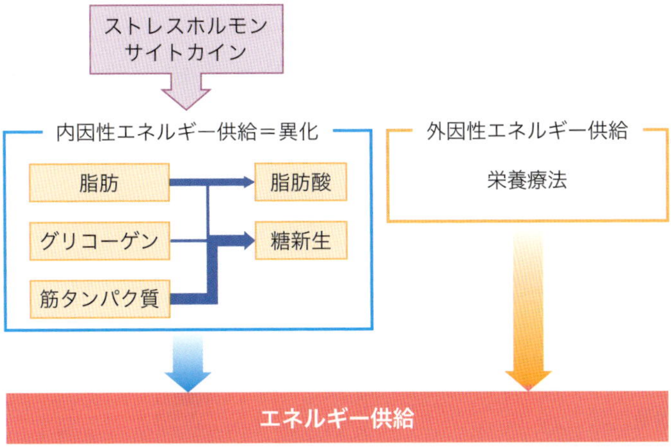

図1 侵襲下におけるエネルギー供給の基本原理

B. 栄養療法の限定的な効果[15]

エネルギー投与は，ストレスホルモン・サイトカイン環境に直接作用して侵襲に対する生体反応を軽減するものではない．したがって，唯一の効果はエネルギー需要上の**飢餓状態**に起因する内因性エネルギー供給の阻止に留まる．

C. 栄養療法の必然的な限界

2017年版ESPENガイドライン[8]の序文では，栄養療法の限界として，①術後早期では筋タンパク質異化の低減はごくわずか程度ないしは皆無であり，筋タンパク質量を回復させるためには外科的損傷と感染リスクを十分に制御しておく必要がある，②既存の重度炎症が栄養療法の有益性を損なう，の2点が言及されている．以下，その根本原因を前述の基本原理（図1）に基づいて論述する．

1）内因性エネルギー供給および筋タンパク質異化は抑制できない[15]

内因性エネルギー供給と筋タンパク質異化反応は，侵襲の大きさにより規定され，ストレスホルモンとサイトカインが一度産生されれば，その産生量に応じて必ず誘導されるので，外因性エネルギー供給（栄養療法）によって抑制できない．

本来，筋タンパク質異化とは，主としてグルココルチコイド・TNF・IL-1・IL-6といったメディエーターを介して引き起こされる合目的な生体反応である．すなわち，筋タンパク質の分解によって血中に供給されたアミノ酸は，糖新生の主たる基質になるとともに，生体防御・組織修復にかかわるタンパク質や**急性期タンパク質**（acute phase proteins：**APPs**）などの基質として利用される．

2）侵襲が続く限りタンパク質同化を促進できない[15]

高度侵襲下の筋肉ではアミノ酸取り込みの抑制・タンパク質合成の低下が起きており，合成促進は困難である．代表的な内臓タンパク質であるアルブミン（albumin：Alb）合成にも同様の限界が存在する．APPsとは炎症疾患において少なくとも25％以上増減する血漿中のタンパク質と定義され，その増減は主として肝臓での合成量の変化に応じる．増加するAPPs（positive APPs）の代表格がC反応性タンパク質（C-reactive protein：CRP）であり，逆に減少するAPPs（negative APPs）の代表格がAlbであるので，両者は必然的に逆相関する．positive APPsの産生プロセスもサイトカイン環境により制御されており，IL-1βが肝細胞に作用すると，CRPをはじめとするpositive APPsが産生されるようになる．したがって，原疾患を治癒に導いて炎症性サイトカインを消退させない限り，栄養投与を増量してもAlb合成を優先的に増加させることは不可能である．

D. 栄養療法が逆効果として作用するメカニズム

近年，重症患者を対象とした質の高い臨床研究において，**過剰栄養投与**（overfeeding）が感染性合併症の増加，臓器障害の回復遅延，ICU滞在期間・入院期間の延長などの**重大な負のアウトカム**を惹起することが実証されている[16]．

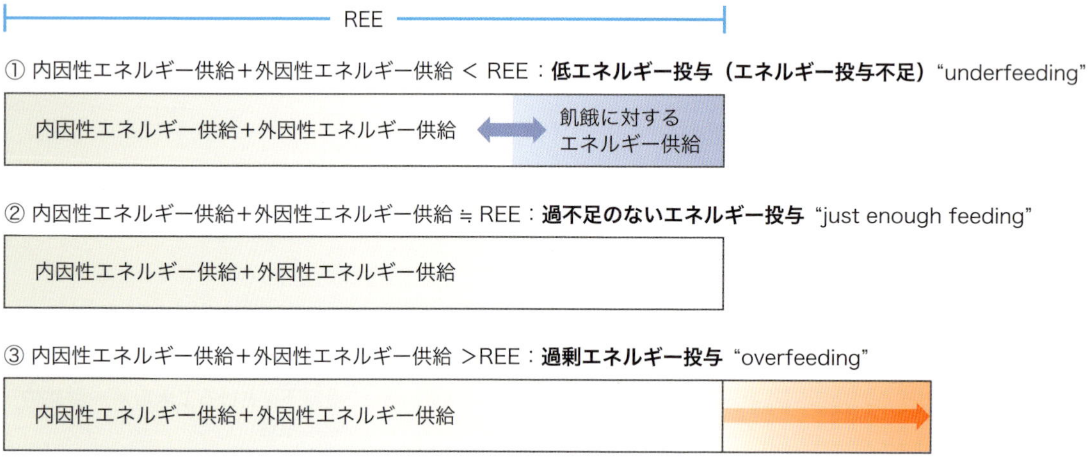

図2 侵襲下における外因性エネルギー供給のパターン分類
内因性エネルギー供給：侵襲に対する生体反応，外因性エネルギー供給：栄養療法，REE：resting energy expenditure.

1）overfeedingの定義[15)]

エネルギー供給の基本原理（図1）に基づくと，overfeedingとは「内因性エネルギー供給＋外因性エネルギー供給＞安静時エネルギー消費量（resting energy expenditure：REE)」の状態と定義される（図2）．重要なポイントして，外因性エネルギー供給＜REEの状態でも，生体内で内因性エネルギー供給が加わった場合にはoverfeedingが発現しうるので，要注意である．

以上を理解すれば，侵襲下の栄養療法としてスタンダードとなっていたエネルギー投与目標量（エネルギー必要量）＝REEの考え方（ASPEN/ESPEN両ガイドラインも採用）が誤りであることに直ちに気づくはずである．基本原理を無視してエネルギー投与目標量をREE実測値ないしREE予測値に設定して栄養療法を行った場合，内因性エネルギー供給＋外因性エネルギー供給＞REEの関係が自ずと成立し，体内ではoverfeedingとして作用するため代謝性有害事象が惹起される．

2）overfeedingによる代謝性有害事象

overfeedingによる代謝性有害事象（図3）は2つのカテゴリー，すなわち，グルコース毒性（＝高血糖）と栄養ストレスに大別される[15)]．特に高度侵襲下の場合，これらの有害事象が短期間で生命を脅かすレベルに至ることがあるため，迅速な対応が要求される．その際，高血糖状態の是正のみでは応急処置に過ぎず，栄養ストレスに対する根本的な対応としてエネルギー投与量の適正化が不可欠である．本項ではきわめて重大な2つの有害事象を解説する．

①自食作用（オートファジー）障害[17)]

オートファジーは，病的状態において，タンパク質凝集体，酸化脂質，傷害を受けた細胞小器官，細胞内病原体を分解する．オートファジーと栄養摂取は密接な関係にあり，栄養素（グルコースとアミノ酸）とインスリンは強力な抑制因子として作用し，逆に絶食はオートファジーを活性化する．overfeedingは，**栄養素の過剰投与**のみならず**高血糖に対するインスリン投与**の双方によってオートファジーを障害し，臓器機能障害の回復遷延ならびに感染助長を惹起する．

②骨格筋タンパク質代謝障害[18)]

overfeeding，特にグルコースの過剰投与は，体内インスリン総量（内因性インスリン分泌＋外因性インスリン投与）の著しい増加を招く．インスリンは，骨格筋タンパク質分解ならびにロイシンのアミノ基転移反応を抑制する作用を有するため，侵襲下において重要なアミノ酸，すなわち，BCAA・アラニン（糖新生の主要な基質）・条件付き必須アミノ酸（グルタミン・アルギニン）の生理的な供給を障害する．インスリンは，主として4型グルコース輸送体を介し骨格筋によるグルコースの取り込みを増加させ，血糖降下作用を発現する．それゆえ，overfeedingに続発する高血糖に対するインスリン療法は，多量のグルコースを骨格筋細胞内に取り込ませて酸化ストレスを増強させるため，筋タンパク質の病的分解をきたす．

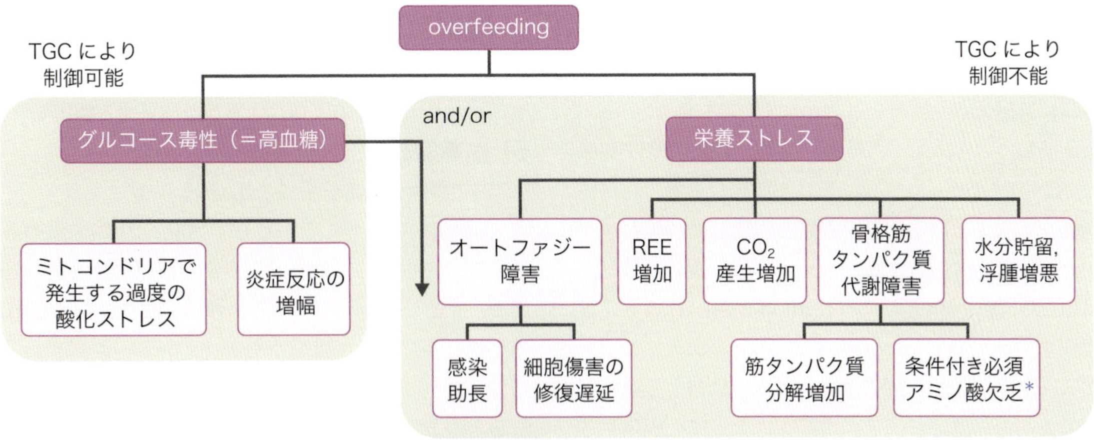

図3　侵襲下のoverfeedingが惹起する代謝性有害事象
TGC : tight glycemic control（厳密な血糖値管理），＊：グルタミン，アルギニン．

3 術前栄養療法

A. 適用基準

- **栄養障害**（第2章-1参照）**の程度：**重度（～中等度）
- **手術の内容：**がんを対象または高度侵襲に該当（大手術）

これら2つの条件に該当すれば適用となる．栄養療法自体に付随するリスク，その実施による手術遅延が引き起こすリスクの両者を勘案し，その有益性を判断する必要がある．手術侵襲の程度は個々のケースにおいて評価されるべきであるが，一般論を述べれば，ESPENガイドライン[4]では，高度侵襲手術の具体例として喉頭摘出，咽頭摘出，食道切除，胃切除，膵頭十二指腸切除をあげている．

B. 実施の要点

実施の要点は表1にまとめた．以下順に解説する．

1）施行期間

術前栄養療法の具体的な施行期間に関する明確なエビデンスはなく，一般論である．このような短期間で体重を含めて健常時の栄養状態に復帰させることは不可能であり，どのようなメカニズムによって術後経過に有益な効果をもたらすのかはいまだ不明である．その主要な作用機序は飢餓状態の解除，換言すれば，術後の代謝亢進へ円滑に順応するための準備と考えられる．

表1　実施の要点

施行期間	術前5～14日間（可及的に入院前から開始）
栄養投与経路の優先順位	①食事に経腸栄養剤の飲用を付加して栄養摂取量の不足分を補う経口栄養補給（ONS） ②経口摂取が困難な場合には経管栄養（TF） ③消化管機能の問題からTFが実施不可能な場合には静脈栄養（PN）
エネルギー投与目標値（食事摂取量も含める）	25～35 kcal/kg/日
経腸栄養剤の選択	標準的組成の栄養剤または免疫調整栄養剤
術前炭水化物負荷	任意（不要）
血糖管理	140～200 mg/dLを目標域として実施

院内感染リスクを低減するために術前入院期間の最小化が望ましく，経口摂取が可能な症例に対しては，ONSを活用し外来において術前栄養療法の完結をめざす．

2）エネルギー投与目標量

エネルギー投与量も一般論であり，ガイドラインに明記されていない．栄養状態の改善には少なくとも基礎代謝量（基礎エネルギー消費量）以上を投与しなければならないので，下限値は18歳以上の成人にとって基礎代謝量を必ず上回るような投与量となっている．一方，上限値としては，過量なエネルギー投与が代謝負荷となって有害事象を惹起するリスクを考慮すると，**最大35 kcal/kg/日**が妥当である．

ONSまたはTFではエネルギー投与目標量の達成が困難な場合には，臨機応変にPNを用いて不足分を補完し，予定期間内に術前栄養療法の完遂をめざさなければならない．

3）免疫調整栄養剤

免疫調整栄養剤とは，防御能と創傷治癒能の増強ならびに炎症反応の軽減を目的として，アルギニン・n-3系脂肪酸などを添加した経腸栄養剤である．2017年版ESPENガイドライン[8]は，特に術前投与の場合には免疫調整栄養剤と標準的な栄養剤を対比した明確なエビデンスがないと前置きしたうえで，免疫調整栄養剤を用いたONS（一例として250 mL×3回/日，5〜7日間）を推奨している．しかしながら，コクラン・レビューでは，「消化管手術を受ける患者に対する免疫調整栄養剤の効果はバイアスの存在によって一般化することができない」と結論付けている点に留意を要する[19]．

4）術前炭水化物負荷

術前炭水化物負荷とは，一般的に，脂肪成分を含まない炭水化物飲料（12.6％）を手術前夜に800 mL（約400 kcal），手術2〜3時間前に400 mL（約200 kcal），それぞれ経口的に摂取する処置である．その目的として，術前の口渇・空腹・不安感などを軽減するとともに，術後インスリン抵抗性の低減によって同化作用強化と高血糖リスク軽減をめざしている[20]．

術後インスリン抵抗性の発現機序に基づくと，術前炭水化物負荷は，飢餓状態に続発する血中遊離脂肪酸の過度な増加に起因する末梢性インスリン抵抗性を抑制できる．しかし，手術侵襲に対する生体反応として分泌されるストレスホルモンや炎症性サイトカインが誘導する末梢および中枢性インスリン抵抗性を抑制できず，ゆえに，非常に限定された効果しか発揮しえないと推断される[20]．

実際，コクラン・レビューが提示した結果は，先の論理的な予測と完全に一致しており[21]，末梢性インスリン抵抗性のみが改善していたものの，在院期間の短縮は臨床的意義不明なごくわずかな程度であり，術後合併症などにも効果が認められていなかった．さらに，最新のメタ解析でも，術前炭水化物負荷（低用量10〜44 g，高用量45 g以上）は，絶食に比べ術後在院期間をそれぞれ0.4日/0.2日短縮させていたが，水またはプラセボと比較すると有意な短縮はなく，さらに術後合併症の発生率にも有意差がなかったため，再考が勧告された[22]．以上の結果を踏まえ，2017年版ESPENガイドライン[8]では，推奨グレードが降格された．本項では，科学的論拠に加えて費用対効果の見地から，術前炭水化物負荷の実施は任意または不要と判定した．

5）血糖管理

2017年版手術部位感染予防CDC[※1]ガイドライン[9]は，「糖尿病の有無にかかわらず200 mg/dL未満の血糖管理」を推奨しているが，さらに局限化した血糖管理域，最適な開始時期・期間・管理方法，術前HbA1cの至適な値に関しては言及を避けている（エビデンスとなるRCTが存在せず）．本項において管理目標の下限を140 mg/dLとした根拠は，低血糖リスク低減の観点からである[23]．

4 術後栄養療法

A. 適用基準

- すべての術後患者が対象となる．

B. 実施の要点

1）消化管機能に問題なし（表2）

① 早期経口栄養摂取

定義は「術後1または2病日以内にリキッドダイエットの経口摂取を開始し，適応状態を見ながら通常食に復帰させること」である．そのエビデンスは大腸手術後において十分に確立され，現在，上部消化管切除（胃，食道）ならびに膵切除（膵頭十二指腸切除術など）の術後にも適応拡大中である[20]．2006年版ESPENガイドライン[4]は「目標摂取量に達すまでに

表2 実施の要点：消化管機能に問題なし

術後ICU管理が不要な場合	早期経口栄養摂取を開始し，術後第7病日まではエネルギー摂取目標量は設定せず患者の自主性に委ねるが，それ以降に不十分な摂取量（エネルギー必要量の50％未満）に留まるときはONSまたはTFによって不足分を補正
術後ICU管理が必要かつ経口摂取ができない場合	免疫調整栄養剤による早期EN（TF）を開始（ただし，重篤な感染性合併症を併発した場合，免疫調整栄養剤は禁忌），10〜20 mL/時の投与速度から開始して消化管の適応状態を慎重に評価しながら増量，経口摂取が可能となったら中止
血糖管理	140〜（150/180）200 mg/dLを目標域として実施

※1 米国政府機関である疾病予防管理センター（Centers for Disease Control and Prevention：CDC）．

5～7日を要することもあるが，有害になることはない」と解説している．

② 不十分な摂取量

2017年版ESPENガイドライン[8] において，エネルギー必要量（REE相当）の60％未満から50％未満に変更されたが，その根拠は明示されておらず，目安と捉えておくべきである．

③ 早期EN

定義は「ICU入室後24ないし48時間以内に開始されるEN」である．ASPENとESPENの両ガイドラインは「ICU入室24時間以内のEN開始」を推奨しているが，ASPENの最新版においてもエビデンスレベルがいまだにvery lowと評価されているので留意されたい[3]．

両学会の最新版ガイドラインでは「免疫調整栄養剤を用いた早期EN」が推奨されているが[3) 8)]，これには盲点がある．2016年版敗血症診療国際ガイドラインを参照すると，「敗血症状態のICU患者に対してアルギニンおよびグルタミンの投与を行わないこと」が推奨されている[13]．この勧告に基づき，本項では，敗血症に準じる重篤な感染性合併症を併発した場合には免疫調整栄養剤の使用を禁忌とした．

前述した投与速度の初期設定は2017年版ESPENガイドライン[8] の推奨であるが，これはtrophic feeding※2（定義：EN投与速度10～30 mL/時）に相当する．

④ 血糖管理

2016年版ASPENガイドライン[3] は，心臓血管外科術後や頭部外傷の患者では管理目標域が異なる可能性を示唆しており，その上限値に150～180 mg/dLの幅をもたせている．一方，2017年版ESPENガイドライン[8] は血糖値の目標域には言及していない．そこで，ほかのガイドラインを参照してみると，米国臨床内分泌学会・糖尿病学会ガイドライン（2009年）[10] では「重症患者全般に対して，血糖値180 mg/dLを閾値としてインスリン療法を開始し，目標血糖域を140～180 mg/dLにすること」を推奨している．これに対して，米国内科学会ガイドライン（2011年）は「重症患者（外科系および内科系ICUともに）に対して目標血糖域を140～200 mg/dLの範囲に設定すること」を推奨している[11]．病態別に該当する米国胸部外科学会ガイドライン（2009年）は，「心臓手術患者の周術期（術前・術中・術後）は，糖尿病の有無に関係なく，血糖値≦180 mg/dLとして血糖管理を実施すること」ならびに「ICU治療期間が3日以上必要な心臓手術患者の場合，血糖値≦150 mg/dLを維持すること」を勧告している．

以上の推奨事項に手術部位感染予防CDCガイドライン[9] を加味して汎用化すると，「心臓手術を除く術後はICU管理の有無にかかわらず目標血糖域を140～200 mg/dLに設定」，「心臓手術後では重症度に応じて目標血糖値の上限値を150または180 mg/dLに設定」に要約される．なお，ICU患者の場合，厳密な血糖管理（tight glycemic control：TGC）として，「速効性インスリンの持続静脈内投与を開始した後，1～4時間ごとに血糖値測定を反復しながら投与量の調整を行って目標血糖値域を維持すること」が要求される[23]．

2）消化管機能に問題あり（表3）

① PN開始時と終了時の留意事項

不十分なEN投与量の定義は，ASPEN[3] とESPEN[8] ガイドラインの間に見解の相違があり，前者が≦60％，後者が＜50％としている．

2016年版ASPENガイドライン[3] では，PNの実践方法として，20 kcal/kg/日または算定エネルギー必要量の80％に相当するPN（タンパク質投与量≧1.2 g/kg/日）から開始，消化管機能の改善とともにPNを減量しつつENを増量，EN投与量が目標の60％を超えた時点でPNを終了，の手順を推奨している．

表3　実施の要点：消化管機能に問題あり

術後第7病日の時点においてもEN投与量が不十分（目標量の＜50％または≦60％），かつ，その状態が7日間以上続くと予測される場合	PNを開始
術後ICU管理が必要かつEN実施が不可能である場合	早期PNを実施してもよいが，エネルギー投与量の設定には十分な注意が必要
術前からPNが必要かつ術後も栄養障害を合併している場合	エネルギー投与量の設定に十分な注意を払ってPNを継続
ICU管理中の大豆油脂肪乳剤投与	PNを開始した最初の1週間では保留または制限
血糖管理	表2と同様

※2　trophic feeding：最小限度のENによって腸管機能を維持すること（腸管上皮の維持，刷子縁酵素の分泌刺激，上皮細胞密着結合の維持，免疫機能の強化，bacterial translocationの予防など）を目的とした投与法である[24]．

② 早期PN

早期PNは，早期ENと同様にICU患者を対象としており，ENとの関係において2つの属性，すなわち**単独**または**補助**に分類される．具体的には，早期ENが禁忌ないし不耐性となる場合にENの代替として単独投与される早期PN（ICU入室後24ないし48時間以内に開始），または，早期ENのみではエネルギー投与目標量を満たせない場合に補助（補完）的に投与される早期PN（ICU入室後48～120時間以内に開始）である[16]．

2009年以降，早期PNの適用に関してASPENとESPENの対立が続いている．ASPENは，2016年版ガイドライン[3]でも引き続き「高度侵襲上部消化管術後に早期ENが実施不可能な場合，重度栄養障害を合併していないのであれば，PNを手術直後から開始せずに5～7日間延期させること」（早期PN禁止）を勧告している．一方，ESPENは，2009年版ガイドライン[7]では単独と補助双方の早期PNを推奨していたが，2016年版[8]になると，単独投与の早期PNのみに修正した（補助的投与の早期PNは禁止）．

実のところ，早期PNの効果を検証した5件のRCTをoverfeedingの有無に基づいて精察してみると，「早期PNは（単独，補助ともに）**overfeedingなし**の絶対条件付きで安全に実施可能」との結論を導くことが可能である[16)※3]．

③ エネルギー投与量[18) 27)]

前述のようにエネルギー投与目標量＝REEとはならないことに留意する．したがって，基礎エネルギー消費量（身長・体重・年齢から計算）にストレス係数を乗じて算定する**REE予測値**，これに活動係数を乗じて算定する**総エネルギー消費量予測値**，間接カロリーメトリーによる**REE実測値**，のいずれかをエネルギー投与目標量に設定する方法は科学的に不適切であり，利用してはならない．

特にPNの場合，血管内に直接投与される強制栄養であるがゆえに，エネルギー投与量の厳密な適正化が不可欠である．侵襲急性期の栄養療法がめざすべき新たな方向性は，オートファジーを効率的に機能させるために**適度な飢餓状態**の設定である．適度な飢餓状態の定義とは，オートファジーが適正に機能すること，異化反応の著しい亢進がないこと，この2つの条件を満たす飢餓状態である[26]．この状態では，言うまでもなく，overfeedingによる有害事象のリスクは皆無である．現在もなお，内因性エネルギー供給量を測定する手段が存在しないため，適切な外因性エネルギー供給量の算定が不可能な状況にある．そこで，過度のunderfeedingに陥らずにoverfeedingを確実に回避可能なエネルギー投与目標量を設定した指針（表4）が代替案となる[27]．

表4 エネルギー投与目標量の指針

	必要最低限度	上限
急性期の極期	6～9 kcal/kg/日	15 kcal/kg/日
一般的な急性期	6～9 kcal/kg/日	20～25 kcal/kg/日
回復期	25～30 kcal/kg/日	
慢性期に移行	6～9 kcal/kg/日	25（～30）kcal/kg/日

Column

侵襲急性期におけるENのアドバンテージ

ENは，生理学的に体外に相当する消化管に投与されるので，不適切な栄養投与に対しては自己調節機能（胃内停滞，下痢）を発動し，有害なoverfeedingを回避可能である[15]．実際，諸家の観察研究によれば，EN単独で栄養投与を行った場合，初期には大多数の重症患者において，平均的な投与量は算定されたエネルギー必要量（予測または実測のREE）の49～70％に過ぎず，一方，重症病態からの回復がENの順調な増量を可能にすることも報告されている[16]．詰まるところ，早期PNに対する早期ENのアドバンテージはoverfeedingの回避特性に帰結する．この真理は，早期EN vs. 早期PNを巡る論争の集大成として昨年公表されたメタ解析（18件のRCT，ICU患者3,347人）[26]において，立証された．すなわち，ENの効果（有意な感染性合併症の減少とICU滞在期間の短縮，死亡率には有意差なし）は「主要栄養素投与量が少なかったこと」に起因していた事実が明示されたのである．

※3 両ガイドラインに早期PNの取り扱いを巡り混乱がいまだ発生している最大要因は，侵襲下エネルギー供給基本原理（図1）を理解できておらず，理の当然としてoverfeedingの本態を見誤っている点に尽きる．

④ 脂肪乳剤

ASPENガイドラインは，2016年版[3]でも，「ICU管理中にPNを開始した最初の1週間では，大豆油（soybean oil：SO）脂肪乳剤の投与を保留するか，ないしは必須脂肪酸欠乏が懸念される時には最大でも100 g以内の投与に制限すること」を推奨している．従来，SO脂肪乳剤の製剤学的特性から，高脂血症の惹起，感染性合併症の増加（網内系機能抑制，真菌増殖の促進），n-6脂肪酸による炎症反応の増悪といった問題点が指摘されてきた[28]．しかし，本推奨事項の主たる論拠は20年前に報告された1件の研究（過度の投与速度およびoverfeedingの問題が内在）に過ぎず（エビデンスレベルvery low），今後の見直しは必至であろう．

文　献

1）August DA & Huhmann MB：JPEN J Parenter Enteral Nutr, 33：472-500, 2009
2）McClave SA, et al：JPEN J Parenter Enteral Nutr, 33：277-316, 2009
3）McClave SA, et al：JPEN J Parenter Enteral Nutr, 40：159-211, 2016
4）Weimann A, et al：Clin Nutr, 25：224-244, 2006
5）Kreymann KG, et al：Clin Nutr, 25：210-223, 2006
6）Braga M, et al：Clin Nutr, 28：378-386, 2009
7）Singer P, et al：Clin Nutr, 28：387-400, 2009
8）Weimann A, et al：Clin Nutr, 36：623-650, 2017
9）Berríos-Torres SI, et al：JAMA Surg, 152：784-791, 2017
10）Moghissi ES, et al：Diabetes Care, 32：1119-1131, 2009
11）Qaseem A, et al：Ann Intern Med, 154：260-267, 2011
12）Lazar HL, et al：Ann Thorac Surg, 87：663-669, 2009
13）Rhodes A, et al：Crit Care Med, 45：486-552, 2017
14）寺島秀夫，他：日外会誌，94：1-12，1993
15）寺島秀夫，米山 智：INTENSIVIST，3：373-397，2011
16）寺島秀夫：外科と代謝・栄養，50：111-126，2016
17）寺島秀夫，米山 智：外科と代謝・栄養，45：199-210，2011
18）Yoneyama S, et al：Eur Surg Res, 54：34-43, 2015
19）Burden S, et al：Cochrane Database Syst Rev, 11：CD008879, 2012
20）寺島秀夫：レジデントノート増刊，18：832-841，2016
21）Smith MD, et al：Cochrane Database Syst Rev,：CD009161, 2014
22）Amer MA, et al：Br J Surg, 104：187-197, 2017
23）寺島秀夫：プラクティス，30：325-335，2013
24）寺島秀夫，米山 智：外科と代謝・栄養，49：53-57，2015
25）Elke G, et al：Crit Care, 20：117, 2016
26）寺島秀夫：日集中医誌，20：359-367，2013
27）寺島秀夫：INTENSIVIST，3：423-433，2011
28）深柄和彦：静脈経腸栄養，28：909-913，2013

17 食物アレルギー

- 食物アレルギーは乳幼児に多く，成長に伴って改善することが多い．小児で最も多い抗原は，鶏卵，牛乳，小麦であることを理解する
- アレルギー専門医のもとで，食物経口負荷試験を行って，その結果に基づく食事指導を行うことが重要であることを理解する
- ポイントは必要最小限の除去であり，根拠のない過剰な除去を行うべきではないため，除去食物に応じて個別の栄養指導を行うことが望ましいことを理解する

1 食物アレルギーとは

A. 定義・分類・症状

食物アレルギーとは，「食物によって引き起こされる抗原特異的な免疫学的機序を介して，生体にとって不利益な症状が惹起される現象」と定義されている[1]．

1）臨床的病型分類と症状

典型的なものは，原因食物の摂取後，数分～数時間以内に症状が出現する**即時型アレルギー**で，抗原特異的IgE抗体が関与することが多い．病型分類を表1に示す．稀に，症状が数時間遅れて出現する**遅発型**や，**特異的IgE非依存性反応**もありうる．

症状は皮膚（蕁麻疹，発赤，掻痒感など），呼吸器（咳，鼻汁，喘鳴，呼吸困難など），消化器（口腔・咽頭違和感，腹痛，嘔吐，下痢など），循環（血圧低下などのショック），神経（活動性の低下，意識消失など）などに出現する．また，**特殊型**として，特定の食物摂取後に運動することで全身蕁麻疹や喘鳴などを認める**食物依存性運動誘発アナフィラキシー**（food depen-

表1　食物アレルギーの臨床型分類

臨床型		発症年齢	頻度の高い食物	耐性獲得（寛解）	アナフィラキシーショックの可能性	食物アレルギーの機序
新生児・乳児消化管アレルギー		新生児期 乳児期	牛乳（乳児用調製粉乳）	多くは寛解	（±）	主に非IgE依存性
食物アレルギーの関与する乳児アトピー性皮膚炎		乳児期	鶏卵，牛乳，小麦，大豆など	多くは寛解	（+）	主にIgE依存性
即時型症状（蕁麻疹，アナフィラキシーなど）		乳児期～成人期	乳児～幼児：鶏卵，牛乳，小麦，そば，魚類，ピーナッツなど 学童～成人：甲殻類，魚類，小麦，果物，そば，ピーナッツなど	鶏卵，牛乳，小麦，大豆などは寛解しやすい その他は寛解しにくい	（++）	IgE依存性
特殊型	食物依存性運動誘発アナフィラキシー（FDEIA）	学童期～成人期	小麦，エビ，カニなど	寛解しにくい	（+++）	IgE依存性
	口腔アレルギー症候群（OAS）	幼児期～成人期	果物，野菜など	寛解しにくい	（±）	IgE依存性

文献2より引用．

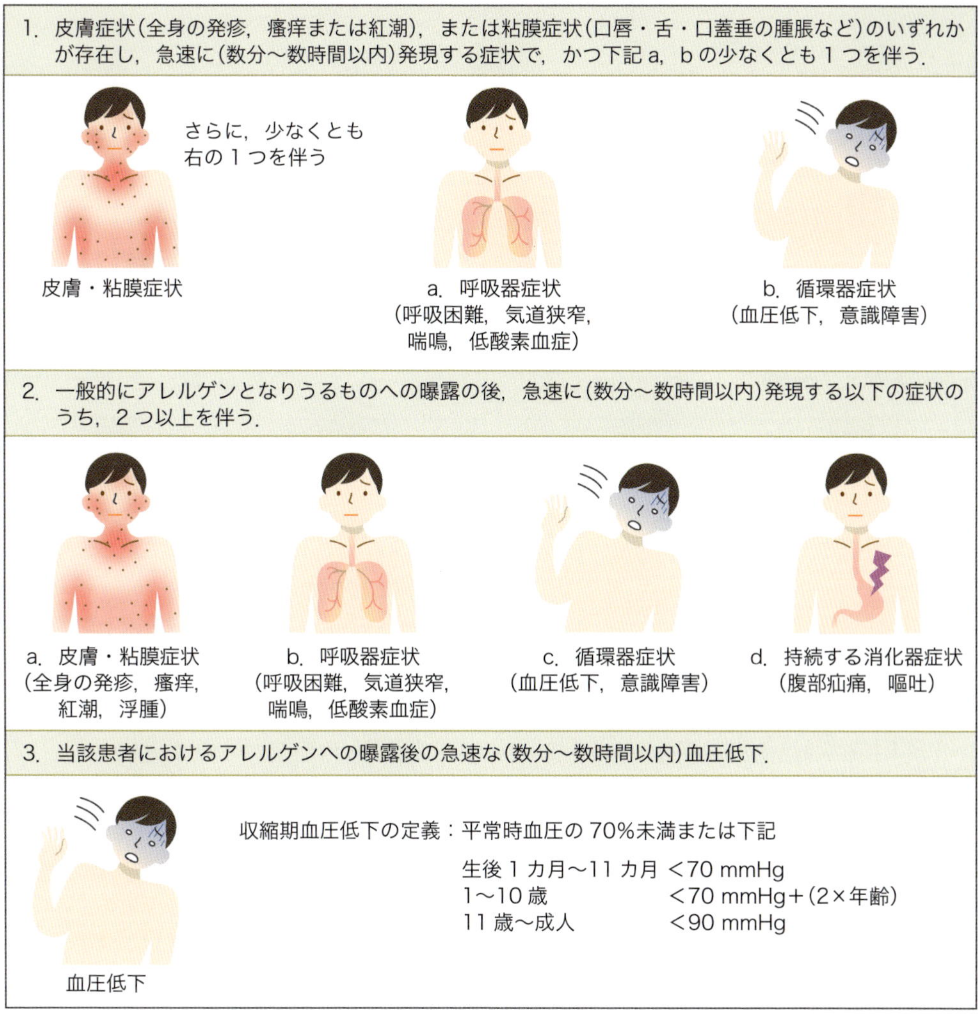

1. 皮膚症状(全身の発疹，瘙痒または紅潮)，または粘膜症状(口唇・舌・口蓋垂の腫脹など)のいずれかが存在し，急速に(数分～数時間以内)発現する症状で，かつ下記 a，b の少なくとも 1 つを伴う.
さらに，少なくとも
右の 1 つを伴う
皮膚・粘膜症状
a. 呼吸器症状
(呼吸困難，気道狭窄，
喘鳴，低酸素血症)
b. 循環器症状
(血圧低下，意識障害)
2. 一般的にアレルゲンとなりうるものへの曝露の後，急速に(数分～数時間以内)発現する以下の症状のうち，2 つ以上を伴う.
a. 皮膚・粘膜症状
(全身の発疹，瘙痒，
紅潮，浮腫)
b. 呼吸器症状
(呼吸困難，気道狭窄，
喘鳴，低酸素血症)
c. 循環器症状
(血圧低下，意識障害)
d. 持続する消化器症状
(腹部疝痛，嘔吐)
3. 当該患者におけるアレルゲンへの曝露後の急速な(数分～数時間以内)血圧低下.
収縮期血圧低下の定義：平常時血圧の 70%未満または下記
生後 1 カ月～11 カ月 <70 mmHg
1～10 歳 <70 mmHg+(2×年齢)
11 歳～成人 <90 mmHg
血圧低下

図1 アナフィラキシー診断基準
文献3より引用.

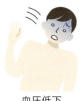

dent exercise-induced anaphylaxis：**FDEIA**）や果物や野菜を摂取後に口腔内違和感や口周囲に蕁麻疹を生じる**口腔アレルギー症候群**（oral allergy syndrome：**OAS**）がある．一方，鮮度が落ちたサバやサンマなどの摂取によるヒスタミン中毒などは食物アレルギーとは異なる病態である．

2) アナフィラキシー

アナフィラキシーとは，「アレルゲン等の侵入により，複数臓器に全身性にアレルギー症状が惹起され，生命に危機を与える過敏反応」と定義される[1)3)]．アナフィラキシーに血圧低下や意識障害を伴う場合を**アナフィラキシーショック**という[3)4)]．摂取後数分以内に発症することもあれば，30分以上経過してから症状を呈する場合もある．症状が遅れて再燃する**二相性反応**を認めることもあるので，いったん病状が改善した後も十分に注意して観察する必要がある．

アナフィラキシー診断基準と重症度評価・対応方法を図1，2に示す．アナフィラキシー治療の第一選択はアドレナリン筋肉注射である．アナフィラキシーの既往のある者，またはアナフィラキシーを発現する危険性の高い症例には，患者が携帯する自己注射薬エピペン® を事前に処方することもある．アナフィラキシー症状を伴う場合，ためらわずエピペン® を使用し，必ず救急車で医療機関を受診する．

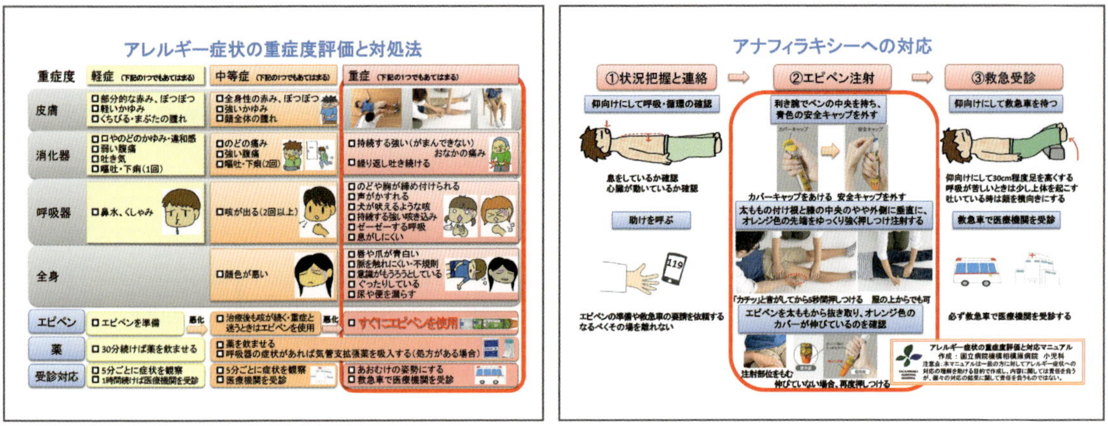

図2　アレルギー症状の重症度評価と対処法
文献5より引用.

B. 疫学

1）有症率

乳児期が最も高く，加齢とともに漸減する．いくつかの疫学調査から，乳児期は5～10％[6]，学童期は4.6％[7]，中学生が2.2％，高校生が2.6％[8]とされる．

日本における即時型アレルギーの原因食物として多いものは**鶏卵**，**牛乳**，**小麦**であり，全体の2/3を占める．これ以降はピーナッツ，魚卵，果物，甲殻類，魚類，ソバ，木の実類，大豆などが続き，上位10項目で全体の90％を占める[9]．

2）自然歴

原因食物によって大きく異なる．乳幼児期早期の主要原因食物である鶏卵，牛乳，小麦，大豆の自然耐性化率は高いが，そのほかの原因食物は低いと考えられている[1]．自然歴に関する報告は少ないが，日本での報告では，136人を対象とした調査[10]で，3歳までの耐性化率は鶏卵31％，牛乳60％，小麦63％，大豆78％，226人を対象とした調査[11]では，鶏卵は4歳で49％，5歳で59％，6歳で66％となっている．

2 検査・診断

A. 診断手順

食物アレルギーの診断は，①特定の食物により症状が誘発されること，②特異的IgE抗体など免疫学的機序を介する可能性があること，で確定する[1]．したがって，詳細な医療面接（湿疹はないか，そのほかのアレルギーは合併していないか，家族歴など）と，医療面接をもとに特異的IgE抗体検査，皮膚プリックテストなどを選択し，結果を参考に診断する．

1つのアレルゲンを構成する複数のタンパク質を**アレルゲンコンポーネント**といい，抗原によってはコンポーネントの特異的IgE抗体を測定することでより診断確率をあげることができる．例えば，鶏卵では，主要なアレルゲンは卵白に存在している．卵白のアレルゲンコンポーネントのうち，オボムコイドは加熱に対して安定であるため抗原性を保持しているが，オボアルブミンは加熱により変性するため抗原性を失う．したがって，卵白特異的IgE抗体が陽性であってもオボムコイド特異的IgE抗体が陰性あるいは低値である場合，加熱卵を摂取できる可能性があるため，食物経口負荷試験を実施し摂取可否を判断していく．

検査値だけでの摂取除去は，正しい食物アレルギーを診断できず，不必要な除去につながり，患者の栄養障害などを引き起こす可能性があるため推奨されない．

B. 食物経口負荷試験（OFC）

食物経口負荷試験（oral food challenge：OFC）の目的を表2示す．病歴，検査結果などに応じ，負荷食品や総負荷量を決定し，単回または複数回に分割して摂取させ，症状が出現するかどうかを確認する．少量のOFCの総負荷量は誤食などで混入する量を想定しており，日常摂取量は小学生の1回食事量を想定している[1]．最終的な総負荷量は年齢相当の1回食事量を目安とするが，少量で症状が誘発される可能性のある症例では，少量を目標量とするOFCから実施し，摂取状況や検査結果の推移をみながら，段階的に，安全に進めていくことが重要である．

OFC結果に基づいて具体的に摂取できる食品を示すことで，不必要な除去を減らし，生活の質の向上につながる（図3）．ただし，OFC実施には，症状出現の対応に慣れたアレルギー専門医のもとで安全に行われなければならない．

表2 食物経口負荷試験の目的

1. 食物アレルギーの確定診断（原因アレルゲンの同定）	① 感作されているが未摂取の食物の診断 ② 即時型反応を起こした原因として疑われる食物の診断 ③ 食物アレルギーの関与を疑うアトピー性皮膚炎の病型での確定診断（除去試験に引き続き行う） ④ 症状誘発閾値の評価
2. 安全摂取可能量の決定および耐性獲得の診断	① 安全摂取可能量の決定（少量～中等量） ② 耐性獲得の確認（日常摂取量）

文献1より引用．

3 治療・管理・予防

A. 食事指導[2)13)]

指導のポイントは，①必要最小限の除去，②安全性の確保，③栄養面の配慮，④患者と家族の生活の質（QOL）の維持である[1)]．医療面接，検査結果やOFC結果などを踏まえ，個々の患者にあった栄養食事指導を行っていく．可能であれば，管理栄養士などの協力のもと，摂取可能な食品や調理方法などの具体的な指導を提示するよう心掛ける．

食物アレルギーの原因物質は**タンパク質**である．加熱や発酵によりアレルゲン性が減弱するもの，変わらないものがあるため，原因抗原に応じた指導を行う必要がある．

単に保護者の不安や誤った知識に基づく不要な除去は避ける．母親が妊娠中や授乳中に特定の食物を除去または過剰摂取することや，乳児の離乳食開始や進行

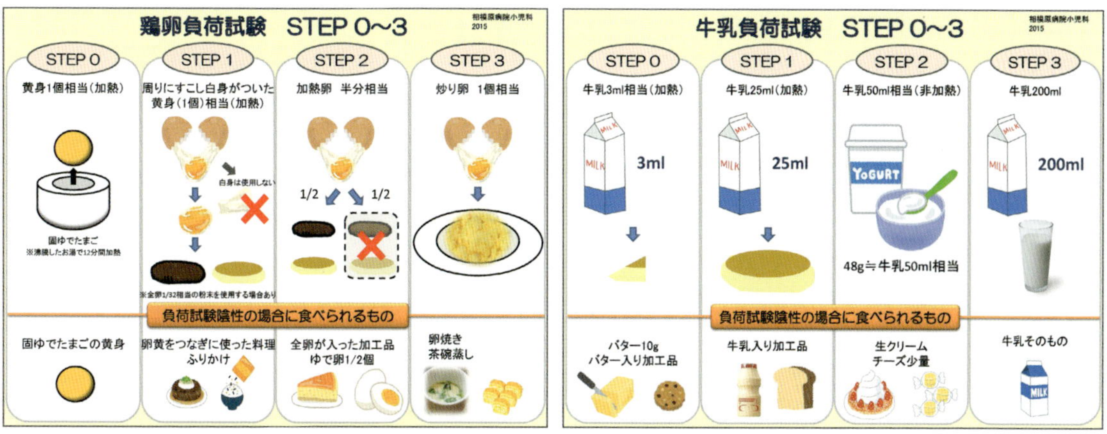

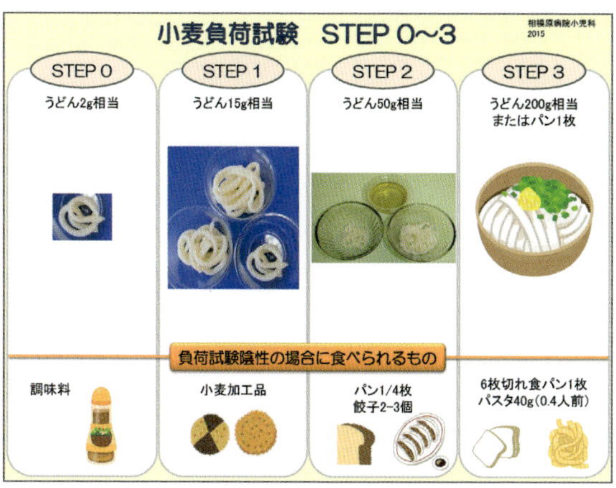

小麦負荷試験 STEP 0~3
相模原病院小児科 2015
STEP 0
うどん2g相当
STEP 1
うどん15g相当
STEP 2
うどん50g相当
STEP 3
うどん200g相当
またはパン1枚
負荷試験陰性の場合に食べられるもの
調味料
小麦加工品
パン1/4枚
餃子2-3個
6枚切れ食パン1枚
パスタ40g（0.4人前）

図3 食物経口負荷試験結果に応じた摂取例
文献12より引用．

第6章 各疾患の食事・栄養療法

表3　一般的に除去不要とされている食品一覧

	検出感度以下（ほぼ0％）	多くは摂取可（微量含む場合あり）（1～5％程度反応）	無関係
鶏卵アレルギー	卵殻カルシウム		鶏肉，魚卵
牛乳アレルギー	―	乳糖	牛肉
小麦アレルギー	醤油		麦茶※1，穀物酢
大豆アレルギー	醤油，緑豆もやし※2	大豆油，味噌	

※1 一部の重症小麦アレルギーの場合は，大麦との交差抗原性により麦茶で症状が誘発されることがある．
※2 カバノキ科花粉（シラカンバ，ハンノキ，オオバヤシャブシなど）アレルギーによって発症した大豆アレルギーの場合は，緑豆もやしで症状が誘発されることがある．
文献2より引用．

を遅らせることで，食物アレルギーの発症が予防できるというエビデンスはなく，むしろ否定的である（専門医の指示でアレルギーが疑わしい食物の摂取を避けるよう指示する場合を除く，**コラム**参照）．

一般的に除去の必要がない食品一覧を示す（**表3**）．

1）鶏卵

主要アレルゲンは**卵白**であり卵黄は摂取できる場合が多い．**十分な加熱**によりアレルゲン性が大きく低下する．一方，加熱鶏卵が摂取可能であっても，非加熱鶏卵ではアレルギー症状を起こすリスクがあり，注意が必要である．

2）牛乳

鶏卵と比べて，加熱や発酵によるアレルゲン性の低下は少ない．牛乳除去による**カルシウム摂取不足**で身長の伸びが悪くなる可能性があるため，代替品などで意識的に補うよう指導する．

3）小麦

米を中心に主食を十分に摂取すれば栄養面での問題は生じにくい．ただ，代用となる米粉パンに，小麦グルテンが含まれていることがあるため注意する．また，大麦やライ麦などのほかの麦類が小麦と交差抗原性があることが知られていることから，除去が必要かどうかを確認する．

醤油は製造過程でアレルゲン性が低下しているため，小麦アレルギーの患者であっても通常は摂取可能である．

4）大豆

大豆アレルギーがあっても，発酵食品の味噌・醤油，精製された大豆油は摂取可能であることが多い．ただ，豆腐が摂取可能でも納豆や豆乳にのみ症状を示す場合もある．また，大豆アレルギーがあってもほかの豆類の除去は不要であることが多い．

5）魚類

種類によっては摂取できる魚も多い．青魚や白身魚など，魚種で除去する根拠はない．**ビタミンD**の主な供給源であり，魚全般を除去しなければならない場合摂取不足にならないよう，ビタミンDを多く含む卵黄，きのこ類を摂取し補充するよう心掛ける．

6）ナッツ類

ピーナッツ，その他ナッツ類は，それぞれ原因タンパク質が異なることから個々に除去有無を判断する．検査数値のみで除去されていることも多いが，OFCを

Column

食物アレルギーの発症予防

離乳食開始時期に関し，開始を遅らせることで食物アレルギーの発症を予防できるというエビデンスはない．最近では，鶏卵，ピーナッツを早期から摂取することで食物アレルギー発症を予防する効果がある，という論文が報告されている[14)15)]．それを受けて，2017年6月，日本小児アレルギー学会では，「鶏卵アレルギー発症予防に関する提言」[16)]を発表した．提言では，鶏卵アレルギー発症を予防することを目的に，アレルギー診療に精通した医師の管理のもと生後6カ月から鶏卵を微量に摂取しはじめることを推奨している．ただし，鶏卵アレルギーの発症の可能性がない乳児に対しての摂取推奨であり，すでに発症を疑われる児に対しては「食物アレルギーガイドライン2016」[1)]に従った対応となる．また，乳児期早期発症のアトピー性皮膚炎の重症度が食物アレルギーの発症率と相関するといわれており，アトピー性皮膚炎のコントロールも重要である．ただ，早期導入により一定の予防効果は期待できるが，安全かつ効果的に進めるための摂取量，方法などは研究段階であり今後の課題は多い．さらに，牛乳や小麦などの早期摂取による効果などは現時点では確認されていない．今後のさらなる研究が期待される．

施行し判断することが望ましい．また，ナッツの種類によっては，比較的重篤な症状を示す例もあり，注意を要する．

7）ソバ

症状出現の際は重篤化することが多いため注意する．ソバと同じゆで汁でゆでたうどんにもソバが混入している可能性が高く，注意を要する．また，そば粉を使用したお菓子も多いため注意する．

表4　表示対象

特定原材料（表示義務）	卵，乳，小麦，エビ，カニ，ソバ，落花生
特定原材料に準ずるもの（表示の推奨）	あわび，いか，いくら，オレンジ，カシューナッツ，キウイフルーツ，牛肉，クルミ，ゴマ，鮭，サバ，大豆，鶏肉，バナナ，豚肉，まつたけ，桃，やまいも，リンゴ，ゼラチン

＊食品中に原材料のアレルゲンが総タンパク質量として数μg/g含有または数μg/mL濃度レベルのものが表示対象となる．
文献1より引用．

B. 社会的対応：管理指導表や学校の対応，災害対応など

1）食品表示

日常生活においては，食物アレルギー患者にとって，誤食防止をすることが重要である．アレルギー物質を含む食品表示対象は2017年8月現在，「アレルゲン」として特定原材料**7品目**（表示義務あり）とそれに準ずる**20品目**（表示を推奨）の計27品目が表示対象となっている（表4）．なお，外食産業や対面販売などでは表示が義務付けられていない．注文などに応じ，販売する食品や調理過程，盛り付けなどが異なるため，同一のメニューでも使用される原材料や内容量などにばらつきが生じることから，食品ごとに確認が必要となってくる．食品表示に関する詳細は消費者庁のホームページ[17]からPDFをダウンロードできる．

2）園や学校での対策[18)19)]

集団生活のため，誤配膳・誤食などの事故が起こりやすい．そのため，「保育所におけるアレルギー対応ガイドライン」，「学校のアレルギー疾患に対する取り組みガイドライン」に基づき，リスク管理の観点から，自宅での摂取状況にかかわらず，園や学校では完全除去で対応することになっている[2)13)]．原則，食材の一部なら摂取可能といった部分解除は行わない．また，不適切な除去指示を防ぐため，医師が**生活管理指導表**[※1]を記載し，過不足のない食物除去を指示することが重要である．

3）災害発生時

ライフラインの確保に難渋することから，生命の危機にさらされ，各種アレルギーに応じた対応が難しくなることで，症状の誘発や増悪などが発生する可能性が高くなる．したがって，対策として，誤食を防ぐために摂取可能食品の有無をはっきり周知させること（例：カードに記載して持ち歩く），アレルギー対応食の備蓄をする，医薬品の備蓄をするなどの対策を日頃からとっておく必要がある．

文　献

1）「食物アレルギー診療ガイドライン2016」（海老澤元宏，他／監，日本小児アレルギー学会食物アレルギー委員会／作），協和企画，2016
2）「食物アレルギーの診療の手引き2017」（https://www.foodallergy.jp/wp-content/themes/foodallergy/pdf/manual2017.pdf），AMED研究班
3）「アナフィラキシーガイドライン」（https://anaphylaxis-guideline.jp/pdf/anaphylaxis_guideline.PDF），日本アレルギー学会Anaphylaxis対策特別委員会，2014
4）Simons FE, et al：World Allergy Organ J, 4：13-37, 2011
5）柳田 紀之，他：日本小児アレルギー学会誌，28：201-210，2014
6）Ebisawa M & Sugizaki C：J Allergy Clin Immunol, 121：S237, 2008
7）「平成25年度学校生活における健康管理に関する調査事業報告書」（https://www.gakkohoken.jp/book/ebook/ebook_H260030/H260030.pdf），公益財団法人 日本学校保健会
8）「平成26年度児童生徒の健康状態サーベイランス事業報告書」（https://www.gakkohoken.jp/book/ebook/ebook_H280010/index_h5.html），公益財団法人 日本学校保健会
9）今井孝成，他：アレルギー，65：942-946，2016
10）池松かおり，他：アレルギー，55：533-541，2006
11）Ohtani K, et al：Allergol Int, 65：153-157, 2016
12）柳田 紀之，他：日本小児アレルギー学会誌，28：835-845，2014
13）「食物アレルギーの栄養食事指導の手引き2017」（https://www.foodallergy.jp/wp-content/themes/foodallergy/pdf/nutritionalmanual2017.pdf），厚生労働科学研究班
14）Du Toit G, et al：N Engl J Med, 372：803-813, 2015

※1　**生活管理指導表**：学校・幼稚園，保育所での集団生活のなかで，何らかのアレルギーに対し配慮が必要な児に対し，医師の正しい診断のもと，各自の必要性に応じた記載をし，所属施設に提出する書類である．医師は記入ルールを熟知し，現場でアレルギー対応に必要な情報を記載する[1)]．

15）Du Toit G, et al：N Engl J Med, 374：1435-1443, 2016
16）「鶏卵アレルギー発症予防に関する提言」（http://www.jspaci.jp/modules/membership/index.php?page=article&storyid=205），日本小児アレルギー学会
17）消費者庁ホームページ（http://www.caa.go.jp）
18）「保育所におけるアレルギー対応ガイドライン」（http://www.mhlw.go.jp/bunya/kodomo/pdf/hoiku03.pdf），厚生労働省
19）「学校のアレルギー疾患に対する取り組みガイドライン」（https://www.gakkohoken.jp/book/ebook/ebook_1/1.pdf），日本学校保健会

18 先天性代謝異常症

- 多くの先天性代謝異常症ではおのおのの病態に合わせた食事・栄養療法が治療の要となることを理解する
- アミノ酸代謝異常症・有機酸代謝異常症では，タンパク質の摂取量を制限するとともに，不足するエネルギーや必須アミノ酸，ほかの栄養素を特殊ミルクで補うことを理解する
- 脂肪酸代謝異常症では，長時間の空腹を避け，体調不良時には早めにブドウ糖輸液を行うことを理解する
- 小児から成人まで，生涯にわたって適切な食事・栄養療法を継続することが重要であることを理解する

1 アミノ酸代謝異常症

アミノ酸代謝にかかわる酵素の異常によって，毒性物質の蓄積や下流のアミノ酸欠乏を招き，さまざまな臓器障害をきたす疾患をアミノ酸代謝異常症という．

A. フェニルケトン尿症

1）疾患概要

フェニルアラニン水酸化酵素の異常によって血中フェニルアラニン（Phe）値が高くなる．無治療では，発達遅滞，てんかん，赤毛，特異な尿臭などをきたす．新生児マススクリーニングの一次対象疾患である．

治療は食事・栄養療法が中心となる．テトラヒドロビオプテリン反応性の患者は薬物療法も可能である．

2）食事・栄養療法

低タンパク質食による**Phe摂取制限**にPheを除去した**治療用特殊ミルク**※1を組合わせることで，血中Phe値を年齢ごとに定められた維持範囲にコントロールする[1)]．フェニルアラニン除去ミルク配合散「雪印」は薬価収載されている．タンパク質の摂取量は乳児期2 g/kg/日，幼児期1.5 g/kg/日，学童期以降1.0 g/kg/日以下にならないようにする．摂取エネルギーやタンパク質摂取量が不十分だと異化作用※2が進み，Phe摂取制限をしていても血中Phe値が高くなるため注意が必要である．

B. シトリン欠損症

1）疾患概要

シトリン欠損症は，ミトコンドリア内膜に局在する**アスパラギン酸グルタミン酸輸送体の異常**によって，多くの症例が新生児・乳児期に新生児肝内胆汁うっ滞症（NICCD）を発症し，その後見かけ上健康な適応・代償期を経て，一部が成人期に成人発症Ⅱ型シトルリン血症を発症する．

NICCDに対してMCTミルク，乳糖除去，利胆剤，脂溶性ビタミン補充などの治療を行う．ピルビン酸ナ

※1　**特殊ミルク**：それぞれの疾患で制限が必要なアミノ酸などを除いた特殊治療乳．母子愛育会特殊ミルク事務局を通じて提供される．毒性物質を制限しつつ，不足するエネルギーや栄養素を補う．

※2　**異化作用と同化作用**：異化作用とは，身体を構成する多糖，タンパク質，脂質などの大きな物質を分解してエネルギーを産生する代謝過程のこと．反対に，エネルギーを消費して単糖，アミノ酸，脂肪酸などの小さな物質から高分子の大きな物質を合成する代謝過程を同化作用という．

トリウムを用いた薬物療法も試みられている[2]．全年齢を通じて，高濃度糖質輸液，グリセロールは使用すべきでない．

2）食事・栄養療法

シトリン欠損症患者では，糖質や飲酒を嫌い，乳製品や肉類，大豆食品などの高タンパク質・高脂質食を好む特異な食癖がみられる．この食癖は**糖毒性**を避けるための自己防衛反応であり[3]，矯正しないことが大切である．**MCTオイル**が有効との報告もある．成人期の**アルコール摂取は厳禁**である．

C. 尿素サイクル異常症

1）疾患概要

アンモニアを解毒する**尿素サイクルの異常**によって高アンモニア血症が生じる．発熱や嘔吐などによる異化の亢進，タンパク質の過剰摂取などが高アンモニア血症の誘因となり，意識障害，多臓器不全などを引き起こす．発達遅滞，反復性嘔吐などを契機に診断されることもある．

急性期の治療は，高濃度糖質輸液，タンパク質の摂取制限，薬物療法，血液浄化療法などである．慢性期は食事・栄養療法と薬物療法を継続する．肝移植治療を選択することもある．

2）食事・栄養療法

自然タンパク質および必須アミノ酸製剤から摂取するタンパク質の目安は1.25～1.75 g/kg/日程度だが[4]，症例ごとに調整が必要である．必須アミノ酸が不足しないように注意する．**薬物療法を併用**することで，できるだけタンパク質摂取制限が緩和できるようにする．成長に合わせた十分なエネルギーや栄養素を確保するため，蛋白除去粉乳（S-23）などの**特殊ミルク**を併用する．

2 有機酸代謝異常症

有機酸代謝異常症は，アミノ酸の代謝経路にかかわる酵素の異常によって，中間代謝産物である有機酸が蓄積してさまざまな臓器障害をきたす疾患である．

■ メチルマロン酸血症

1）疾患概要

メチルマロニルCoAムターゼの障害によってメチルマロン酸が多量に蓄積する．新生児期の哺乳開始によるタンパク質負荷や，乳幼児期の感染・経口摂取不良などを契機として，強い代謝性アシドーシスや高アンモニア血症を呈する．新生児マススクリーニングの一次対象疾患である．

急性期には高濃度糖質輸液によって十分なエネルギーを確保する．タンパク質摂取制限や薬物療法を行うとともに，コントロール不良例では血液浄化療法が必要となる．慢性期の治療は食事・栄養療法，薬物療法，肝移植・腎移植などである．

2）食事・栄養療法

タンパク質摂取量を制限する．タンパク質とイソロイシン・バリン・メチオニン・スレオニン・グリシン除去粉乳（S-22）を合わせた総タンパク質摂取量の目安は，乳児期2.0 g/kg/日，幼児期1.5～1.8 g/kg/日，学童期以降1.0～1.5 g/kg/日である[4]．**必須アミノ酸欠乏に注意**する．S-23やマルトースなどを組合わせることで年齢と体格に応じた必要エネルギーの確保に努める．

3 脂肪酸代謝異常症

脂肪は飢餓時に糖の代替エネルギーとして利用されるが，脂肪酸代謝異常症では長鎖脂肪酸のミトコンドリア内への運搬や脂肪酸β酸化系が障害されるため，エネルギー産生不全の症状が出現する．

■ 極長鎖アシルCoA脱水素酵素欠損症

1）疾患概要

長鎖脂肪酸のβ酸化が障害され，低ケトン性低血糖，心筋症，横紋筋融解などの症状が出現する．突然死として発症することもある．新生児マススクリーニングの一次対象疾患である．

治療は，長時間の飢餓状態を防ぐことが重要である．発熱，嘔吐，経口摂取不良などのsick day[※3]では，ブドウ糖輸液で十分なエネルギー補給を行う．筋症状が

※3　sick day：発熱，胃腸炎，経口摂取不良などでは異化作用が亢進するため，多くの先天代謝異常症では制限なしに摂食した場合と同じ結果になり，代謝コントロールが悪化する．早めのブドウ糖輸液などの対応で十分なエネルギーを確保することが必要である．

表1　食事間隔の目安

年齢	日中	睡眠時
新生児期	3時間	
6カ月まで	4時間	4時間
1歳まで	4時間	6時間
4歳未満	4時間	8～10時間
4歳以上7歳未満	4時間	10時間

強い場合には運動制限も必要である．近年，ベザフィブラートの有効性が報告されている[5]．

2）食事・栄養療法

食事間隔の目安を表1に示す[4) 6)]．食事は基本的に**高炭水化物低脂肪食**とするが，あまり厳格ではない．MCTミルクや非加熱コーンスターチ1～2 g/kgを使用することもある．

4 糖質代謝異常症

A. 糖原病Ⅰ型

1）疾患概要

糖原病は**グリコーゲンの代謝経路に関する酵素の異常**によって発症する．このうち，糖原病Ⅰ型は，グルコース-6-リン酸を加水分解する代謝機構の障害によって，肝臓，腎臓に多量のグリコーゲンが蓄積し，肝腫大，低血糖，高脂血症，人形様顔貌などを呈する．

食事・栄養療法による**低血糖の予防**が重要である．高脂血症，高尿酸血症，腎障害などに対しては薬物療法を行う．

2）食事・栄養療法

1日7～8回の**少量頻回食**が基本となる．糖原病用特殊ミルク（GSD-D，GSD-N，8007，8009）や非加熱コーンスターチを使用して**糖質を中心**としたエネルギー源を頻回に摂取し，低血糖を予防する．糖質は，でんぷん，マルトース，グルコースを摂取する．スクロース，フルクトース，ラクトースの摂取は糖質のエネルギー量全体の5％以内とする[7]．夜間の低血糖予防のためグルコースや糖原病用特殊ミルクの持続注入を行うこともある．ミネラル，ビタミンの不足に注意する．

B. フルクトース-1, 6-ビスホスファターゼ欠損症

1）疾患概要

糖新生が障害されているため，飢餓時にグリコーゲンが枯渇すると低血糖や代謝性アシドーシスが引き起こされる．フルクトースとグリセロールが投与された場合も急性増悪をきたす．

治療は食事・栄養療法を行い，急性期はブドウ糖輸液が必要となる．グリセロール製剤（脳浮腫改善薬，浣腸液）は禁忌である．

2）食事・栄養療法

長時間の飢餓を避ける．食事内容は，高タンパク質，高脂質の食事を避け，**炭水化物中心**とする．コーンスターチを使用することもある．フルクトース摂取は避ける．

5 ミトコンドリア病

1）疾患概要

ミトコンドリア病は，全身のあらゆる臓器において多彩な症状を呈する．**核遺伝子またはミトコンドリア遺伝子の異常**による呼吸鎖複合体異常が主要な原因である．臨床病型は，ミトコンドリア脳筋症（MELAS），Leigh脳症，肝症，心筋症などがある．

現在のところ根本的な治療法はないが，病態に合わせて各種ビタミン剤やアミノ酸製剤などを使用する．5-アミノレブリン酸やピルビン酸ナトリウムなどによる治験が試みられている．

2）食事・栄養療法

症例ごとの重症度や活動度に応じたバランスのよい食事を行う．MCTを用いた**高脂質・低炭水化物食**が有効との報告がある[8]．エネルギー比でタンパク質：脂質：炭水化物＝10～15：50：35～40程度，もしくは脂質1～2 g/kg/日の摂取が推奨される[9]．高濃度の糖質負荷は避ける．

文　献

1）特殊ミルク共同安全開発委員会，PKU治療指針改定委員会：特殊ミルク情報，48：82-84，2012
2）Mutoh K, et al：J Inherit Metab Dis, 31 Suppl 2：S343-347, 2008
3）Saheki T, et al：J Inherit Metab Dis, 31：386-394, 2008
4）「新生児マススクリーニング対象疾患等診療ガイドライン2015」（日本先天代謝異常学会/編），診断と治療社，2015
5）Yamaguchi S, et al：Mol Genet Metab, 107：87-91, 2012
6）「タンデムマス導入にともなう新しいスクリーニング対象疾患の治療指針」（特殊ミルク共同安全開発委員会/編），恩賜財団母子愛育会，2007
7）「2013年度改訂 わかりやすい肝型糖原病食事療法」（特殊ミルク共同安全開発委員会/編），恩賜財団母子愛育会，2013
8）Panetta J, et al：J Inherit Metab Dis, 27：487-498, 2004
9）「ミトコンドリア病診療マニュアル2017」（日本ミトコンドリア学会/編，ミトコンドリア病診療マニュアル編集委員会/作成），診断と治療社，2016

日本人の食事摂取基準（2015年版）

表1　基準を策定した栄養素と設定した指標（1歳以上）*1

栄養素			推定平均必要量（EAR）	推奨量（RDA）	目安量（AI）	耐容上限量（UL）	目標量（DG）
たんぱく質			○	○	–	–	○*2
脂質		脂質	–	–	–	–	○*2
		飽和脂肪酸	–	–	–	–	○
		n-6系脂肪酸	–	–	○	–	–
		n-3系脂肪酸	–	–	○	–	–
炭水化物		炭水化物	–	–	–	–	○*2
		食物繊維	–	–	–	–	○
エネルギー産生栄養素バランス*2			–	–	–	–	○
ビタミン	脂溶性	ビタミンA	○	○	–	○	–
		ビタミンD	–	–	○	○	–
		ビタミンE	–	–	○	○	–
		ビタミンK	–	–	○	–	–
	水溶性	ビタミンB_1	○	○	–	–	–
		ビタミンB_2	○	○	–	–	–
		ナイアシン	○	○	–	○	–
		ビタミンB_6	○	○	–	○	–
		ビタミンB_{12}	○	○	–	–	–
		葉酸	○	○	–	○*3	–
		パントテン酸	–	–	○	–	–
		ビオチン	–	–	○	–	–
		ビタミンC	○	○	–	–	–
ミネラル	多量	ナトリウム	○	–	–	–	○
		カリウム	–	–	○	–	○
		カルシウム	○	○	–	○	–
		マグネシウム	○	○	–	○*3	–
		リン	–	–	○	○	–
	微量	鉄	○	○	–	○	–
		亜鉛	○	○	–	○	–
		銅	○	○	–	○	–
		マンガン	–	–	○	○	–
		ヨウ素	○	○	–	○	–
		セレン	○	○	–	○	–
		クロム	–	–	○	–	–
		モリブデン	○	○	–	○	–

＊1 一部の年齢階級についてのみ設定した場合も含む
＊2 たんぱく質，脂質，炭水化物（アルコール含む）が，総エネルギー摂取量に占めるべき割合（%エネルギー）
＊3 通常の食品以外からの摂取について定めた

表2　参照体位（参照身長，参照体重）＊1

性　別	男　性		女　性＊2	
年齢等	参照身長（cm）	参照体重（kg）	参照身長（cm）	参照体重（kg）
0～5（月）	61.5	6.3	60.1	5.9
6～11（月）	71.6	8.8	70.2	8.1
6～8（月）	69.8	8.4	68.3	7.8
9～11（月）	73.2	9.1	71.9	8.4
1～2（歳）	85.8	11.5	84.6	11.0
3～5（歳）	103.6	16.5	103.2	16.1
6～7（歳）	119.5	22.2	118.3	21.9
8～9（歳）	130.4	28.0	130.4	27.4
10～11（歳）	142.0	35.6	144.0	36.3
12～14（歳）	160.5	49.0	155.1	47.5
15～17（歳）	170.1	59.7	157.7	51.9
18～29（歳）	170.3	63.2	158.0	50.0
30～49（歳）	170.7	68.5	158.0	53.1
50～69（歳）	166.6	65.3	153.5	53.0
70以上（歳）	160.8	60.0	148.0	49.5

＊1　0～17歳は，日本小児内分泌学会・日本成長学会合同標準値委員会による小児の体格評価に用いる身長，体重の標準値を基に，年齢区分に応じて，当該月齢ならびに年齢階級の中央時点における中央値を引用した．ただし，公表数値が年齢区分と合致しない場合は，同様の方法で算出した値を用いた．18歳以上は，平成22年，23年国民健康・栄養調査における当該の性および年齢階級における身長・体重の中央値を用いた

＊2　妊婦，授乳婦を除く

表3　目標とするBMIの範囲（18歳以上）＊1，2

年齢（歳）	目標とするBMI（kg/m²）
18～49	18.5～24.9
50～69	20.0～24.9
70以上	21.5～24.9＊3

＊1　男女共通．あくまでも参考として使用すべきである

＊2　観察疫学研究において報告された総死亡率が最も低かったBMIを基に，疾患別の発症率とBMIとの関連，死因とBMIとの関連，日本人のBMIの実態に配慮し，総合的に判断し目標とする範囲を設定

＊3　70歳以上では，総死亡率が最も低かったBMIと実態との乖離が見られるため，虚弱の予防及び生活習慣病の予防の両者に配慮する必要があることも踏まえ，当面目標とするBMIの範囲を21.5～24.9 kg/m^2 とした

表4-1 参考表：推定エネルギー必要量（kcal/日）

性別	男性			女性		
身体活動レベル*1	I	II	III	I	II	III
0～5（月）	－	550	－	－	500	－
6～8（月）	－	650	－	－	600	－
9～11（月）	－	700	－	－	650	－
1～2（歳）	－	950	－	－	900	－
3～5（歳）	－	1,300	－	－	1,250	－
6～7（歳）	1,350	1,550	1,750	1,250	1,450	1,650
8～9（歳）	1,600	1,850	2,100	1,500	1,700	1,900
10～11（歳）	1,950	2,250	2,500	1,850	2,100	2,350
12～14（歳）	2,300	2,600	2,900	2,150	2,400	2,700
15～17（歳）	2,500	2,850	3,150	2,050	2,300	2,550
18～29（歳）	2,300	2,650	3,050	1,650	1,950	2,200
30～49（歳）	2,300	2,650	3,050	1,750	2,000	2,300
50～69（歳）	2,100	2,450	2,800	1,650	1,900	2,200
70以上（歳）*2	1,850	2,200	2,500	1,500	1,750	2,000
妊婦（付加量）*3 初期				＋50	＋50	＋50
中期				＋250	＋250	＋250
後期				＋450	＋450	＋450
授乳婦（付加量）				＋350	＋350	＋350

＊1 身体活動レベルは，低い，ふつう，高いの三つのレベルとして，それぞれI，II，IIIで示した
＊2 主として70～75歳ならびに自由な生活を営んでいる対象者に基づく報告から算定した
＊3 妊婦個々の体格や妊娠中の体重増加量，胎児の発育状況の評価を行うことが必要である
注1：活用にあたっては，食事摂取状況のアセスメント，体重およびBMIの把握を行い，エネルギーの過不足は，体重の変化またはBMIを用いて評価すること
注2：身体活動レベルIの場合，少ないエネルギー消費量に見合った少ないエネルギー摂取量を維持することになるため，健康の保持・増進の観点からは，身体活動量を増加させる必要があること

表4-2 参照体重における基礎代謝量

性別	男性			女性		
年齢（歳）	基礎代謝基準値（kcal/kg体重/日）	参照体重（kg）	基礎代謝量（kcal/日）	基礎代謝基準値（kcal/kg体重/日）	参照体重（kg）	基礎代謝量（kcal/日）
1～2	61.0	11.5	700	59.7	11.0	660
3～5	54.8	16.5	900	52.2	16.1	840
6～7	44.3	22.2	980	41.9	21.9	920
8～9	40.8	28.0	1,140	38.3	27.4	1,050
10～11	37.4	35.6	1,330	34.8	36.3	1,260
12～14	31.0	49.0	1,520	29.6	47.5	1,410
15～17	27.0	59.7	1,610	25.3	51.9	1,310
18～29	24.0	63.2	1,520	22.1	50.0	1,110
30～49	22.3	68.5	1,530	21.7	53.1	1,150
50～69	21.5	65.3	1,400	20.7	53.0	1,100
70以上	21.5	60.0	1,290	20.7	49.5	1,020

表5　身体活動レベル別にみた活動内容と活動時間の代表例

身体活動レベル*1	低い（Ⅰ）	ふつう（Ⅱ）	高い（Ⅲ）
	1.50（1.40～1.60）	1.75（1.60～1.90）	2.00（1.90～2.20）
日常生活の内容*2	生活の大部分が座位で，静的な活動が中心の場合	座位中心の仕事だが，職場内での移動や立位での作業・接客など，あるいは通勤・買物・家事，軽いスポーツなどのいずれかを含む場合	移動や立位の多い仕事への従事者．あるいは，スポーツなど余暇における活発な運動習慣をもっている場合
中程度の強度（3.0～5.9メッツ）の身体活動の1日当たりの合計時間（時間/日）*3	1.65	2.06	2.53
仕事での1日当たりの合計歩行時間（時間/日）*3	0.25	0.54	1.00

＊1 代表値．（　）内はおよその範囲
＊2 Black AE, et al：Eur J Clin Nutr, 50：70-92, 1996，Ishikawa-Takata K, et al：Eur J Clin Nutr, 62：885-891, 2008を参考に，身体活動レベル（PAL）に及ぼす職業の影響が大きいことを考慮して作成
＊3 Ishikawa-Takata K, et al：J Epidemiol, 21：114-121, 2011による

表6　たんぱく質の食事摂取基準〔推定平均必要量，推奨量，目安量：g/日，目標量（中央値）：% エネルギー〕

性別	男性				女性			
年齢等	推定平均必要量	推奨量	目安量	目標量*2（中央値*3）	推定平均必要量	推奨量	目安量	目標量*2（中央値*3）
0～5（月）*1	－	－	10	－	－	－	10	－
6～8（月）*1	－	－	15	－	－	－	15	－
9～11（月）*1	－	－	25	－	－	－	25	－
1～2（歳）	15	20	－	13～20（16.5）	15	20	－	13～20（16.5）
3～5（歳）	20	25	－	13～20（16.5）	20	25	－	13～20（16.5）
6～7（歳）	25	35	－	13～20（16.5）	25	30	－	13～20（16.5）
8～9（歳）	35	40	－	13～20（16.5）	30	40	－	13～20（16.5）
10～11（歳）	40	50	－	13～20（16.5）	40	50	－	13～20（16.5）
12～14（歳）	50	60	－	13～20（16.5）	45	55	－	13～20（16.5）
15～17（歳）	50	65	－	13～20（16.5）	45	55	－	13～20（16.5）
18～29（歳）	50	60	－	13～20（16.5）	40	50	－	13～20（16.5）
30～49（歳）	50	60	－	13～20（16.5）	40	50	－	13～20（16.5）
50～69（歳）	50	60	－	13～20（16.5）	40	50	－	13～20（16.5）
70以上（歳）	50	60	－	13～20（16.5）	40	50	－	13～20（16.5）
妊婦（付加量）初期					＋0	＋0	－	－
中期					＋5	＋10		
後期					＋20	＋25		
授乳婦（付加量）					＋15	＋20	－	－

＊1 乳児の目安量は，母乳栄養児の値である
＊2 範囲については，おおむねの値を示したものである
＊3 中央値は，範囲の中央値を示したものであり，最も望ましい値を示すものではない

表7 炭水化物の食事摂取基準

	炭水化物（%エネルギー）		食物繊維（g/日）	
性別	男性	女性	男性	女性
年齢	目標量*1, 2（中央値*3）	目標量*1, 2（中央値*3）	目標量	目標量
0～5（月）	－	－	－	－
6～11（月）	－	－	－	－
1～2（歳）	50～65（57.5）	50～65（57.5）	－	－
3～5（歳）	50～65（57.5）	50～65（57.5）	－	－
6～7（歳）	50～65（57.5）	50～65（57.5）	11以上	10以上
8～9（歳）	50～65（57.5）	50～65（57.5）	12以上	12以上
10～11（歳）	50～65（57.5）	50～65（57.5）	13以上	13以上
12～14（歳）	50～65（57.5）	50～65（57.5）	17以上	16以上
15～17（歳）	50～65（57.5）	50～65（57.5）	19以上	17以上
18～29（歳）	50～65（57.5）	50～65（57.5）	20以上	18以上
30～49（歳）	50～65（57.5）	50～65（57.5）	20以上	18以上
50～69（歳）	50～65（57.5）	50～65（57.5）	20以上	18以上
70以上（歳）	50～65（57.5）	50～65（57.5）	19以上	17以上
妊婦		－		－
授乳婦		－		－

＊1 範囲については，おおむねの値を示したものである
＊2 アルコールを含む．ただし，アルコールの摂取を勧めるものではない
＊3 中央値は，範囲の中央値を示したものであり，最も望ましい値を示すものではない

表8 脂質の食事摂取基準

	脂質〔脂質の総エネルギーに占める割合（脂肪エネルギー比率）：%エネルギー〕			
性別	男性		女性	
年齢等	目安量	目標量*1（中央値*2）	目安量	目標量*1（中央値*2）
0～5（月）	50	－	50	－
6～11（月）	40	－	40	－
1～2（歳）	－	20～30（25）	－	20～30（25）
3～5（歳）	－	20～30（25）	－	20～30（25）
6～7（歳）	－	20～30（25）	－	20～30（25）
8～9（歳）	－	20～30（25）	－	20～30（25）
10～11（歳）	－	20～30（25）	－	20～30（25）
12～14（歳）	－	20～30（25）	－	20～30（25）
15～17（歳）	－	20～30（25）	－	20～30（25）
18～29（歳）	－	20～30（25）	－	20～30（25）
30～49（歳）	－	20～30（25）	－	20～30（25）
50～69（歳）	－	20～30（25）	－	20～30（25）
70以上（歳）	－	20～30（25）	－	20～30（25）
妊婦			－	－
授乳婦			－	－

＊1 範囲については，おおむねの値を示したものである
＊2 中央値は，範囲の中央値を示したものであり，最も望ましい値を示すものではない

(表8つづき)

	飽和脂肪酸(%エネルギー)	
性　別	男　性	女　性
年齢等	目標量	目標量
0～5(月)	－	－
6～11(月)	－	－
1～2(歳)	－	－
3～5(歳)	－	－
6～7(歳)	－	－
8～9(歳)	－	－
10～11(歳)	－	－
12～14(歳)	－	－
15～17(歳)	－	－
18～29(歳)	7以下	7以下
30～49(歳)	7以下	7以下
50～69(歳)	7以下	7以下
70以上(歳)	7以下	7以下
妊　婦(付加量)		－
授乳婦(付加量)		－

	n-6系脂肪酸(g/日)		n-3系脂肪酸(g/日)	
性　別	男　性	女　性	男　性	女　性
年齢等	目安量	目安量	目安量	目安量
0～5(月)	4	4	0.9	0.9
6～11(月)	4	4	0.8	0.8
1～2(歳)	5	5	0.7	0.8
3～5(歳)	7	6	1.3	1.1
6～7(歳)	7	7	1.4	1.3
8～9(歳)	9	7	1.7	1.4
10～11(歳)	9	8	1.7	1.5
12～14(歳)	12	10	2.1	1.8
15～17(歳)	13	10	2.3	1.7
18～29(歳)	11	8	2.0	1.6
30～49(歳)	10	8	2.1	1.6
50～69(歳)	10	8	2.4	2.0
70以上(歳)	8	7	2.2	1.9
妊　　婦		9		1.8
授　乳　婦		9		1.8

表9　脂溶性ビタミンの食事摂取基準

性　別	ビタミンA（μgRAE/日）*1							
	男　性				女　性			
年齢等	推定平均必要量*2	推奨量*2	目安量*3	耐容上限量*3	推定平均必要量*2	推奨量*2	目安量*3	耐容上限量*3
0～5（月）	−	−	300	600	−	−	300	600
6～11（月）	−	−	400	600	−	−	400	600
1～2（歳）	300	400	−	600	250	350	−	600
3～5（歳）	350	500	−	700	300	400	−	700
6～7（歳）	300	450	−	900	300	400	−	900
8～9（歳）	350	500	−	1,200	350	500	−	1,200
10～11（歳）	450	600	−	1,500	400	600	−	1,500
12～14（歳）	550	800	−	2,100	500	700	−	2,100
15～17（歳）	650	900	−	2,600	500	650	−	2,600
18～29（歳）	600	850	−	2,700	450	650	−	2,700
30～49（歳）	650	900	−	2,700	500	700	−	2,700
50～69（歳）	600	850	−	2,700	500	700	−	2,700
70以上（歳）	550	800	−	2,700	450	650	−	2,700
妊婦（付加量）初期					＋0	＋0	−	−
中期					＋0	＋0	−	−
後期					＋60	＋80	−	−
授乳婦（付加量）					＋300	＋450	−	−

＊1 レチノール活性当量（μgRAE）
　＝レチノール（μg）＋β-カロテン（μg）×1/12＋α-カロテン（μg）×1/24
　＋β-クリプトキサンチン（μg）×1/24＋その他のプロビタミンAカロテノイド（μg）×1/24
＊2 プロビタミンAカロテノイドを含む
＊3 プロビタミンAカロテノイドを含まない

性　別	ビタミンD（μg/日）				ビタミンE（mg/日）*1				ビタミンK（μg/日）	
	男　性		女　性		男　性		女　性		男　性	女　性
年齢等	目安量	耐容上限量	目安量	耐容上限量	目安量	耐容上限量	目安量	耐容上限量	目安量	目安量
0～5（月）	5.0	25	5.0	25	3.0	−	3.0	−	4	4
6～11（月）	5.0	25	5.0	25	4.0	−	4.0	−	7	7
1～2（歳）	2.0	20	2.0	20	3.5	150	3.5	150	60	60
3～5（歳）	2.5	30	2.5	30	4.5	200	4.5	200	70	70
6～7（歳）	3.0	40	3.0	40	5.0	300	5.0	300	85	85
8～9（歳）	3.5	40	3.5	40	5.5	350	5.5	350	100	100
10～11（歳）	4.5	60	4.5	60	5.5	450	5.5	450	120	120
12～14（歳）	5.5	80	5.5	80	7.5	650	6.0	600	150	150
15～17（歳）	6.0	90	6.0	90	7.5	750	6.0	650	160	160
18～29（歳）	5.5	100	5.5	100	6.5	800	6.0	650	150	150
30～49（歳）	5.5	100	5.5	100	6.5	900	6.0	700	150	150
50～69（歳）	5.5	100	5.5	100	6.5	850	6.0	700	150	150
70以上（歳）	5.5	100	5.5	100	6.5	750	6.0	650	150	150
妊　婦			7.0	−			6.5	−		150
授乳婦			8.0	−			7.0	−		150

＊1 α-トコフェロールについて算定した．α-トコフェロール以外のビタミンEは含んでいない

表10 水溶性ビタミンの食事摂取基準

性別	ビタミンB_1（mg/日）*1						ビタミンB_2（mg/日）*2					
	男性			女性			男性			女性		
年齢等	推定平均必要量	推奨量	目安量	推定平均必要量	推奨量	目安量	推定平均必要量	推奨量	目安量	推定平均必要量	推奨量	目安量
0～5（月）	−	−	0.1	−	−	0.1	−	−	0.3	−	−	0.3
6～11（月）	−	−	0.2	−	−	0.2	−	−	0.4	−	−	0.4
1～2（歳）	0.4	0.5	−	0.4	0.5	−	0.5	0.6	−	0.5	0.5	−
3～5（歳）	0.6	0.7	−	0.6	0.7	−	0.7	0.8	−	0.6	0.8	−
6～7（歳）	0.7	0.8	−	0.7	0.8	−	0.8	0.9	−	0.7	0.9	−
8～9（歳）	0.8	1.0	−	0.8	0.9	−	0.9	1.1	−	0.9	1.0	−
10～11（歳）	1.0	1.2	−	0.9	1.1	−	1.1	1.4	−	1.1	1.3	−
12～14（歳）	1.2	1.4	−	1.1	1.3	−	1.3	1.6	−	1.2	1.4	−
15～17（歳）	1.3	1.5	−	1.0	1.2	−	1.4	1.7	−	1.2	1.4	−
18～29（歳）	1.2	1.4	−	0.9	1.1	−	1.3	1.6	−	1.0	1.2	−
30～49（歳）	1.2	1.4	−	0.9	1.1	−	1.3	1.6	−	1.0	1.2	−
50～69（歳）	1.1	1.3	−	0.9	1.0	−	1.2	1.5	−	1.0	1.1	−
70以上（歳）	1.0	1.2	−	0.8	0.9	−	1.1	1.3	−	0.9	1.1	−
妊婦（付加量）				+0.2	+0.2	−				+0.2	+0.3	
授乳婦（付加量）				+0.2	+0.2	−				+0.5	+0.6	−

＊1 身体活動レベルⅡの推定エネルギー必要量を用いて算定した．
特記事項：推定平均必要量は，ビタミンB_1の欠乏症である脚気を予防するに足る最小必要量からではなく，尿中にビタミンB_1の排泄量が増大し始める摂取量（体内飽和量）から算定
＊2 身体活動レベルⅡの推定エネルギー必要量を用いて算定した．
特記事項：推定平均必要量は，ビタミンB_2の欠乏症である口唇炎，口角炎，舌炎などの皮膚炎を予防するに足る最小摂取量から求めた値ではなく，尿中にビタミンB_2の排泄量が増大し始める摂取量（体内飽和量）から算定

性別	ナイアシン（mgNE/日）*1							
	男性				女性			
年齢等	推定平均必要量	推奨量	目安量	耐容上限量*2	推定平均必要量	推奨量	目安量	耐容上限量*2
0～5（月）*3	−	−	2	−	−	−	2	−
6～11（月）	−	−	3	−	−	−	3	−
1～2（歳）	5	5	−	60（15）	4	5	−	60（15）
3～5（歳）	6	7	−	80（20）	6	7	−	80（20）
6～7（歳）	7	9	−	100（30）	7	8	−	100（25）
8～9（歳）	9	11	−	150（35）	8	10	−	150（35）
10～11（歳）	11	13	−	200（45）	10	12	−	200（45）
12～14（歳）	12	15	−	250（60）	12	14	−	250（60）
15～17（歳）	14	16	−	300（75）	11	13	−	250（65）
18～29（歳）	13	15	−	300（80）	9	11	−	250（65）
30～49（歳）	13	15	−	350（85）	10	12	−	250（65）
50～69（歳）	12	14	−	350（80）	9	11	−	250（65）
70以上（歳）	11	13	−	300（75）	8	10	−	250（60）
妊婦（付加量）					−	−	−	−
授乳婦（付加量）					+3	+3	−	−

＊1 NE＝ナイアシン当量＝ナイアシン＋1/60トリプトファン
身体活動レベルⅡの推定エネルギー必要量を用いて算定した
＊2 ニコチンアミドのmg量，（ ）内はニコチン酸のmg量．参照体重を用いて算定した
＊3 単位はmg/日

	ビタミン B_6（mg/日）*1								ビタミン B_{12}（μg/日）					
性　別	男　性				女　性				男　性			女　性		
年齢等	推定平均必要量	推奨量	目安量	耐容上限量*2	推定平均必要量	推奨量	目安量	耐容上限量*2	推定平均必要量	推奨量	目安量	推定平均必要量	推奨量	目安量
0～5（月）	−	−	0.2	−	−	−	0.2	−	−	−	0.4	−	−	0.4
6～11（月）	−	−	0.3	−	−	−	0.3	−	−	−	0.5	−	−	0.5
1～2（歳）	0.4	0.5	−	10	0.4	0.5	−	10	0.7	0.9	−	0.7	0.9	−
3～5（歳）	0.5	0.6	−	15	0.5	0.6	−	15	0.8	1.0	−	0.8	1.0	−
6～7（歳）	0.7	0.8	−	20	0.6	0.7	−	20	1.0	1.3	−	1.0	1.3	−
8～9（歳）	0.8	0.9	−	25	0.8	0.9	−	25	1.2	1.5	−	1.2	1.5	−
10～11（歳）	1.0	1.2	−	30	1.0	1.2	−	30	1.5	1.8	−	1.5	1.8	−
12～14（歳）	1.2	1.4	−	40	1.1	1.3	−	40	1.9	2.3	−	1.9	2.3	−
15～17（歳）	1.2	1.5	−	50	1.1	1.3	−	45	2.1	2.5	−	2.1	2.5	−
18～29（歳）	1.2	1.4	−	55	1.0	1.2	−	45	2.0	2.4	−	2.0	2.4	−
30～49（歳）	1.2	1.4	−	60	1.0	1.2	−	45	2.0	2.4	−	2.0	2.4	−
50～69（歳）	1.2	1.4	−	55	1.0	1.2	−	45	2.0	2.4	−	2.0	2.4	−
70以上（歳）	1.2	1.4	−	50	1.0	1.2	−	40	2.0	2.4	−	2.0	2.4	−
妊　婦（付加量）					＋0.2	＋0.2	−	−				＋0.3	＋0.4	−
授乳婦（付加量）					＋0.3	＋0.3	−	−				＋0.7	＋0.8	−

＊1 たんぱく質食事摂取基準の推奨量を用いて算定した（妊婦・授乳婦の付加量は除く）
＊2 食事性ビタミン B_6 の量ではなく，ピリドキシンとしての量である

	葉酸（μg/日）*1							
性　別	男　性				女　性			
年齢等	推定平均必要量	推奨量	目安量	耐容上限量*2	推定平均必要量	推奨量	目安量	耐容上限量*2
0～5（月）	−	−	40	−	−	−	40	−
6～11（月）	−	−	60	−	−	−	60	−
1～2（歳）	70	90	−	200	70	90	−	200
3～5（歳）	80	100	−	300	80	100	−	300
6～7（歳）	100	130	−	400	100	130	−	400
8～9（歳）	120	150	−	500	120	150	−	500
10～11（歳）	150	180	−	700	150	180	−	700
12～14（歳）	190	230	−	900	190	230	−	900
15～17（歳）	210	250	−	900	210	250	−	900
18～29（歳）	200	240	−	900	200	240	−	900
30～49（歳）	200	240	−	1,000	200	240	−	1,000
50～69（歳）	200	240	−	1,000	200	240	−	1,000
70以上（歳）	200	240	−	900	200	240	−	900
妊　婦（付加量）					＋200	＋240	−	−
授乳婦（付加量）					＋80	＋100	−	−

＊1 妊娠を計画している女性，または，妊娠の可能性がある女性は，神経管閉鎖障害のリスクの低減のために，付加的に400 μg/日のプテロイルモノグルタミン酸の摂取が望まれる
＊2 サプリメントや強化食品に含まれるプテロイルモノグルタミン酸の量

(表10つづき)

	パントテン酸(mg/日)		ビオチン(μg/日)	
性　別	男性	女性	男性	女性
年齢等	目安量	目安量	目安量	目安量
0～5(月)	4	4	4	4
6～11(月)	3	3	10	10
1～2(歳)	3	3	20	20
3～5(歳)	4	4	20	20
6～7(歳)	5	5	25	25
8～9(歳)	5	5	30	30
10～11(歳)	6	6	35	35
12～14(歳)	7	6	50	50
15～17(歳)	7	5	50	50
18～29(歳)	5	4	50	50
30～49(歳)	5	4	50	50
50～69(歳)	5	5	50	50
70以上(歳)	5	5	50	50
妊　婦		5		50
授乳婦		5		50

	ビタミンC(mg/日)					
性　別	男　性			女　性		
年齢等	推定平均必要量	推奨量	目安量	推定平均必要量	推奨量	目安量
0～5(月)	−	−	40	−	−	40
6～11(月)	−	−	40	−	−	40
1～2(歳)	30	35	−	30	35	−
3～5(歳)	35	40	−	35	40	−
6～7(歳)	45	55	−	45	55	−
8～9(歳)	50	60	−	50	60	−
10～11(歳)	60	75	−	60	75	−
12～14(歳)	80	95	−	80	95	−
15～17(歳)	85	100	−	85	100	−
18～29(歳)	85	100	−	85	100	−
30～49(歳)	85	100	−	85	100	−
50～69(歳)	85	100	−	85	100	−
70以上(歳)	85	100	−	85	100	−
妊　婦(付加量)				＋10	＋10	−
授乳婦(付加量)				＋40	＋45	−

特記事項：推定平均必要量は，壊血病の回避ではなく，心臓血管系の疾病予防効果ならびに抗酸化作用効果から算定した

表11　多量ミネラルの食事摂取基準

	ナトリウム〔mg/日，( )は食塩相当量[g/日]〕						カリウム(mg/日)			
性　別	男　性			女　性			男　性		女　性	
年齢等	推定平均必要量	目安量	目標量	推定平均必要量	目安量	目標量	目安量	目標量	目安量	目標量
0～5(月)	−	100(0.3)	−	−	100(0.3)	−	400	−	400	−
6～11(月)	−	600(1.5)	−	−	600(1.5)	−	700	−	700	−
1～2(歳)	−	−	(3.0未満)	−	−	(3.5未満)	900	−	800	−
3～5(歳)	−	−	(4.0未満)	−	−	(4.5未満)	1,100	−	1,000	−
6～7(歳)	−	−	(5.0未満)	−	−	(5.5未満)	1,300	1,800以上	1,200	1,800以上
8～9(歳)	−	−	(5.5未満)	−	−	(6.0未満)	1,600	2,000以上	1,500	2,000以上
10～11(歳)	−	−	(6.5未満)	−	−	(7.0未満)	1,900	2,200以上	1,800	2,000以上
12～14(歳)	−	−	(8.0未満)	−	−	(7.0未満)	2,400	2,600以上	2,200	2,400以上
15～17(歳)	−	−	(8.0未満)	−	−	(7.0未満)	2,800	3,000以上	2,100	2,600以上
18～29(歳)	600(1.5)	−	(8.0未満)	600(1.5)	−	(7.0未満)	2,500	3,000以上	2,000	2,600以上
30～49(歳)	600(1.5)	−	(8.0未満)	600(1.5)	−	(7.0未満)	2,500	3,000以上	2,000	2,600以上
50～69(歳)	600(1.5)	−	(8.0未満)	600(1.5)	−	(7.0未満)	2,500	3,000以上	2,000	2,600以上
70以上(歳)	600(1.5)	−	(8.0未満)	600(1.5)	−	(7.0未満)	2,500	3,000以上	2,000	2,600以上
妊　婦				−	−	−			2,000	−
授乳婦				−	−	−			2,200	−

	カルシウム（mg/日）							
性　別	男　性				女　性			
年齢等	推定平均必要量	推奨量	目安量	耐容上限量	推定平均必要量	推奨量	目安量	耐容上限量
0～5（月）	－	－	200	－	－	－	200	－
6～11（月）	－	－	250	－	－	－	250	－
1～2（歳）	350	450	－	－	350	400	－	－
3～5（歳）	500	600	－	－	450	550	－	－
6～7（歳）	500	600	－	－	450	550	－	－
8～9（歳）	550	650	－	－	600	750	－	－
10～11（歳）	600	700	－	－	600	750	－	－
12～14（歳）	850	1,000	－	－	700	800	－	－
15～17（歳）	650	800	－	－	550	650	－	－
18～29（歳）	650	800	－	2,500	550	650	－	2,500
30～49（歳）	550	650	－	2,500	550	650	－	2,500
50～69（歳）	600	700	－	2,500	550	650	－	2,500
70以上（歳）	600	700	－	2,500	500	650	－	2,500
妊　婦					－	－	－	－
授乳婦					－	－	－	－

	マグネシウム（mg/日）							
性　別	男　性				女　性			
年齢等	推定平均必要量	推奨量	目安量	耐容上限量*	推定平均必要量	推奨量	目安量	耐容上限量*
0～5（月）		－	20	－	－	－	20	－
6～11（月）	－	－	60	－	－	－	60	－
1～2（歳）	60	70	－	－	60	70	－	－
3～5（歳）	80	100	－	－	80	100	－	－
6～7（歳）	110	130	－	－	110	130	－	－
8～9（歳）	140	170	－	－	140	160	－	－
10～11（歳）	180	210	－	－	180	220	－	－
12～14（歳）	250	290	－	－	240	290	－	－
15～17（歳）	300	360	－	－	260	310	－	－
18～29（歳）	280	340	－	－	230	270	－	－
30～49（歳）	310	370	－	－	240	290	－	－
50～69（歳）	290	350	－	－	240	290	－	－
70以上（歳）	270	320	－	－	220	270	－	－
妊　婦（付加量）					＋30	＋40	－	－
授乳婦（付加量）					－	－	－	－

＊ 通常の食品以外からの摂取量の耐容上限量は成人の場合350 mg/日，小児では5 mg/kg体重/日とする．それ以外の通常の食品からの摂取の場合，耐容上限量は設定しない

(表11つづき)

	リン（mg/日）			
性　別	男　性		女　性	
年齢等	目安量	耐容上限量	目安量	耐容上限量
0～5（月）	120	－	120	－
6～11（月）	260	－	260	－
1～2（歳）	500	－	500	－
3～5（歳）	800	－	600	－
6～7（歳）	900	－	900	－
8～9（歳）	1,000	－	900	－
10～11（歳）	1,100	－	1,000	－
12～14（歳）	1,200	－	1,100	－
15～17（歳）	1,200	－	900	－
18～29（歳）	1,000	3,000	800	3,000
30～49（歳）	1,000	3,000	800	3,000
50～69（歳）	1,000	3,000	800	3,000
70以上（歳）	1,000	3,000	800	3,000
妊　婦			800	－
授乳婦			800	－

表12 微量ミネラルの食事摂取基準

	鉄（mg/日）*									
性　別	男　性				女　性					
					月経なし		月経あり			
年齢等	推定平均必要量	推奨量	目安量	耐容上限量	推定平均必要量	推奨量	推定平均必要量	推奨量	目安量	耐容上限量
0～5（月）	－	－	0.5	－	－	－	－	－	0.5	－
6～11（月）	3.5	5.0	－	－	3.5	4.5	－	－	－	－
1～2（歳）	3.0	4.5	－	25	3.0	4.5	－	－	－	20
3～5（歳）	4.0	5.5	－	25	3.5	5.0	－	－	－	25
6～7（歳）	4.5	6.5	－	30	4.5	6.5	－	－	－	30
8～9（歳）	6.0	8.0	－	35	6.0	8.5	－	－	－	35
10～11（歳）	7.0	10.0	－	35	7.0	10.0	10.0	14.0	－	35
12～14（歳）	8.5	11.5	－	50	7.0	10.0	10.0	14.0	－	50
15～17（歳）	8.0	9.5	－	50	5.5	7.0	8.5	10.5	－	40
18～29（歳）	6.0	7.0	－	50	5.0	6.0	8.5	10.5	－	40
30～49（歳）	6.5	7.5	－	55	5.5	6.5	9.0	10.5	－	40
50～69（歳）	6.0	7.5	－	50	5.5	6.5	9.0	10.5	－	40
70以上（歳）	6.0	7.0	－	50	5.0	6.0	－	－	－	40
妊　婦（付加量）										
初期					＋2.0	＋2.5	－	－	－	－
中期・後期					＋12.5	＋15.0	－	－	－	－
授乳婦（付加量）					＋2.0	＋2.5	－	－	－	－

＊ 過多月経（月経出血量が80 mL/回以上）の人を除外して策定した

	亜鉛（mg/日）							
性　別	男　性				女　性			
年齢等	推定平均必要量	推奨量	目安量	耐容上限量	推定平均必要量	推奨量	目安量	耐容上限量
0～5（月）	−	−	2	−	−	−	2	−
6～11（月）	−	−	3	−	−	−	3	−
1～2（歳）	3	3	−	−	3	3	−	−
3～5（歳）	3	4	−	−	3	4	−	−
6～7（歳）	4	5	−	−	4	5	−	−
8～9（歳）	5	6	−	−	5	5	−	−
10～11（歳）	6	7	−	−	6	7	−	−
12～14（歳）	8	9	−	−	7	8	−	−
15～17（歳）	9	10	−	−	6	8	−	−
18～29（歳）	8	10	−	40	6	8	−	35
30～49（歳）	8	10	−	45	6	8	−	35
50～69（歳）	8	10	−	45	6	8	−	35
70以上（歳）	8	9	−	40	6	7	−	35
妊　婦（付加量）					＋1	＋2	−	−
授乳婦（付加量）					＋3	＋3	−	−

	銅（mg/日）							
性　別	男　性				女　性			
年齢等	推定平均必要量	推奨量	目安量	耐容上限量	推定平均必要量	推奨量	目安量	耐容上限量
0～5（月）	−	−	0.3	−	−	−	0.3	−
6～11（月）	−	−	0.3	−	−	−	0.3	−
1～2（歳）	0.2	0.3	−	−	0.2	0.3	−	−
3～5（歳）	0.3	0.4	−	−	0.3	0.4	−	−
6～7（歳）	0.4	0.5	−	−	0.4	0.5	−	−
8～9（歳）	0.4	0.6	−	−	0.4	0.5	−	−
10～11（歳）	0.5	0.7	−	−	0.5	0.7	−	−
12～14（歳）	0.7	0.8	−	−	0.6	0.8	−	−
15～17（歳）	0.8	1.0	−	−	0.6	0.8	−	−
18～29（歳）	0.7	0.9	−	10	0.6	0.8	−	10
30～49（歳）	0.7	1.0	−	10	0.6	0.8	−	10
50～69（歳）	0.7	0.9	−	10	0.6	0.8	−	10
70以上（歳）	0.7	0.9	−	10	0.6	0.7	−	10
妊　婦（付加量）					＋0.1	＋0.1	−	−
授乳婦（付加量）					＋0.5	＋0.5	−	−

(表12つづき)

	マンガン（mg/日）			
性　別	男　性		女　性	
年齢等	目安量	耐容上限量	目安量	耐容上限量
0～5（月）	0.01	−	0.01	−
6～11（月）	0.5	−	0.5	−
1～2（歳）	1.5	−	1.5	−
3～5（歳）	1.5	−	1.5	−
6～7（歳）	2.0	−	2.0	−
8～9（歳）	2.5	−	2.5	−
10～11（歳）	3.0	−	3.0	−
12～14（歳）	4.0	−	4.0	−
15～17（歳）	4.5	−	3.5	−
18～29（歳）	4.0	11	3.5	11
30～49（歳）	4.0	11	3.5	11
50～69（歳）	4.0	11	3.5	11
70以上（歳）	4.0	11	3.5	11
妊　婦			3.5	−
授乳婦			3.5	−

	ヨウ素（μg/日）							
性　別	男　性				女　性			
年齢等	推定平均必要量	推奨量	目安量	耐容上限量	推定平均必要量	推奨量	目安量	耐容上限量
0～5（月）	−	−	100	250	−	−	100	250
6～11（月）	−	−	130	250	−	−	130	250
1～2（歳）	35	50	−	250	35	50	−	250
3～5（歳）	45	60	−	350	45	60	−	350
6～7（歳）	55	75	−	500	55	75	−	500
8～9（歳）	65	90	−	500	65	90	−	500
10～11（歳）	80	110	−	500	80	110	−	500
12～14（歳）	100	140	−	1,200	100	140	−	1,200
15～17（歳）	100	140	−	2,000	100	140	−	2,000
18～29（歳）	95	130	−	3,000	95	130	−	3,000
30～49（歳）	95	130	−	3,000	95	130	−	3,000
50～69（歳）	95	130	−	3,000	95	130	−	3,000
70以上（歳）	95	130	−	3,000	95	130	−	3,000
妊　婦（付加量）					＋75	＋110	−	−*
授乳婦（付加量）					＋100	＋140	−	−

＊ 妊婦の耐容上限量は，2,000 μg/日とする

性　別	セレン（μg/日）							
	男　性				女　性			
年齢等	推定平均必要量	推奨量	目安量	耐容上限量	推定平均必要量	推奨量	目安量	耐容上限量
0～5（月）	−	−	15	−	−	−	15	−
6～11（月）	−	−	15	−	−	−	15	−
1～2（歳）	10	10	−	80	10	10	−	70
3～5（歳）	10	15	−	110	10	10	−	110
6～7（歳）	15	15	−	150	15	15	−	150
8～9（歳）	15	20	−	190	15	20	−	180
10～11（歳）	20	25	−	240	20	25	−	240
12～14（歳）	25	30	−	330	25	30	−	320
15～17（歳）	30	35	−	400	20	25	−	350
18～29（歳）	25	30	−	420	20	25	−	330
30～49（歳）	25	30	−	460	20	25	−	350
50～69（歳）	25	30	−	440	20	25	−	350
70以上（歳）	25	30	−	400	20	25	−	330
妊　婦（付加量）					＋5	＋5	−	−
授乳婦（付加量）					＋15	＋20	−	−

性　別	クロム（μg/日）		モリブデン（μg/日）							
	男　性	女　性	男　性				女　性			
年齢等	目安量	目安量	推定平均必要量	推奨量	目安量	耐容上限量	推定平均必要量	推奨量	目安量	耐容上限量
0～5（月）	0.8	0.8	−	−	2	−	−	−	2	−
6～11（月）	1.0	1.0	−	−	10	−	−	−	10	−
1～2（歳）	−	−	−	−	−	−	−	−	−	−
3～5（歳）	−	−	−	−	−	−	−	−	−	−
6～7（歳）	−	−	−	−	−	−	−	−	−	−
8～9（歳）	−	−	−	−	−	−	−	−	−	−
10～11（歳）	−	−	−	−	−	−	−	−	−	−
12～14（歳）	−	−	−	−	−	−	−	−	−	−
15～17（歳）	−	−	−	−	−	−	−	−	−	−
18～29（歳）	10	10	20	25	−	550	20	20	−	450
30～49（歳）	10	10	25	30	−	550	20	25	−	450
50～69（歳）	10	10	20	25	−	550	20	25	−	450
70以上（歳）	10	10	20	25	−	550	20	20	−	450
妊　婦（付加量）		10					−	−	−	−
授乳婦（付加量）		10					＋3	＋3	−	−

索引

数字

ギリシャ文字

欧文

A

B

C

D

E

F

G

H

I

和文

あ

い

う

え

さ

し

す

つ

て

と

な

に

ね

の

は

ひ

ふ

へ

ほ

ま

執筆者一覧

※所属は執筆時のもの

◆編者

曽根博仁　新潟大学大学院医歯学総合研究科血液・内分泌・代謝内科学分野

◆執筆者（掲載順）

坂井隆志　徳島文理大学人間生活学部食物栄養学科
飯田薫子　お茶の水女子大学基幹研究院自然科学系
福島亮治　帝京大学医学部外科学講座
雨海照祥　武庫川女子大学生活環境学部食物栄養学科
鉾立容子　宝塚第一病院栄養部/武庫川女子大学大学院食物栄養学
宮田紘世　近畿大学附属病院栄養部/武庫川女子大学大学院食物栄養学
田中茂穂　医薬基盤・健康・栄養研究所国立健康・栄養研究所栄養・代謝研究部
小山　諭　新潟大学大学院保健学研究科
佐々木雅也　滋賀医科大学医学部看護学科基礎看護学講座/滋賀医科大学医学部附属病院栄養治療部
寺本房子　川崎医療福祉大学医療技術学部臨床栄養学科
石見佳子　医薬基盤・健康・栄養研究所国立健康・栄養研究所
木村典代　高崎健康福祉大学健康福祉学部健康栄養学科
渡辺賢一　新潟大学大学院医歯学総合研究科生活習慣病予防検査医学
日比野康英　城西大学大学院薬学研究科医療栄養学専攻
安岡顕人　東京大学大学院農学生命科学研究科応用生命化学専攻
阿部啓子　東京大学大学院農学生命科学研究科応用生命化学専攻
瀧本秀美　医薬基盤・健康・栄養研究所国立健康・栄養研究所栄養疫学・食育研究部
小川洋平　新潟大学医歯学総合病院小児科
中嶋宏貴　名古屋大学医学部附属病院地域連携・患者相談センター
梅垣宏行　名古屋大学大学院医学系研究科地域在宅医療学・老年科学教室
倉貫早智　神奈川県立保健福祉大学保健福祉学部栄養学科
坂根直樹　国立病院機構京都医療センター臨床研究センター予防医学研究室
髙倉　修　九州大学病院心療内科
柴田斉子　藤田医科大学医学部リハビリテーション医学I講座
藤原和哉　新潟大学大学院医歯学総合研究科血液・内分泌・代謝内科学分野
松井貞子　日本女子大学家政学部食物学科
吉田　博　東京慈恵会医科大学臨床検査医学講座/東京慈恵会医科大学附属柏病院中央検査部
金子希代子　帝京大学薬学部臨床分析学研究室
大田祐子　九州歯科大学附属病院内科
河野雄平　帝京大学福岡医療技術学部医療技術学科
細島康宏　新潟大学大学院医歯学総合研究科腎研究センター病態栄養学講座
蒲澤秀門　新潟大学大学院医歯学総合研究科腎研究センター病態栄養学講座
加藤昌彦　椙山女学園大学生活科学部管理栄養学科
馬場重樹　滋賀医科大学医学部附属病院栄養治療部
藤田幸男　奈良県立医科大学呼吸器内科学講座
吉川雅則　奈良県立医科大学附属病院栄養管理部
田中智之　新潟大学医歯学総合病院血液内科
柴崎康彦　新潟大学医歯学総合病院血液内科
上西一弘　女子栄養大学栄養生理学研究室
若林秀隆　横浜市立大学附属市民総合医療センターリハビリテーション科
松下亜由子　がん研究会有明病院栄養管理部
峯　真司　がん研究会有明病院消化器センター食道外科・栄養管理部
比企直樹　がん研究会有明病院消化器センター胃外科・栄養管理部
寺島秀夫　筑波大学医学医療系
赤松信子　東京医科大学小児科学分野
柳田紀之　国立病院機構相模原病院小児科
入月浩美　新潟大学医歯学総合病院小児科
大竹　明　埼玉医科大学病院小児科

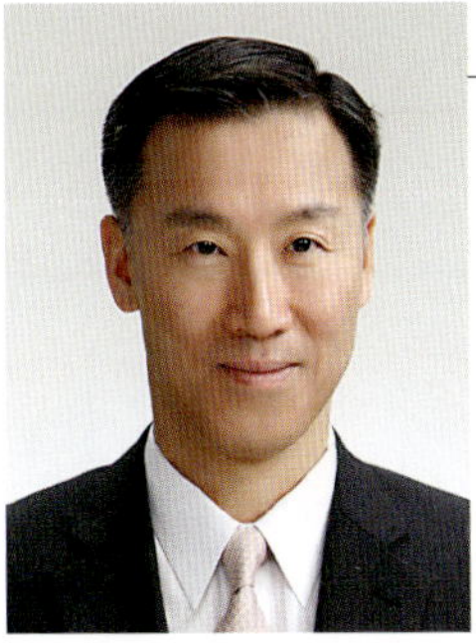

◆編者プロフィール

曽根博仁

新潟大学大学院医歯学総合研究科血液・内分泌・代謝内科学 教授

1965年生．筑波大学医学群卒業．同大学附属病院内科を経て，'97年より米国ミシガン大学内科研究員，'99年より筑波大学内科講師．2006年お茶の水女子大学生活科学部食物栄養学科准教授，'09年より筑波大学水戸地域医療教育センター内科教授を経て'12年より現職．日本内科学会・日本糖尿病学会・日本内分泌学会・日本動脈硬化学会・日本生活習慣病学会の各専門医・指導医・評議員，日本臨床栄養学会理事などを兼務．日本医師会学術奨励賞，日本糖尿病学会賞などを受賞．共著に『医科栄養学』（建帛社），『糖尿病運動療法指導マニュアル』（南江堂），『今日の治療指針』（医学書院），『日本臨床増刊－身体活動・運動と生活習慣病』（日本臨床社）など．

※ 本書発行後の更新・追加情報，正誤表を，弊社ホームページにてご覧いただけます．
羊土社ホームページ　www.yodosha.co.jp/

すべての診療科で役立つ　栄養学と食事・栄養療法

2019年1月10日　第1刷発行
2021年2月10日　第2刷発行

編　集　曽根博仁
発行人　一戸裕子
発行所　株式会社　羊　土　社
〒101-0052
東京都千代田区神田小川町2-5-1
TEL　03（5282）1211
FAX　03（5282）1212
E-mail　eigyo@yodosha.co.jp
URL　www.yodosha.co.jp/
表紙立体イラスト　Kamihasami
印刷所　株式会社 加藤文明社印刷所

ISBN978-4-7581-0898-0